园艺疗法

李 刚 解振强◎主编

HORTICULTURE THERAPY

SPM 南方出版传媒

广东科技出版社｜全国优秀出版社

·广 州·

图书在版编目（CIP）数据

园艺疗法 / 李刚，解振强主编. —广州：广东科技出版社，2021.12
ISBN 978-7-5359-7772-4

Ⅰ. ①园… Ⅱ. ①李…②解… Ⅲ. ①观赏园艺—应用—物理疗法
Ⅳ. ①R454.6

中国版本图书馆 CIP 数据核字（2021）第225157号

园艺疗法
Yuanyi Liaofa

出 版 人：严奉强
责任编辑：尉义明 于 焦
装帧设计：创溢文化
责任校对：李云柯
责任印制：彭海波
出版发行：广东科技出版社
　　　　　（广州市环市东路水荫路 11 号　邮政编码：510075）
销售热线：020-37607413
http://www.gdstp.com.cn
E-mail：gdkjbw@nfcb.com.cn
经　　销：广东新华发行集团股份有限公司
印　　刷：广州彩源印刷有限公司
　　　　　（广州市黄埔区百合三路8号201房　邮政编码：510700）
规　　格：787mm×1 092mm　1/16　印张16.5　字数320千
版　　次：2021年12月第1版
　　　　　2021年12月第1次印刷
定　　价：98.00元

《园艺疗法》编委会

内容简介
Introduction

　　本教材力求体现高等职业教育特点，以项目和任务为载体，突出能力目标，强调理论和实践相融合，注重吸收最新的园艺疗法研究成果和实践案例，图文并茂，通俗易懂。教材内容分4个模块，涉及15个项目、43个任务，主要包括园艺疗法基础、园艺疗法基本应用、园艺植物在园艺疗法中的应用、项目实证策划与规划设计。本教材是高职类院校园艺疗法教材，体例新颖、层次清晰、深入浅出、实用性强，适用于高等职业院校园艺类相关专业，也可供风景园林设计师、医护工作者等人员参考。

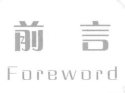

前 言
Foreword

　　园艺疗法是集园艺学、医学、风景园林学、心理学等多门学科于一体的交叉学科，在发达国家被广泛应用，在我国虽然起步较晚，但发展迅速。自清华大学李树华教授将园艺疗法引入我国后，国内越来越多的学者开始关注园艺疗法所具有的重要功能和治疗功效，越来越多的养老院、社区、医院、疗养院、康养综合体，以及各类休闲农业园区、公共绿地在不断探索园艺疗法的实践应用。随着国家"健康中国"战略的实施，园艺疗法服务健康产业意义重大。由于发展时间短，因而专业建设还存在很多不足，尤其缺乏一套具有高职特色的园艺疗法教材。

　　本教材按照高等职业教育的特点要求，采取模块化课程结构，以园艺疗法实操为重点，以职业技能培养为中心，突出知识性、科学性、趣味性、参与性，在阐述园艺疗法基本概念和基本应用的基础上，分门别类地描述果树、花卉、蔬菜、中草药、茶在园艺疗法上的运用方法和途径，阐述园艺疗法在医院、疗养院、休闲农业园区、益康公园、大学校园、康养综合体等方面的项目实证策划，同时收录了近年来国内学者运用园艺疗法对特定疾病（人群）疗效的研究成果，体现园艺疗法多学科交叉的特性。全书图文并茂，配以典型案例，使得本书更为直观易懂，符合高职学生的认知规律，可操作性强，填补了国内高职院校园艺疗法教材的空白。

本教材由李刚、解振强担任主编，曹娓、张斌斌、陈巍担任副主编。编写组对编写内容统一讨论、分工编写，最后由主编统稿完成。具体分工如下：模块一的项目一由李刚编写，项目二由解振强编写；模块二的项目一由陈巍编写，项目二由张阿克编写；模块三的项目一由张斌斌编写，项目二由贾俊丽编写，项目三由唐玲编写，项目四由罗海蓉编写，项目五由章传政编写；模块四的项目一由陈巍编写，项目二由刘畅编写，项目三由张斌斌编写，项目四、项目五由曹娓编写；附录由张婷婷编写。

南京农业大学园艺学院姜卫兵教授和江苏农林职业技术学院巫建华书记为本书审稿，在此深表感谢！

本书可供园艺、风景园林、医疗、护理、景观设计、社会福利等相关专业师生使用，也可供园艺生产者、景观设计师、风景园林设计师，以及医院、敬老院、福利院、疗养院、学校等单位相关工作人员参考使用。

由于编者水平和经验有限，书中不妥之处在所难免，敬请读者批评指正。

编　者
2021年7月

目 录
CONTENTS

模块一
园艺疗法基础

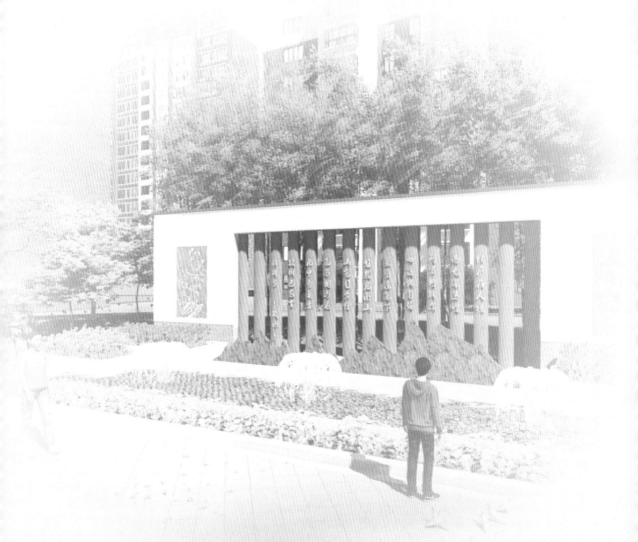

项目一　园艺疗法的认知

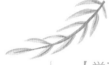

【学习目标】

- 了解园艺疗法起源和发展历程。
- 了解国内外园艺疗法发展现状。
- 掌握园艺疗法概念及内涵。
- 掌握园艺疗法特征及要素。

【能力目标】

- 准确识别园艺疗法基本概念和特征。
- 熟练掌握园艺疗法构造要素。

任务一　园艺疗法的概念

一、基本概念

园艺疗法从字面上可简单地解释为利用园艺进行治疗，人们在自然环境中或通过园艺、农艺活动达到治疗、康复与教育的效果，对人的身体与心理有疗愈作用，经由融入—体验—共鸣—分享的历程，觉察自然及发现生命的美好。人们通过园艺活动能够增强体质、消除挫折情绪、促进身体和心理健康，并能感知到自己的劳动成果和由此带来的快乐。利用这种人与植物的联系，产生相互作用，不仅可以促使患者逐渐康复，对健康人的生活和心情也具有放松和愉悦的效果。

目前普遍认可的是美国园艺疗法协会对园艺疗法所下的定义：园艺疗法是对于有必要在其身体，以及精神方面进行改善的人们，利用植物栽培与园艺操作活动从其社会、教育、心理，以及身体诸方面进行调整更新的一种有效的方法。这里的园艺涵盖了花卉、果树、蔬菜、茶叶、景观、农产品加工、农艺等多个方面，是一个广泛的范畴。园艺疗法的治疗对象包括残疾人、高龄老人、精神病患者、智力下降者、乱用药物者、犯罪者，以及社会的弱者等。可以实施园艺疗法的机构为精神疗养院、刑务所、工读学校、职业培训中心、护士学校、有关大专院校、植物园、其他园林绿地部门等，以及老人福利设施、残疾人设施。

广义地讲，园艺疗法是指通过与自然要素主要是植物，及与植物相关的诸多活动达到促进人体力、身心、精神的康复疗法，它是艺术和心理治疗相结合的一种治疗方式。园艺疗法的基本思想是积极运用园艺植物、园艺操作活动，以及园林绿地环境对人产生直接的、间接的作用，从而改善人们的身心状态，维持和增进肌体健康，提高生活质量，协助人们过上更富有人情味、更符合人性的生活。园艺疗法不仅适用于患者，也适用于健康和亚健康人群，它一方面通过操作性的园艺活动对使用者产生主动疗效，另一方面通过疗愈景观设计对使用者产生被动疗效。需要强调的是，园艺疗法是一个长期过程，使用者必须长期坚持，才能取得较为满意的效果。

园艺疗法的实施可以概括为三个层次：一是园艺环境中益于健康的环境因子对人体直接发挥作用；二是人体通过五官感受得到身心愉悦；三是通过园艺操作活动获得体验，以及社会性交流。园艺活动中与植物建立关系的方法有两种：通过五官感受进行的感觉体验和与植物积极建立关系的动作体验。园艺疗法特别重视感觉体验与动作体验的反馈，即园艺活动作为疗法来使用，这也是园艺疗法区别于其他疗法，如花卉疗法、香草疗法、森林疗法等的特征之一。当然，这些疗法都是将人与植物的关系作为疗法来使用，如花卉疗法是为了获取内在的满足感与成就感，利用花卉材料进行工艺设计并进行美化修饰，药草疗法主要是通过利用中草药的特殊功效达到养生的目的，芳香疗法则是利用植物挥发出来的芳香物质达到促进身心健康的目的，森林疗法是利用富含负氧离子空气、清新空气、温暖阳光的森林环境对人体产生有益功效的疗法。从广义上讲，以上疗法都属于植物疗法。

园艺疗法有利于个体身心，以及社会关系的全面发展，对于治疗对象来说具有四个方面的基本价值：一是生理价值，治疗对象在与植物的接触过程中，通过感受植物的颜色、气味及其形态来放松心情、舒缓压力、降低血压、放松肌肉，以及减轻恐惧等，尤其是日常的园艺栽培活动可以有效帮助伤患，以及肢体残障者协调神经与运动，诸如改善年长者的关节炎症，以及控制血压和饮食等。二是心理价值，即协助治疗对象在照顾植物的过程中，营造人与植物的亲密关系与依恋情感，从而促进其获得足够的归属感、责任感、依附感和安全感，更有研究支持园艺疗法有利于促进治疗对象获得更好的自我尊重、自我效度、挫折忍受力、延迟满足、休闲技能等的说法。三是教育价值，即通过协助治疗对象参与园艺栽培活动，促进其获得关于农业，以及园艺的新词汇、新知识、新技巧，以及新态度，从而增强观察力、职能训练，以及好奇心，并提高部分有特殊需要群体的园艺技能。四是社交价值，即通过安全的植物媒介和环境，透过园艺疗法师与治疗对象之间、治疗对象与治疗对象之间，以及治疗对象与社会之间等三种交互作用间的社交与合作，协助治疗对象在园艺及栽培经验中分享经验、彼此尊重、互相配合、分担责任、情感交流、积极互动和提升信心，从而促进其实现良性的社会互动。

二、主要类型

现代社会，生活在水泥森林的都市人群身体、心理都承受着巨大的压力，精神疲惫、身体疲劳、失眠、肥胖、心情抑郁、暴躁易怒等问题时有发生，而人是自然的一部分，人只有融入自然，与自然和谐相处，才能实现可持续发展。基于对人与自然的认识，人们逐渐意识到植物与自然对人无可替代的作用和功效。园艺疗法正是通过给人们安排合理的园艺治疗活动，以及提供怡人的自然环境，使人们在园艺劳作和自然环境中放松身心、愉悦心情、增加交流、增长知识、缓解病痛，根据治疗对象的不同，李树华（2011）将园艺疗法分为两大类：一类是治疗型，包括身体和心灵的治疗，如身心障碍者、长期身体病痛者，在此类治疗中园艺疗法属于辅助性治疗。另一类是社会型，以心灵治疗为主，包括精神压力大者、高龄者、个性缺乏耐心者，通过园艺疗法可以提升生活品质。后人在此基础上增加了职能型类型，即采用复健的形式以提高治疗对象就业能力为目标的园艺疗法。本书则采用目前通用的分类方法，将其基本类型分为环境疗法、玩耍疗法和记忆疗法三种。

（一）环境疗法

1. 视觉疗法

视觉是人体五官感受中最主要的部分，视觉刺激占环境对人体五官感受作用的75%～87%。在园林艺术上，不同形状、不同颜色、不同造型的观赏植物能够形成不同的视觉效果，并深刻地影响着人们的情绪状态。以颜色为例，通常暖色调的植物令人精神振奋，给人充满活力的感觉（图1-1-1），而冷色调的植物能够让人冷静，给人清幽、祥和之感（图1-1-2），中性色调的植物则能够让人心境平和，给人以雅致之感（图1-1-3）。

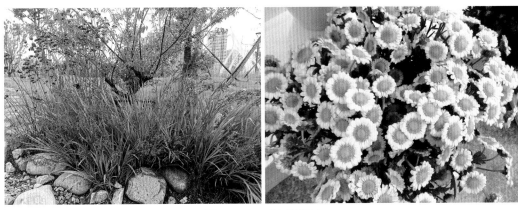

图1-1-1　暖色调植物

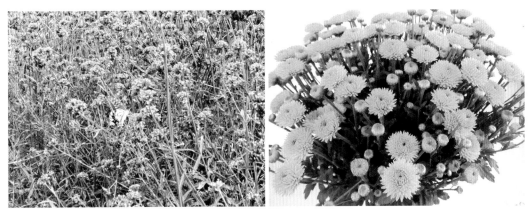

图1-1-2　冷色调植物

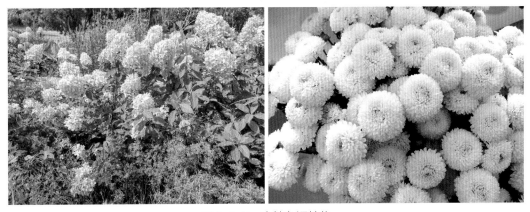

图1-1-3　中性色调植物

2. 味觉疗法

　　味觉疗法主要是用舌头品尝，当前在有机农场和休闲农业园区内较为常见，在园中采用有机、绿色方式种植一些可食用的植物，如葡萄、梨、苹果、柿子、柑橘、丝瓜、西红柿、黄瓜、茄子等颜色鲜艳且美味的果蔬植物（图1-1-4），患者可以品尝自己种植出的瓜果蔬菜，尝到小时候的味道，寻找童年的回忆，体会成就感与满足感。同时播种、培土、采摘等一系列操作过程也可以使人们的身体得到训练，如到果园采摘水果、到茶园体验茶叶采摘，还可以以此为话题与他人交流，分享体会和快乐，为生活增添色彩（图1-1-5）。

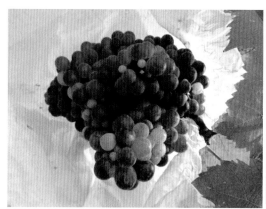
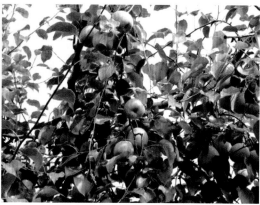

图1-1-4　色彩鲜艳的水果

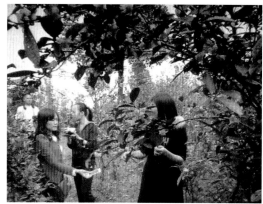
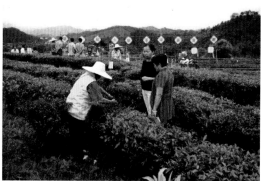

图1-1-5　采摘体验

3. 听觉疗法

人对环境的认知，有10%来自听觉，特别是对于盲人来说，听觉更是占据了非常重要的地位。一般来说，人的心情很大程度上受听觉影响，如听到杂乱的噪声会心烦意乱，听到优美的音乐会心情舒畅，森林中植物叶片相撞产生的婆娑声，潺潺流水和叽喳鸟叫声让人感觉萧瑟优美；雨打芭蕉、雨滴树叶带来的滴答声让人心态平和（图1-1-6、图1-1-7）；大风吹起枝叶的阵阵松涛声也会让人心情澎湃。而城市中汽车的鸣笛声、工地的机械声等，则让人深感不适。这也是都市中人渴望回归自然、聆听自然的主要原因。在设计花园时，可以人为制造模拟自然的声音或播放优美的音乐，来达到园艺疗法的目的。

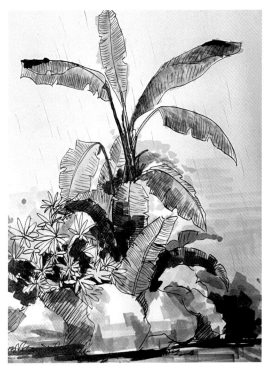

图1-1-6　雨打芭蕉

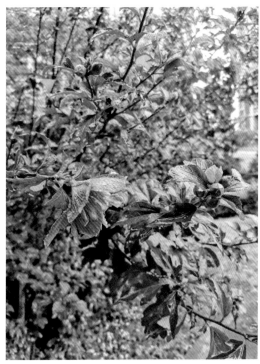

图1-1-7　雨滴树叶

4. 触觉疗法

不同植物的枝干、叶子、果实、种子等质地不同，如叶子的薄脆与厚软，枝干的光滑与粗糙等，带来的触感也不同。坚硬的钢铁、棱角分明的石头和柔软的植物枝条，以及圆润的鹅卵石给人的触感也大不相同（图1-1-8），而人的皮肤对外界刺激非常敏感，可以通过对不同物体的触摸达到不同的感官刺激效果。

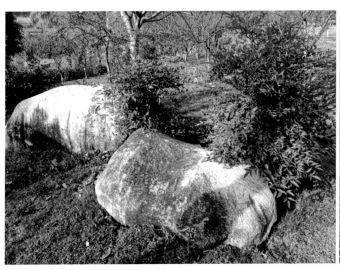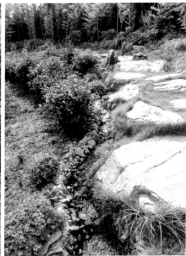

图1-1-8　坚硬的岩石和柔软的植物带给人们两种不同的感受

5. 嗅觉疗法

植物的花、叶、果实等部位均含有芳香分子，这些芳香分子能够使人产生不同的生理与心理反应。研究表明，长期置身于优美、芬芳、静谧的绿色环境中，人的皮肤温度会降低1～2℃，脉搏每分钟减少 4～8 次，心脏负担减轻，使人心情愉悦并增强思维活动的灵敏感（图1-1-9）。

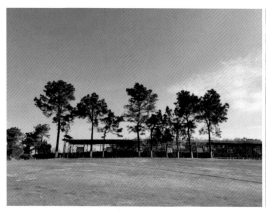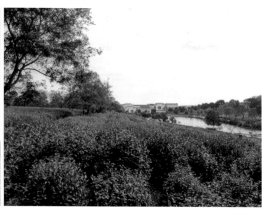

图1-1-9　开阔的绿色空间和茶园香气都可以使人愉悦

6. 水景疗法

生命起源于水，人天生具有亲水性。园艺疗法景观设计中，水景通常起到点睛的作用，它不仅能带给人亲切感，同时不同形态的水给人的感觉也不同，如宽广宁静的水面如同镜子，会让人安静（图1-1-10），高山上的瀑布落下来时与石块的撞击声让人心潮澎湃，产生希望的联想（图1-1-11），而精巧有趣的跌水小品设施则会给人带来活力（图1-1-12）。

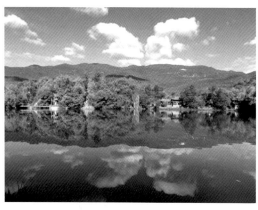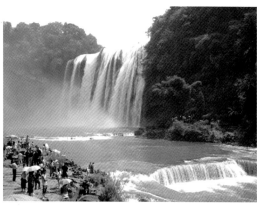

图1-1-10　广阔的水面　　　　　　　　　　图1-1-11　雄壮的瀑布

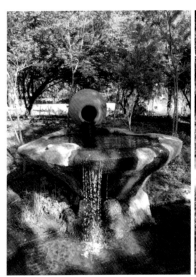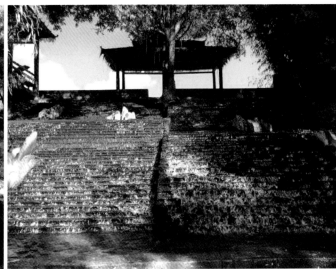

图1-1-12　精巧有趣的跌水小品设施

（二）玩耍疗法

　　玩耍疗法又称嬉戏疗法，治疗的对象主要是儿童，通过营造安全、舒适的娱乐环境，使得置身其中的儿童变得开朗活泼，增强儿童的自信心和好奇心，同时也能促进儿童之间、儿童与长辈之间相互信任，从而消除儿童内心的恐惧感，不失为促进儿童健康成长的一种好方法。在设计该类景观时可以将艺术表现和自然景观相结合。一方面，利用天空、海洋、大地和动植物等为设计元素，在色彩上选择贴近自然的蓝色、黄色、绿色等色调，线条尽量柔和，尽量选择软质铺装，以免对儿童造成伤害；另一方面，设置一些充满想象力和童真趣味的小品、建筑、运动、娱乐设施，设施应注意活动的安全性，材质选择上尽量以木材为主，让孩子们在安全的设施上玩耍，在欢声笑语中得到成长（图1-1-13）。

（三）记忆疗法

　　记忆疗法是基于美国景观设计师罗伯特·胡佛（Robert Hoover）的设计模型而提出来的。该理论将阿尔茨海默病患者在患病期间分为初期、中期及晚期，阿尔茨海默病初期，人的身体活动能力、认知能力逐渐衰退，挫折感、失落感加剧，自我概念的完整性逐渐丧失，此时可根据正常人晚期的心理活动特点，通过怀旧、记忆、审视过去，将老人以前熟悉的知识、技巧和策略形成稳定的行为模式，同时借助一些带有趣味挑战的游戏项目，如在球场、游乐园、种植池等场地开展游戏运动，以便帮助他们唤起对往事的回忆。

　　记忆疗法最适合在安全舒适的户外展开，可以是一对一的形式，也可以是群组治疗的形式。由专业的心理医师借助引导物来引出话题，话题集中在患者过去快乐的经历

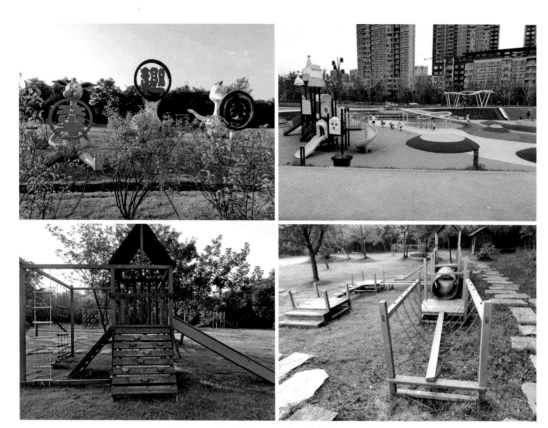

图1-1-13　安全、自然、简朴的玩耍设施

上，例如快乐童年、学习时光、工作趣闻、幸福家庭等，在这个过程中会问及广泛的问题，并伴有能触发回忆的陈述。引导物可能包括一些老旧海报、宣传册、纪念章等，户外环境中的植物、水体和雕塑等作为触发回忆的场景应纳入怀旧疗法的过程中。

记忆疗法运用的典型案例就是埃奇伍德·康芒斯康复花园（Sedgewood Commons in Falmouth），此花园由景观设计师Robert Hoover设计，具有适合疾病不同阶段的结构、设备和路径，从而确保对每个患者进行特定的治疗（图1-1-14）。胡佛在此花园中突出了记忆疗法的运用：根据阿尔茨海默病的每个患病阶段，即轻度、中度、重度，以及与人的心理发育阶段，即成年、儿童、幼儿，相对应并产生关联而进行设计。花园收容了处于阿尔茨海默病不同阶段的患者，患者的认知、行为能力各不相同，为满足患者的不同需求，胡佛在建筑的3个侧翼护理单元外设计了3个花园，平面元素布局复杂程度逐个降低，提供的活动内容和刺激水平也各不相同，3个花园的具体情况如下：

（1）霍桑花园（Hawthome Garden）。霍桑花园收容了轻度阿尔茨海默病患者，相对应的心理年龄阶段为14周岁到成年。园中加入了这个年龄阶段能唤起记忆的旧物和园艺工具，包括新英格兰地区的传统建筑、白色尖桩栅栏、木柴堆、晒衣绳、喷壶等。

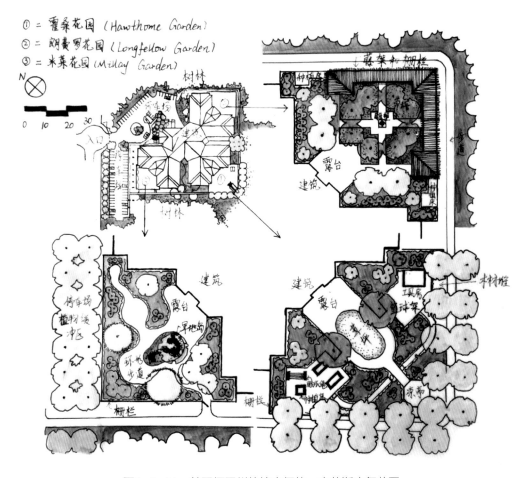

图1-1-14 美国缅因州的埃奇伍德·康芒斯康复花园

（2）朗费罗花园（Longfellow Garden）。朗费罗花园收容了中度阿尔茨海默病患者，患者相对应的心理年龄阶段为8～13周岁。花园平面布局清晰明了，焦点是处于中心位置的一座希腊古翁雕塑，为患者提供了方位感。多个直角园路口易于患者发挥选择园路的自主性，同时各条道路又指向起点，营造安全感。园中最重要的元素——藤架，是患者获得安全感、方向感、围合感及探寻趣味的场所。抬高的种植床和多处喂鸟点方便乘坐轮椅的患者进行上肢活动。

（3）米莱花园（Millay Garden）。米莱花园收容了重度阿尔茨海默病患者，患者相对应的心理年龄阶段为婴儿到7周岁。米莱花园汲取了日本园林的形式和精神。为触发患者儿时溪边玩耍的记忆，设计师以老树和细长蜿蜒、枯涸的小溪作为花园的焦点。坚实的围合栅栏增强了封闭性，水平围合使患者获得心理安全感，竖向围合保证了人体安全，空间尺度合理，提高了私密性、安全性且易于患者接受护理和照料。从平面图上看，此园自然要素的比重增加，使用的植物材料都是患者早年所熟知的芳香植物（此园禁种有毒植物），包括紫丁香、金银花、玫瑰等。

三、构造要素

一般来说，园艺疗法由植物、活动、环境三个基本要素组成，建立与植物的直接关系就是植物因素，建立与植物生长的自然环境之间的关系就是环境因素，通过植物建立人与园艺活动场所之间的关系就是活动因素。

1. 植物因素

植物一般要经历发芽、生长、开花、结果、枯萎（死亡）等几个阶段，人们在培育植物的过程中，也在感知季节与时间的更替与推移，体会生命周期与自然的节律，感受生命的轮回。特别在植物结果期，人们可以享受自己的劳动成果，从而体会到自己的有用性，达到重视自己的目的，进而培养自我保持的机能。大量研究表明多数具有挥发性的植物挥发出的物质对人体可以起到相当重要的作用，如在银杏林中呼吸可以调节人体的生理机能，并能对胸闷起到很好的疗效，因此保健作用也是植物的一大特性。

2. 活动因素

从种植培育植物为起始，感受植物生长、采摘及食用等过程皆属于把培育植物作为核心展开的活动，这些活动不仅可达到让人认知程度提高及恢复爱惜自己的能力，而且能够使人的注意力高度集中，同时在构思的过程中，养成思考的习惯。人们可充分地享受自己的劳动果实，培育出的蔬菜、瓜果可以用来烹调和食用，其中蕴含许多乐趣。

3. 环境因素

能够让身体敏锐地感受到四季变化、植物生长化及气候特征变化进而感受到生态自然环境因素的改变是园艺疗法的主要特性之一。

（1）自然环境：一天当中的早晚变化、季节的循环变化，甚至天气的风云变化都对植物的生长培育起到很大的影响，而人在培育植物的过程中也能够与自然建立起密切的联系。

（2）场所与人：园艺活动中的场所及场所代表的含义甚至进行园艺操作活动的伙伴，皆是园艺疗法所考虑的范畴，因为只有经过充分的准备，精心的设计才能构造出健康、有效、丰富的植物环境，使人放松并可与他人进行合作与交流，进而提升其认知交际能力。

四、实施场所

根据疗法施用对象的不同，园艺疗法的场所可大体分为社会机构场所和自然场所，社会机构场所包括医院、精神病院、养老院、特殊教育学校、少管所、监狱等进行辅助治疗或职业训练的特定场所，目标人群针对性强；自然场所主要有公园、植物园、休闲农业园等，服务对象较为多元。在这两种场所中，设计者都应考虑到有身心障碍的服务对象的实际需求，设计无障碍环境和易于使用的园艺操作设施，比如方便轮椅通过的无高差出入口、宽阔平坦的道路、抬升的花床或容器、为残障人士特殊设计的园艺工具、方便进出的温室等。

1. 实施场所应具备的条件

园艺疗法实施场所首先要考虑安全性，在开展园艺治疗活动时要注意人的安全，因此场所的构筑物、铺装材料、景观小品、休息设施等都要尽量以柔软材质为主，避免对人群尤其是老人、儿童、残疾人等造成伤害；场所中的植物选择也要考虑安全性，避免种植有毒、有刺，或者容易引起过敏的植物，以及容易招引毒虫、毒蛾类的植物。其次要考虑易达性，特别是对于行动不便、身患残疾的人们，方便、迅速、快捷、安全地进入实施场所至关重要，场所如果是以园艺操作为主，还要设置必要的自来水管、工具房、垃圾箱等后备场所。场所内部要易于作业，设计合适的园路曲线、宽度，有轮椅通行时，直线情况下园路最低宽度为80厘米，弯曲的园路最低宽度为150厘米。

2. 实施场所的类型

园艺疗法实施场所分为室外和室内两类，室外场所包括园艺疗法专类园、庭院、屋顶花园、公共绿地、阳台、路旁等，室内场所有温室大棚、居住房间、会客室、卧室、教室等。近年来，医院、精神病院、养老院、儿童福利院、公园、休闲农园、森林、社区、康养综合体等都在开展园艺疗法实践，成为园艺治疗实施的重要场所。

五、园艺疗法师

园艺操作活动是园艺疗法的重要内容，适合参与者的好的园艺活动设计是实现园艺治疗的关键所在，只有通过园艺疗法师的规划、设计与带领，园艺治疗活动才能带给参与者亲身的体验和反思机会，使参与者获得认知、社交、情绪、身体、精神及创意方面的收益，因此园艺疗法师在园艺治疗中起着关键的作用。自1975年美国园艺疗法协会

（American Horticultural Therapy Association，AHTA）开展园艺治疗从业人员认证和登录以来，逐渐形成了较为成熟的关于园艺疗法技师、正园艺疗法师或高级园艺疗法师资格认证的体系和要求：一是具备本科以上学历；二是具备相应学分的关于园艺学概论、园艺治疗理论、园艺治疗的评估方法、园艺治疗课程设计技巧、健康的室内环境设计方法、疗愈花园设计、园艺治疗辅助工具设计、景观维护管理、活动方案撰写等课程的专业教育；三是具备一定的专业实习经验；四是具备学术研究，以及专业督导等方面的社会服务和研究经验。由美国园艺疗法协会登记审查委员会（Registration Review Board）对园艺疗法相关登记申请者的专业能力程度进行认证，根据申请者对园艺疗法相关知识与专业训练、职业经历，以及其他专业活动和成绩进行判定。园艺疗法师的种类与认证登记条件概括如下。

1. 园艺疗法技师

园艺疗法技师以在相关领域工作、为了成为更高一级的园艺疗法师而接受培训并积累实践经验的人为对象。用同等分数制度进行审查，但除了要达到2学分外，还要有2 000小时的园艺疗法带薪工作经验，或者园艺疗法相关的带薪工作和园艺疗法志愿者合计4 000小时的经验。

2. 正园艺疗法师

正园艺疗法师是作为中心资格而设置的。最低标准是完成园艺疗法课程，具有学位，其中包含1 000小时的实习。而且必须在园艺疗法领域有1年（2 000小时）的带薪工作经验。在同等分数制度中，必须达到包括1年（2 000小时，0.5 学分）工作经验在内的4学分后才能申请。

3. 高级园艺疗法师

高级园艺疗法师以接受更广泛的教育并具有专业成绩的人为对象，因此必须具有更高层次的学习经历和比园艺疗法师更多时长的工作经验。基本标准是学完园艺疗法课程，取得硕士学位，在园艺疗法领域具有4年或4 000小时的带薪工作经验。使用同等分数制度时，需要达到6学分，还要在园艺疗法领域至少有4年或8 000小时的带薪工作经验。

六、园艺疗法的康复理论

1. 注意力恢复理论（The Attention Restoration Theory）

人的注意力可以分为两类，一类为非自主性注意力，指的是比较容易吸引人的事物，不需要人们花费很大的心神，比如日落的美景；另一类为自主性（直接）注意力，指的是需要人们自发阻隔外界的刺激或分散注意力的来源，如果缺少有效的自主性注意力会使人容易分心，并产生感觉上的损耗。注意力恢复理论阐述的是当我们处在自然环境中时能够较多地引起非自主性注意力，从而缓解精神上的疲劳，这种体验称为恢复性体验，而有这种效果的环境则称为恢复性环境，同时Kaplan夫妇也提出恢复性环境所需具备的特征，即远离性、延展性、一致性和魅力性。

注意力恢复理论可用来说明自然元素对恢复人们注意力的效果。自然环境中具有令人觉得有趣的元素可以抓住个体的注意力，如一些水景、雕塑等（图1-1-15、图1-1-16）。色彩也对个体起到不同的作用，如白色的花使人放松，黄色的花使人愉悦。在视觉环境中，植物可以提高环境的吸引力，起到舒缓压力的作用，同时嗅觉刺激也可达到降低压力的目的。

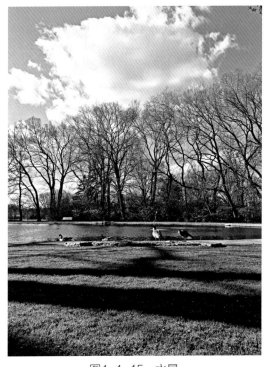

图1-1-15　水景

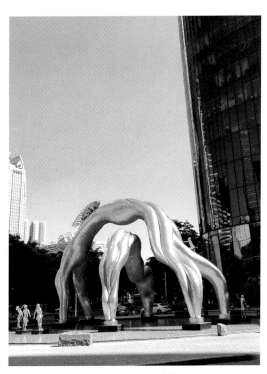

图1-1-16　雕塑

2. 压力减轻理论（Stress Reduction Theory）

压力通常指我们的生理、心理对外界某种刺激做出反应，是一种应激反应。Ulrich提出压力减轻理论，该理论认为恢复的前提是个体处在一种压力状态下，人对自然环境有一种本能的偏爱，这不仅在生理上起到一定的积极作用，也能够帮助人们减轻压力。该理论是解释自然环境可以缓解身心压力的依据，也为康养景观发挥作用提供了有力的支持。

3. 情感美学理论（Affective Aesthetic Theory）

情感美学理论认为不同的视觉刺激与人类的幸福、冷静、减压的相关心理与生理反应直接相关联。并且定义压力是一个由外部和内部不利刺激引起的人体生理和心理上的反馈过程；人们只有通过调整自身行为和生理状态来达到身心的平衡。情感美学理论认为，一个恢复的过程是一个场景引起的舒缓的平和与幸福感。这个理论亦受到生命假说和心理进化理论的部分观点的影响。受到水、植物等自然界的视觉刺激，使人们产生本能的情绪放松的反应，而这都是源自进化起源中生存与安全的基本认知。

4. 心流理论（Flow Experience）

心流理论认为，当一个人将精神力完全投注在某一个具体活动中时，会产生保证持续专注度的兴奋感和愉悦的充实感。米哈里·齐克森列举了能使心流发生的活动的特点，如参与者有喜爱倾向、能使人沉浸专注、动作与意识高度一致、丧失过度自我意识和负面情绪、能得到即时反馈等。他还提出了一些具体的活动内容，这些活动能使一群人共同参与，并在一起活动的过程中达到这种状态。这些活动内容包括但不限于创意空间排列、设计游戏场地等。因此园艺活动的活动特征正好符合以上要求，并且从个人及难度划分上都能灵活按照不同需求开设。在相当一部分园艺疗法相关研究和论述中，也都有将心流理论的活动类型与园艺疗法活动进行类比的，并判定园艺活动满足心流理论活动条件。

5. 弹性理论（Resiliency Theory）

弹性理论认为，每个人都有从困境和挑战中自我恢复的能力，这种能力在个人通过使用认知和行为上处理技巧时，或是得到社会意识的认可时会更容易体现。"弹性"是一种从挑战和困境中反弹恢复的能力，是在多种境况下处理事情的稳定状态，以及态度和方法。通过对个人能力的强化可以促进个体对生活控制能力的感知，对自身的感知，从而对自身重新定位，由此产生意志去克服困境；社会的支持同时也会在逆境中起到缓冲作用。

该理论被认为在园艺疗法中应用广泛。园艺治疗师往往能通过制定和教导完成园艺活动，实现形象的心理干预和辅导，以此加强参与者面对损失和负面情景时的处理能力。并且在集体活动中，更容易创造获得社会、群体认可的条件，促进自我恢复能力的发展。

6. 沉浸理论（Flow Theory）

沉浸是一种身心体验，在一个人认识到自己的处境包含符合他能力可以完成的机会和挑战的时候产生。当挑战的难度与挑战者自身能力相近或者略高时，挑战者乐于扩展自身的能力去学习新的技能，有助于提高他的自尊心，以及社会适应能力。

总的来说，不同的学说和理论都验证了园艺疗法对人们身心健康正向作用的重要性，以及人们从事园艺活动中的状态对人们健康的助益，主要体现在有助于提高注意力、增强身体活动的时间与功效、减少暴躁情绪、提高自信心和自尊心等方面。

7. 能力—环境压力理论（Competence-environmental Press Theory）

该理论强调寻求个体能力与环境要求之间平衡的意义，这种平衡能促进人的幸福感。这里的能力指个体的最高机能承载量，即一个人能力的总和，包括健康、心理调节及认知能力。换言之，当个体的能力与环境的要求总量相匹配时，才能有最高品质的生活，用适应水平表示。

如果环境压力不能与人的能力取得平衡，人会产生一些不良适应行为和负面感受，导致消极后果。与普通人相比，阿尔茨海默病患者受环境因素的影响更大，随着阿尔茨海默病渐进性的发展，患者能力与环境间的关系会随其个人能力的改变而改变。

在康复花园中引入园艺疗法就是将环境压力理论应用于环境设计中的一种有效途径。

园艺疗法的目的是通过园艺活动逐渐提高患者的能力水平，使其感受到的环境压力相应减小。新鲜且具有挑战性的活动往往吸引着他们欣然尝试，由患者自行阅读园艺操作技巧，园艺疗法师配合指导，在学习和模仿过程中他们的身体、社交和认知能力全面提升，能力水平提升，获得更高层次的自主性。针对处于不同时期的患者，应设置不同难度等级的园艺活动任务。

任务二　园艺疗法的发展历程

一直以来，园艺疗法一直被视为一种技术，而作为学科专业却是20世纪才开始的，包括欧美及日本，大学教育中设置跟园艺疗法相关的专业还是比较新的。但这一学科的基本原理，中国和古埃及均早有实践，即通过对患者进行户外庭院的散步进行辅助治疗。早在古埃及的文献中就记载古埃及御医为法老开了在花园行走的处方。中国东晋陶渊明"采菊东篱下，悠然见南山"的田园生活也广为人知。大体来说，园艺疗法的发展过程可以划分为如下几个阶段。

一、园艺疗法发展历史

1. 创立期

从18世纪到20世纪第二次世界大战结束，园艺疗法主要是通过自给自足的农耕生活达到恢复健康的目的，此时的主要对象是精神病患者。

2. 拓展期

从第二次世界大战结束到1970年，园艺疗法作为对战后受伤军人健康恢复的疗法，同时也是职业教育的一种形式。在此时期，人们对园艺疗法的理解和应用范围急速扩展，在欧美很多大学中也出现了相关专业的设置。

3. 成长期

20世纪70年代至20世纪末期，以英国的园艺疗法协会（Society for Horticulture Therapy）和美国的国家园艺治疗恢复理事会（National Council for Therapy and Rehabilitation through Horticulture，NCTRH）成立为标志；日本也从20世纪70年代开始在全国范围内进行推广，并编制了园艺疗法现状调查报告书。

4. 快速发展期

进入21世纪以来，在生活质量不断提高的当今社会，园艺疗法已超越了疗养、治病的范畴，成为让健康人更健康的标志，并迅速在全球范围内传播开来。而与其发展关系最紧密的当数风景园林师和景观设计师，他们在进行景观设计的时候开始考虑户外绿地不仅是美化城市景观，同时还承担着人们日常生活中的健康、运动、减压等其他重要功能，将园艺疗法越来越多地运用到医院、学校、养老院、广场等规划的设计中。同时人们也在园艺疗法对特定疾病患者，如阿尔茨海默病、慢性精神病、自闭症儿童等的作用机制和效果方面开展了深入研究，形成了一批定量化研究成果，为园艺疗法提供了科学支撑和理论指导。

二、园艺疗法国外应用发展

（一）美国园艺疗法

园艺一直是美国人最喜欢从事的活动，调查显示美国目前拥有园艺爱好者至少有7 800万人，占美国成年总人口的40%以上。研究表明，在植物生长季节，美国园艺爱好者平均每人每周花在花园里的时间有3～4小时，有的人甚至花去10小时以上。每年，美国人用于园艺方面的总开支大约220亿美元。这些钱主要用于购买种子、秧苗、花草及树苗，另外还有肥料、农具等。所以美国的园艺业是十分发达的，这也为美国在园艺治疗技术方面的发展打下了良好的基础。如今美国已成为园艺疗法治疗领域的领先国家，并且在园艺疗法的研究与理论方面极为活跃。他们的研究与理论对于其他国家在园艺治疗研究方面的发展具有十分重要的指导和借鉴作用。

1. 起源期

园林环境的治疗效果早在19世纪早期的美国就有记载。1812年，美国的本杰明博士首次提出园艺活动对疾病的治疗有积极作用，他致力于用自然的力量帮助精神病患者进行治疗，公开宣布了让精神病患者进行开挖土壤、植物栽培、砍伐树木等工作对治疗精神病有神奇的医疗效果。与此同时他还发现让精神病患者在田间劳动对他们的疾病也有积极的治疗效果。5年后，他在费城创立了好友精神病院，在其中构建优美的景观环境和石子小路来营造一个公园的氛围，以帮助患者康复，并且积极在其中使用园艺疗法。至此开始，园艺开始被作为一种手段来治疗患有心理健康和发展障碍者。

1917年，纽约布鲁明戴尔精神病院推出了一系列针对不同类型人群的园艺教育项目，开创了针对医疗专业的园艺操作训练的先河。1919年，在堪萨斯州的首府托皮卡，医学博士曼宁吉尔与儿子卡尔成立了门宁格基金会，用于资助患者学习园艺。迄今为止，门宁格基金会成为美国园艺疗法界的领军行业，它确立了患者在治疗病痛的过程中，植物、园艺等与自然界的互动成为患者每日生活的一部分。到1942年，美国唐纳密尔沃基大学成为第一家开设园艺课程的职能治疗学院并授予了学术学位。

2. 变革期

第二次世界大战结束后，大批伤员回到家乡，在战争中他们心理所受到的伤害比身体上的更为严重，这使得他们难以进行正常的生活与社交，于是军区医院开始采用园艺疗法为他们进行治疗，将园艺实践操作引入美国伤员每日的康复训练，从而产生了非常好的效果。因此，从第二次世界大战结束至1970年，园艺疗法的内涵不断扩展，其中比较成功的是结合作业疗法，在园艺中引入伤员康复和职业培训。尤其是在对军人的治疗实施过程中，美国人发现了园艺治疗在该方面有极佳的效果，之后美国的园艺疗法开始迅速地发展起来。

3. 成长期

1948年，美国学者路德·莫西尔首次使用"园艺疗法"这一名词。1952年，在美国密歇根州东兰辛市的公立大学密歇根大学召开了一周的园艺治疗研讨会，这次研讨会是由艾丽斯·伯林格姆与唐纳德·沃森医师联合发起的具有跨时代意义的会议，会议讨论并交流了园艺疗法的研究与发展。1953年，哈佛大学繁殖专家路易斯·李普斯制订了一套园艺治疗的方案在退伍军人的医院推广应用。随着园艺疗法的有效发展及它所带给人们前所未有的影响，一些国家及地方森林公园也开始利用自己的场地优势提供园艺疗法方面的服务，如美国马萨诸塞州的一个森林植物园建立了服务点。1956年，人们开始把园艺疗法的场地由植物园搬到了老人中心，并研发了一套应用于老年人身心健康的园艺疗法延伸课程。1959年，Rusk复健医学部在纽约大学医学院温室中开设了园艺治疗课程，更进一步地拓展园艺治疗，使园艺治疗师配合医生与心理学家共同为患者进行治疗。1971年，美国堪萨斯州立大学开设园艺疗法作为大学生的必修课，1973年，该学校与当地的医院进行合作，使理论与实践相结合做临床试验工作，使学生参与到园艺治疗的实践活动当中，提供学士学位帮助学生加速成为园艺理疗师。1975年，美国堪萨斯州立大学在本科课程的基础上开设了园艺疗法研究生课程，包括心理学、医学、植物学、营销学、景观园艺学、文学、哲学等课程，把学生培养成专业的、经验丰富的园艺治疗师。1997年，美国芝加哥植物园设立了园艺疗法处，为顾客提供以年为单位的园艺疗法周期课程。为低智能者就业中心、精神病院、青少年工读学校、养老院、退役军人疗养院等相关单位培训专业的工作人员。2009年，埃尔姆赫斯纪念医院开始给患者提供园艺疗法，每周为患者提供两次类似于无土栽培、水耕种植等园艺活动。

1973年，为了普及和发展园艺疗法，美国创立了国家园艺治疗恢复理事会（NCTRH）。正式将园艺疗法作为一项事业进行推广和研究。提出："园艺疗法是对身体与心理有缺陷的人们，如残疾人、老年人、精神病患者、智力障碍人士、犯罪者等，利用园艺疗法中远足、郊游、植物栽种与手工艺操作活动，通过接触自然环境而缓解压力与复健心灵进行调整更新的一种有效治疗方法。"该理事会为注册园艺治疗师提供一切活动，与此同时一些学院和大学已经开设了园艺疗法的学术课程。拥有一套核心项目课程，伴随着具体的课程，实习是一个非常重要的组成部分。该理事会一直致力于园艺治疗的推广及普及，对患有肢体残疾的人，以及难以正常生活和工作的人进行治疗，从精神、社会、身体三方面获得收益，并支援各大高校和植物园的教学指导活动。美国园艺治疗恢复理事会还对测试合格和参加足够时间园艺治疗实践的学者授予"园艺疗法卫士"的称号。

（二）英国园艺疗法

英国是最早出现园艺疗法的国家，1699年，莱纳多·麦加等人在《英国庭院师》期刊中指出园艺疗法的效果："空闲时请到庭院松松土、挖挖坑，休息会儿，除除草。这是最有效的保持健康的方法了。"

1792年，医生开始注重自然拥有的治愈能力，代表事件就是精神病医院约克收容所让患者与鸡和兔子进行互动，并且进行庭院操作，作为精神治疗的一个环节。

20世纪60年代，相对残疾人的"治疗"来说，人们更加重视把园艺活动当作一种娱乐，或者说是职业训练。于是，在作业疗法领域，将以身体康复为前提的重复作业，转换为接受环境刺激的技能训练。

1978年，英国设立了园艺疗法协会，这是欧洲唯一的全国性专业组织，它为了不同年龄层的人和不同患者的利益而振兴庭院园艺事业，把利用庭院治疗为人们提供专业援助作为目标。

1979年，英国成立了残疾人园艺促进联盟（Federation to Promote Horticulture for Disabled People，FPHDP），这是一个慈善团体，主要进行信息交换活动，提供与园艺相关的出版信息、设置交流场所和举办演唱会等。

1983年，英国成立了与残疾人一起进行园艺的协会（The Bucks Association for Gardening with Disabled People），给特殊人群提供园艺活动的场所、设施并在园艺活动中给予他们帮助。

为了提供具有园艺疗法技术的志愿者，推进残疾人治疗园艺的计划，英国园艺疗法协会于1991年创设土地利用志愿者组织，主要帮助发展园艺疗法，对土地和庭院进行维护、对使用者进行训练、对园艺行业职员提供辅助等。

（三）日本园艺疗法

大约在100年前，园艺操作活动被大阪的中宫医院与东京的松泽医院引入，但当时并没有被人们普遍接受。1965年，引进作业疗法师又重新开始了园艺活动，福冈县福间医院精神科开始实施园艺操作，并称为"环境美化作业"，取得显著成果。

到了20世纪90年代初，园艺疗法在日本很快便形成一个专门的领域。当时日本除了兴起景观园艺热潮外，还有环境问题的困扰，以及人口老龄化严重等社会问题。因此，在解决健康维持、疗法、护理等老龄化服务问题上，园艺疗法被寄予厚望，并得到普遍认可。

比较著名的是日本西野医院，医院的康复科尤其以老年人康复而闻名。医院不是建立一个单独的园艺疗法花园，而是在医院的建筑内部和山地环境中开展园艺疗法。老年人通过参加花园娱乐、收获和种植花卉等园艺活动来调节身心健康，同时安排插花、彩绘等艺术类活动，让老人们沉浸其中享受艺术活动中的愉悦。西野医院院长西野宪史坚持了一项长达6年的实验，验证了美国学者的研究结论：植物具有的挥发性气味，以及某些植物的花香能够激发人们大脑中与记忆、语言、运动相关的脑区活动。并且表明，乐于从事园艺劳作、居住在绿色空间、长期接触自然的老年人能保持更好的心态，更健康、更长寿。

除了上述几个国家，园艺疗法在韩国、加拿大、荷兰、德国、澳大利亚等其他国家也有较长时间的发展。不同的国家有不同的形式表现园艺疗法，比如英国"茂盛"之特朗科威尔花园种植各种水果蔬菜，设计了各种园艺疗法专类园花园。美国早期建立了芝加哥植物园，其中沉思区、学习探险区、园艺疗法区作为园艺疗法的实施场所，其中水景的独特设计、感官植物的应用等给人带来许多新奇的体验。日本大阪大泉绿地公园为盲人设计的感官花园，通过抬升花床、水池等创新性设计让游客在触摸植物、水，增强游览体验。再者，澳大利亚的园艺疗法也发展出多种形式，如悉尼皇家植物园、墨尔本皇家儿童医院、皇家塔尔博特康复中心等。

三、我国园艺疗法发展

我国园艺疗法起步较晚，最初是关于园艺疗法的科普性文章，2000年，李树华教授发表了《尽早建立具有中国特色的园艺疗法》的文章，第一次全面、深入、系统地介绍了园艺疗法，正式将园艺疗法引进我国；同年，台湾文化大学景观学开设第一门景观园艺治疗的课程；2011年，李树华为主编撰写的《园艺疗法概论》一书成为我国园艺疗法发展的里程碑。目前，国内已有越来越多的学者开始关注、研究、实践园艺疗法，将其运用到康复花园、休闲农业园区、医院保健、健康养老等领域。

在科学研究方面，经过对比分析老年人实验前后的生理和心理变化，证实园艺操作活动对老年人身心健康具有正面影响。康宁等（2007）研究评价不同的景观元素对主导脑波成分变化的差异性，并进行比较，最后结果为：在促进身心放松方面，植物群落景观效果最为明显，尤其是对男性情绪的作用效果更佳。李法红等（2008）对人们采摘行为带来的脑波变化进行定量研究，结果显示采集行为和观赏花朵能够缓和紧张情绪，放松精神。

同时，我国将园艺疗法引入园林规划设计，并开展了广泛、深入的关注和探讨。比如2011年西安世界园艺博览会向人们展示了园艺疗法园。北京博爱医院也开始应用园艺疗法对园区进行设计，进行园艺活动帮助患者复健。中国纪检监察学院花园设置了五感园、康复空间来实施园艺疗法。2010年底，上海辰山植物园进行园艺体验花园修建，2012年4月1日"爱之希望——公益樱花季"活动中，上海辰山植物园再次体现了园艺疗法。2013年，在第十五届中国国际花卉园艺展览会上召开了以园艺疗法与康复景观为主题的园艺疗法论坛，2015年，园艺疗法与康复景观高峰论坛暨园艺治疗学部第一届学术与实践研讨会在北京圆满举行，2016年8月，主题为"园艺疗法引领健康新生活"的园艺疗法与康复景观年会在重庆举行，这些活动极大地推动了园艺疗法在我国的发展。

我国台湾、香港等地区不仅对园艺疗法做了大量的理论研究，还做出了很多实践成果。中国台湾的郭毓仁先生在《治疗景观与园艺疗法》一文中阐述了园艺疗法的发展、起源、概念，以及适用人群，同时介绍了各个操作手法，以及植物是如何作用于人类的。另一位黄盛璘老师，在美国游学期间写成《走进园艺治疗的世界》游学笔记，她是中国台湾第一位获得美国认证的园艺治疗师，努力推广园艺疗法在台湾的应用，组织了园艺疗法读书会、草盛园等，形成了"医、农、食"三位一体的园艺治疗体系。中国香港的首位园艺治疗师冯婉仪则是香港园艺疗法的领军人物，2008年初，由冯老师创立了香港园艺治疗中心，在园艺疗法的普及上做出了巨大贡献。

近年来，园艺疗法在园林景观、休闲农业的规划设计，以及对特殊群体，如自闭症儿童、阿尔茨海默病老年人医疗效果的研究在逐步兴起。园艺疗法的不断创新应用也是对园林景观的一种发展，包括无障碍花园的营造都是园艺疗法应用的一种形式。自闭症儿童在我国是一个庞大的社会群体，并且逐年增加，园艺疗法作为一种康复的手段和场所，适合在自闭症儿童康复机构和学校进行设置。心理干预实践证明，园艺疗法和其他自闭症治疗方法结合使用，可以显著改善患儿的焦虑、抑郁及睡眠障碍，促进儿童行为规则化发展、提升交往能力及稳定儿童情绪等。通过园艺疗法治疗阿尔茨海默病的核心是利用康复花园的景观元素作为载体进行治疗，比如通过感官刺激、情感干预、本能激发等。感官刺激是通过观察患者的行为和心理变化，从视觉、嗅觉和听觉方面唤醒患者的神经系统，激发患者的认知能力和信息辨别能力。情感干预是针对患者焦虑、抑郁、情绪不稳定、缺乏安全感等症状，通过景观设计的手法对患者进行情感干预，缓解他们的不稳定情绪，给他们更多的成就感和幸福感。

当前，园艺疗法在我国认知程度还不高，有资质的园艺疗法人员少之又少，几乎很少有高校开设园艺疗法专业课程，今后应重点做好以下几方面工作：一是进一步推广概念认知，通过多种形式的广泛宣传，增进人们对园艺疗法的认知和接受程度。二是鼓励有条件的农林院校开设园艺疗法课程，培养一批有志于从事园艺疗法事业的优秀人才。三是设立园艺疗法相关机构和协会，适时地引入园艺治疗师这一职业，组织开展正规、系统、科学、实用的理论和技能培训。四是加大不同学科、不同领域应用于园艺疗法的交叉融合研究，园艺疗法要融合医学、心理学、社会学、园艺园林学、农学等多个学科，同时将中国传统文化、中医理念和理论引入园艺疗法，形成具有中国特色的理论型、实践型、创新型园艺疗法综合体系。

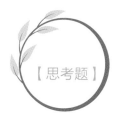

【思考题】

1. 什么是园艺疗法？

2. 园艺疗法有哪些特征？

3. 园艺疗法的价值有哪些？

4. 园艺疗法的基本要素有哪些？

5. 园艺疗法有哪些基本理论？

6. 国外园艺疗法发展经历了哪些时期？

7. 我国园艺疗法与国外园艺疗法有哪些异同点？

项目二　园艺疗法的基本内容

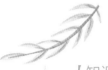

【知识目标】

- 了解园艺疗法的基本功能。
- 了解园艺疗法的治疗对象及特征。
- 掌握园艺疗法设计过程。

【能力目标】

- 准确辨析园艺疗法的治疗对象及人群特征。
- 熟练运用园艺疗法活动内容，设计针对特定对象的园艺活动。

任务一　园艺疗法的功能

　　园艺疗法的研究与实践证明园艺疗法能够促进参与者身心健康，但具体效果因实施者与参与者的个体差异而不同。不同的研究机构或学者对园艺疗法的功效归纳亦不同，如美国园艺治疗协会认为园艺疗法的功效包含认知、身体康复、社会成长和职业技能。例如，许多园艺活动包含创意元素，它能刺激及发挥参与者的想象力与创意，充分调动参与者的思维活跃度，建立一定程度的良性刺激，可以激发普通人群对生活的渴望和追求，对患者可起到辅助治疗和康复的作用。同时园艺疗法也在社会工作服务中不断实践，一方面促进社会成长；另一方面也能推进该职业理论发展与职业培训、指导、规划等，提高从业者的工作水平和就业机会。日本松尾英辅教授将其功效归纳为四个方面：感情的成长、精神的解放、体力的延续，以及促进社会的发展。例如，通过园艺疗法可以激发参与者的良性情绪，通过栽培园艺植物增强责任心，参与者之间的交流有利于感情的培养等；精神方面包括增加活力，树立自信心、忍耐力与注意力，消除急躁情绪等，在从事园艺活动时，身体得到一定程度的锻炼，使得体力得以延续；社会方面包含提高社交能力，增强公共道德观念等。本书将园艺疗法的功能归纳为精神方面、身体方面和社会方面。精神方面除了之前提到的，还将情感归入其中；身体康复与体力延续均是身体方面的范畴；社会方面包括增强公共道德等社会成长，同时也涵盖了相关职业技能的培训，为提供更好的专业服务与岗位奠定基础。

一、精神方面

1. 培养责任感

园艺师会给参与者分配任务，比如明确参与者管理的田地或是盆栽植物。如果因为参与者自己管理不当，导致植物生病甚至枯萎，这时就需要园艺师与参与者良好互动，使参与者意识到自己的工作范畴，从而培养对花木的责任感，长期下来，植物因为参与者的管理而开花结果，并被他人赞赏，此时参与者的认同感和自信心就会增强。因此，考虑到老年人的生理状况，避免打击积极性，园艺操作的前期应选择生命力强、易开花结果的植物。

2. 缓解压力

缓解压力让身心获得放松。当人处于优美的环境中，同时在自然中可以自由地支配自己的活动，此时治疗者的身心都会在大自然中得到放松，多位学者的研究均证明了这一点。试验结果表明，置身于自然环境中的人与处于交通环境和购物中心的人相比，血压降低、心境平和、肌肉松弛，且这些生理结果在3~5分钟内即可得到恢复。

又如日本学者山根等人通过研究园艺实践操作活动对老年人生活健康质量的影响，发现每天进行园艺实践操作活动的老年人的身心健康状态和活力与实践操作活动的时间长短（1小时和2小时）都呈显著正相关。将试验对象分为3组，分别对给花盆中填充土壤、移植尚未开花的紫罗兰、移植已经开花的紫罗兰的老年人进行身体测试，分别测量活动前后受试者的脑电波、前额肌电、瞳孔光反射，并且填写心境状态量表（POMS），结果显示，园艺实践操作活动对身心放松起到了促进作用，其中移栽已开花紫罗兰对受试者感情上产生了积极的影响。

3. 获取自信心与成就感

在参与园艺疗法改变自身的治疗者中，有一部分是因为丧失自信心、对自我价值否定，他们参与园艺活动，通过成功种植园艺植物，获得周围朋友的赞许，从而增强治疗者的自信心和对自我的肯定。因此，园艺治疗师可以选择一些易成活、方便管理的园艺植物，以供治疗者栽培使用。

4. 培养耐心

园艺植物多具有较长的生命周期，老年人在参加园艺活动时，必须长期坚持管理自己的植物，才能让植物健康生长。比如，最初种植植物时土壤的深度，花木生长过程中浇灌、施肥，以及修剪的操作等，这些都将影响花木的生长。因此园艺操作作为一种长期性的活动，毫无疑问可以培养老年人的忍耐力。

5. 重塑社交能力

人们都喜欢到优美的环境中游玩、散步，这些地方正是人际交往的良好场所，治疗者可以优美的环境为话题展开交流从而产生共鸣、促进交流。这样不仅促进了社交能力，同时也培养了与他人的协调性，甚至能认识到自身价值的存在，从而改变部分人生观。一些学者的研究也证明了这一点。如萨诺（M. T. Sarno）和查巴斯（N. Chambers）对19名年龄在49～90岁（平均年龄73.9岁）的失语症患者进行了园艺疗法试验，受试者作为志愿者需要在温室中管理植物。试验结果表明，受试者的口头表达能力和社交能力都得到了显著提高。不仅如此，他们的家人表示这些受试者的获得感、满足感显著提高。

又如学者皮勒蒂尼（Predny）和若勒夫（D. Relf）让老年人和学龄前儿童共同进行园艺疗法实践活动，并调查他们的相互影响。试验结果表明，园艺实践操作活动有助于增进两代人之间的互动和沟通。

6. 获得幸福感

患者在医院接受治疗时承受着精神与身体的压力，一方面源于体能的损耗、痛苦的药物治疗过程，另一方面源于对病情不确定性的恐惧感，以及对环境缺乏安全感等。除此之外，患者在医院活动范围有限、人身自由某种程度上有所限制，医院强烈的医疗气息也会给患者带来压力，容易引发患者的消极情绪，降低其幸福感，甚至毫无幸福感可言。而参与园艺疗法的患者，幸福感明显要高，试验结果也证明了这一点。如一项研究揭示了在日常生活中对物理环境控制感越强的老人，其积极情绪越高。因此，建议为患者提供能够打理和种植花园的活动，在园艺师的指导下给花草浇水、照看盆栽、饲养小动物等，通过花园的人格化使他们建立主人翁意识。

二、身体方面

1. 预防衰老和肌肉退化

参与园艺操作的老年人，不管是大脑还是身体都得到了锻炼，因此园艺疗法一定程度上能够预防衰老和肌肉退化，一些学者的研究也证实了这一点。如班瑞益的研究表明，园艺活动对精神分裂症患者具有疗效，园艺活动使患者精神状况、生活自理能力和社会适应能力等方面都获得显著提高。修美玲等研究者则发现老年人在园艺操作后，收缩压和脉搏基本不变，舒张压和平均动脉压显著升高，男女性别差异不大，且活动后约80%的老年人的心情出现好转。

2. 增强身体机能

根据塔勒尔（Taylor）关于人体运动机能的报告，大约1小时的除草活动可以消耗300卡（卡路里非国际单位制单位，1卡＝4.18焦）的能量，相当于中速走路或骑自行车1小时所消耗的能量；使用手扶式割草机割草1小时，可以消耗500卡能量，这与打网球消耗的能量相当。松尾英辅研究发现，每天用铁锹挖土几分钟，坚持1个月，人的背部肌肉可以增加约50%，握力则没有太大变化。

3. 对五官的刺激

（1）刺激老年人的感官。大自然的景观可以从视觉、听觉、味觉、嗅觉、触觉对人类产生潜移默化的影响。比如色彩斑斓的植物，艳丽的暖色调植物会让人感觉兴奋，低调的冷色调植物会让人宁静；不同植物、不同植物器官对人的触觉刺激也不同；具有芳香的植物令人神清气爽；置身大自然之中听到的鸟语、虫鸣、水声、风声，以及雨水打在叶片上的声音对听觉均有刺激作用。因此，提倡老年人或是卧病在床的患者多亲近大自然，沐浴阳光，感受植物虫鸟带来的感官刺激，对刺激和恢复老年人五感体验均有好处。

（2）强化老年人的运动机能。随着年龄的增长，老年人的各项身体机能都出现了衰退的现象，如若长期不参加活动，关节的肌肉会慢慢萎缩，更易引起疲劳和精神状况下降。但是，对于一个能够长期坚持参加活动的老年人，身体会变得更加灵活。而参与园艺操作，从播种种子到收获果实，每一个阶段都使身体得到锻炼，因此园艺疗法有助于强化老年人的运动机能。

三、社会方面

1. 提高参与者的社交能力

园艺活动多为集体活动，参与者在种植花木、收获果实或是进行园艺活动时，会有不同的话题，相互之间容易产生共鸣，进而促进了人与人的交流。增加交流机会可以降低疾病风险，有利于参与者身心健康。

2. 增强公共道德观念

对于植物种植，尤其是在公共区的植物，一部分是参与者自己培育和管理的，需要负责清理植物落叶或是修剪树枝等任务，这样有利于培养参与者的公共卫生意识，从而增强公共道德观念。

3. 缓解医疗压力

园艺疗法具有环保性、经济性，以及易接受性的特点，参与者通过园艺疗法可以减少病痛、缓解焦虑、稳定情绪等，从而有利于缓解社会医疗压力。

任务二　园艺疗法的活动内容

在进行园艺疗法前，要对园艺操作活动进行设计，在设计园艺疗法项目时，在指定顺序之前，必须把握整个流程，遇到特殊情况，还要根据实际情况进行相应调整。

一、明确园艺疗法实施目的

园艺疗法治疗目的可以归纳为4种：

（1）进行职业训练，属于康复范畴，目的是提高就业能力。
（2）治疗疾病，属于辅助医疗范畴，目的是疾病或伤残的康复。
（3）提高社会价值，适应社会。
（4）提高生活品质，属于福祉范畴，目的是提高生活福祉。

二、了解参与者的知识与兴趣

在制订项目内容时，要尽可能地了解参与者的知识与兴趣，从而可以保障项目得以顺利进行。调查了解参与者的兴趣包括：接受园艺疗法治疗的群体；每个顾客群体接受或利用园艺疗法项目的数量；每个顾客群体采用的位于前20位的园艺活动或治疗的目的、植物种类，以及最合适的20个园艺活动；可采用园艺疗法治疗的场所（如疗养院、康复医院、特殊学校等）、数量，以及规模；整个项目园艺活动承担的角色。通过制订调查表，了解参与者的园艺兴趣，也可促进其多次参加园艺疗法。

三、根据目标与患者症状选择活动内容

以治疗为目的的园艺疗法，为了保证每个人的园艺活动更接近园艺疗法的目标、发挥更积极的作用，有必要与工作人员进行商议，并针对每个人制订周密的计划。

1. 园艺活动的形式

通常情况下，园艺疗法大致分为室内、室外、野外观光等形式。

（1）室内活动。室内园艺活动包括室内栽培、手工艺品制作（插花艺术、花篮、香袋、绿色产品生产等）、瓶栽、花卉摆设、干花、压花，以及烹调收获的蔬菜等（图1-2-1、图1-2-2）。

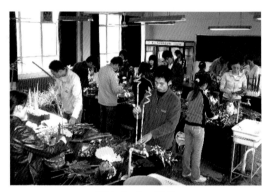 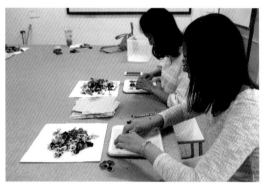

图1-2-1　插花　　　　　　　　　　　　图1-2-2　压花制作

室内栽培与室外栽培主要是环境上的区别，室内的光线、湿度和温度与室外情况截然不同，因此要选择适合室内生长的植物。如果是将户外栽培活动转入室内进行，室内环境需要进行相应的调整。

手工艺品制作可以为参加者提供发挥创意的机会，获得满足感和成就感，因此干花和压花制作在室内进行较为理想，可以避免受到天气的影响。

（2）室外活动。室外环境较适于栽培植物。大部分植物在室外环境中生长旺盛。适宜在室外进行的园艺活动有播种、育苗、移植、松土、除草、修剪、施肥、浇水、移盆、收获、植树、花坛制作、采摘蔬果、生产温室园艺植物、学习使用各种容器制作盆景或盆栽植物等，从而获得成就感与自信心。

花卉种植是一项广泛开展的户外园艺活动。参与者可以混种一些多年生与一年生、二年生花卉，丰富花圃颜色。在种花的过程中，参与者的视觉、触觉、味觉、嗅觉均得到刺激。

蔬菜种植也是一项非常受欢迎的户外园艺活动，从播种种子到蔬菜成熟，栽培者的耐心得到锻炼。

近些年比较流行香草食疗，香草种植逐渐成为热门的园艺活动。如迷迭香、薰衣草、薄荷等。香草植物除了可触摸、闻芳香之外还具有较高的观赏价值。

户外园艺活动容易受到天气变化的影响，因此，在活动前，需要注意天气预报，并采取相应的预防措施。

（3）野外观光。参加花展、到大自然郊游均可达到放松心情、陶冶情操的目的。在进行野外参观、野炊时，应在保护环境的前提下进行细致观察，如小鸟及其他的野生动物的鸣叫、森林的生态、树叶（落下、分解、变为土壤）；季节变化、植物种类、绿荫、土的气息、树木的质感等（图1-2-3、图1-2-4）。除此之外，还可以通过阅读有关园艺书刊获取园艺活动知识。

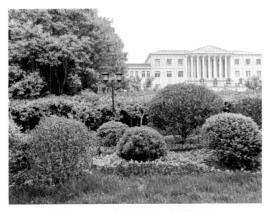
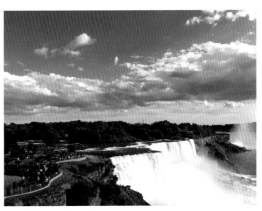

图1-2-3　美丽的人工植物景观　　　　　　图1-2-4　壮丽的自然景观

2. 园艺活动的选择依据

（1）依据患者体力。园艺活动有重体力劳动也有轻体力劳动，如挖土、施肥、种植这类操作，其强度相当于打乒乓球。研究发现，45分钟的一般庭院工作和30分钟的有氧舞蹈所消耗的能量一样。活动时间一般以40~120分钟为佳，若使用者为病患时，以30~90分钟为宜，过长的时间可能会造成参与者的体力负担，专注力也会下降。

（2）根据参与者的治疗需求、感知能力、环境条件等选择。即使具有相同病情的患者，喜好、感知能力、情绪也各不相同，要认真分析每个参与者的年龄、语言、身体状况、教育背景、专长等，甚至是与病患的主治医生沟通注意事项，为每个参与者设计合适的园艺活动。

四、工具材料的准备

园艺活动与通常的康复训练有所区别，在操作过程中会使用不同的工具和材料进行活动，操作结束后需要对培养土、地板、桌面等进行清扫，同时还需要将工具和材料放回原处。

目前，市面上缺少园艺疗法专用的工具和材料。尤其是残障人士使用的工具。可以根据每个人的残疾特征，对普通园艺用品进行改良。至于具体的方法可以参考园艺疗法师的意见或是相应的书籍。

1. 一般园艺活动所需的工具（图1-2-5）

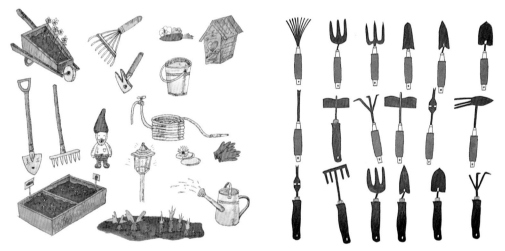

图1-2-5　园艺工具

（1）土壤管理工具：铁锹、铲子、耙子、筛子等。

（2）修剪工具：枝剪、绿篱剪。

（3）灌溉工具：喷壶、浇水管。

（4）植保工具：割草机。

（5）其他：小推车、拖穴盘苗的工具，以及手套等劳动保护类用品。

2. 其他资材

（1）育苗资材：盆器、穴盘、土壤、基质（泥炭、珍珠岩、蛭石）、肥料、水、扦插用的生根剂等。

（2）瓶花插花资材：花器、花泥、花剪、裁纸刀、铁丝、胶带等。

（3）贴画、压花、干花等花艺制作资材：旧报纸、胶带、包装纸、彩纸、乳白胶、贴画等。

（4）改良工具。根据作业内容，同时考虑到特殊人群的生理缺陷可以配备一些特殊的辅助用具和改良工具。如有腰伤，不方便弯腰，可采用调节工具操纵柄的方法帮助参与者进行操作，同时，按照治疗对象是坐、站还是弯腰，以及种植床是在地面上还是抬高的调节工具长度。对于有视觉障碍的参与者，还可以考虑把工具涂成明亮的颜色。

五、园艺疗法实施过程

1. 选择指导者

开展园艺疗法需要具有专业技术和知识的人指导，最好由经过专业机构认证的园艺疗法师作为指导者。指导者需要长期与工作人员和参与者在一起，指导园艺和造园作业，随时筹办必要的工具与材料，考虑室内外作业场所和庭院的布局，进行各种各样的准备，同时培养志愿者或是专业人员。

2. 设计针对性的园艺活动

在设计针对性的园艺活动时，要确认参与活动对象的相关资讯，规划活动主题并搭配活动气候季节、时序节令、时间、地点，考量参与者的身体机能对阳光、温度等条件的适应度，测算活动费用，掌握时间长度，确定活动工作人员人数，若参与者为病患，则需按照1∶1或1∶2比例配备助理人员。

3. 制作病历

为了更好地了解、追踪参与者特别是患者的病情，在指导以治疗为目的的园艺疗法程序时，要正确把握各位参与者（患者）的身体、精神状况，明确治疗目的，根据障碍程度、身心状况等设计园艺活动的量与内容。这些需作为基础资料，记录在病历里。

4. 建立与志愿者的协作关系

志愿者在参与园艺疗法过程中体现出了许多优点，如可以成为耕作、种植、小型设备建设与设置等重体力劳动的帮手；在实施程序时，可以起到精神支柱的作用；提出好的重要的建议；提供资材；专业领域的指导等。志愿者、参与者、园艺疗法程序指导者、其他的相关人员组成的团队合作性越好，越有利于程序的效果和持久性。

5. 活动前准备

利用活动前的一段时间，园艺治疗师与参与者（患者）进行一对一互动，以降低陌生感，助理和志愿者也要与服务对象自然互动。

6. 活动实施

活动实施期间,参加者的动机和兴趣也会产生波动,满怀信心地继续下去并不是一件容易的事情。因此,应该在实施期间间断性地安排一些促进、鼓励等感动性场面。要增加趣味性的要素,可以从庭院对于日常生活的影响、引起对其他人的关心、享受收获的成果,以及对于自然环境进行观察方面着手。另外,还要使活动程序易于理解,园艺疗法师要做活动课程说明及示范,可以采用将庭院、风景、菜地、室内植物、盆栽植物等场所照片以张贴宣传画的形式展示介绍;用能够给人清洁的空气、水、肥沃的土壤等感觉的照片,激起参与者想在这种环境中生活的兴趣;或通过具有季节变化的照片,欣赏自然之美。也可以用文字和画有物件和动作的卡片对物件和动作进行简洁的表示,成为与语言障碍者进行交流的工具。

7. 记录

关于园艺疗法的记录,最好以园艺疗法处方笺或委托书(接受园艺疗法指示的文件)、各种园艺疗法评价表(记录园艺疗法中评价事项)、园艺疗法计划表(针对每个人的治疗项目)、经过报告(园艺疗法实施过程报告)、年度项目、业务日志(日期、时间、实施内容、负责人等)的形式固定下来,另外还有每次的活动记录、每个治疗对象的记录(相当于医疗中的个人病历)、会议记录。

作为疗法在康复中进行时,在法律上要求使用这些格式的文件。即使法律上没有要求,在判断作为疗法使用的效果时,最好进行上述记录,即便简略些也无妨。实施状况及疗法对象的变化记录中,有很多照片等有效内容,无法留下文字的,可以拍照片。

除此之外,还要求治疗对象自己进行自我评价,可以填写在每天的活动记录中。如果有了很多体验,但是没有充分的感觉和认知,则治疗对象认为这不是很好的体验。

8. 检查、评价活动状况

记录参加者的活动状况和进步状况等,进行实施效果的初步推测,如果有必要可以进行实施内容的调整。记录的内容包括以下事项:

(1)出席状况。

(2)活动内容。

(3)使用的经过改良的工具情况。

(4)参加者进步的情况。

(5)对于活动的建议。

(6)作为团队成员开展活动的乐趣。

(7)指导者的技能提升。

任务三 园艺疗法的治疗对象

一、未成年人

1. 未成年人的界定

本教材中，未成年人是指年龄未满18周岁的公民。未成年人是身心尚未发育成熟的群体，心理和生理都处于发育高峰期，对新事物充满好奇，对新生活充满希望，生动而活泼，敏感而脆弱，且好幻想，缺乏理性分析能力；渴望独立而自制能力不足，判断力、鉴别力不强；主体意识、平等意识强，但互助合作精神、自律自治能力弱，人际交往、社会适应能力弱，易出现情绪低落、孤独、焦虑等心理问题，需要给予特别的关心和爱护。

2. 未成年人的生理特点

（1）活泼、好动。

（2）兴奋性高、易冲动。

3. 未成年人的心理特点

（1）自我意识强。

（2）独立意识明显、自尊心强、逆反心理强。

（3）好奇心、求知欲强。

（4）好胜心强。

（5）极端利己。

4. 园艺疗法对未成年人的作用和效果

（1）促进肌肉和体力发育，增强运动协调性。未成年人进行适当的园艺活动，如种植、修剪、除草、施肥、浇水等，可以刺激五感；经过运动有利于增强四肢协调度。

（2）增强认知能力。未成年人对任何新鲜事物都有极大的好奇心，通过意愿活动，不仅满足他们的好奇欲望，且能够让他们接触更多的新事物，潜移默化地增强他们的认知能力。

（3）抑制冲动，消除急躁情绪。进行园艺活动时，未成年人能够切实看到周围的花草树木，闻到花香等，可以使未成年人的情绪平静下来，同时可以有效缓解未成年人的急躁情绪，久而久之，形成良好的性格（图1-2-6）。

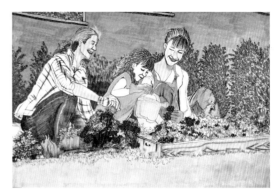

图1-2-6　未成年人在父母陪伴下进行园艺活动

二、老年人

老年人，即年龄较大的人。按照世界卫生组织定义：60岁以下算中年人，60～74岁为年轻的老年人，75～90岁为老年人，90～120岁为长寿老年人。但在中国，一般认为：年龄在60岁以上的为老年人，其中60～79岁为老年期，80～89岁为高龄期，90岁以上为长寿期。

随着社会的进步与发展，人类平均寿命日渐增长，人口老龄化已成为世界发展的必然趋势。由此不仅带来极为突出的社会养老问题，也促进我们重新审视和看待老年人。我们需要从老年人的生理和心理特点入手，采取各种必要手段，确保他们健康长寿，合理开发老年资源，使他们能够老有所为。

1. 老年人的生理特点

（1）代谢能力减弱。研究表明，老年人与中年人相比，基础代谢降低10%～20%，同时，老年人由于活动量减少，导致能量代谢明显发生变化，体脂含量增加。

（2）细胞功能老化。随着年龄的增长，体内细胞代谢逐渐由合成代谢占优势转变为分解代谢占优势，以致合成代谢和分解代谢平衡失调，从而引起细胞功能老化，出现肌肉萎缩、骨质疏松等症状。

（3）器官功能衰退。如牙齿脱落、消化能力下降、肾脏功能衰减等，进而导致各种老化现象。

（4）内分泌变化。研究表明，老年人的激素代谢与中年人存在明显差异，如甲状腺萎缩、脑垂体功能减弱等。

2. 老年人的心理特征

老年是人生的一个重要阶段，及时了解老年人的想法，准确把握老年人的心理，是正确实施园艺治疗的关键。老年人的心理特点主要表现为以下几个方面：

（1）反应迟钝、情绪易波动。老年人一般都有不同程度的反应迟钝、记忆衰退、耳聋、眼花等，而且性格固执易发脾气。老年人对某一事物会反复提问并要求对方反复回答。此外，老年人由于外界压力及智力减退，情绪波动明显，常常不能自控。有时急躁，有时不安，有时悲观，有时兴奋。

（2）失去独立感。随着年龄的增长，老年人的生活自理能力越来越差，有的甚至难以独自生活，需要依靠儿女；有些老年人虽然身体状况良好，但是一旦身体不适，需要住院治疗时，他们就会感到自己失去了"独立"，成为他人的附庸。

（3）焦虑。老年人总是替别人，特别是自己的亲人、朋友担忧，甚至因忧虑而发病。

（4）孤独。老年人由于精力、体力、智力等方面受到生理限制，与他人交流也日渐减少，常常会感到孤独。

3. 园艺疗法对老年人的作用和效果

（1）刺激感官，延缓衰老。老年人参加园艺活动时（图1-2-7），园艺植物茎、叶、花的颜色、形状、味道会对观赏者产生强烈的视觉、嗅觉和触觉刺激，同时园中的鸟语、虫鸣、风声等也会对观赏者产生强烈的听觉刺激，从而激发身体机能与潜能，延缓器官衰老。

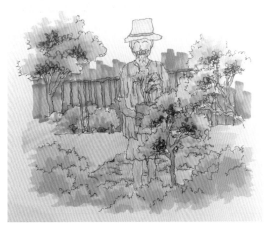

图1-2-7　老年人在庭院中进行园艺活动

（2）强化运动功能，防止衰老。机体长时间不使用的话，其机能会衰退。经常参加园艺活动，从事各种力所能及的工作，如播种、浇水等，不仅会对身体的某一部分进行锻炼，而且也是一项全身性运动，可以训练全身的协调性，有效防止衰老。

（3）增强自我控制能力。园艺活动要求循序渐进，需要投入大量的体力、心力，在整个活动过程中，消耗体力的同时，可以抑制冲动，增强老年人的自我控制能力。

（4）增强自信心。施行园艺疗法后，看到自己栽植的花草繁茂、果蔬成熟，参与者会有莫大的满足感，同时自信心也会增强很多。

（5）增加交流，消除孤独。根据老年人的心理特点，园艺活动可以设置多人参与。这样老年人可以在活动中相互交流，增强他们与社会的接触，消除他们的孤独感。

三、残疾人

1. 残疾人的界定

根据2018年10月26日第十三届全国人民代表大会常委会修订的《中华人民共和国残疾人保障法》中规定，"残疾人是指在心理、生理、人体结构上，某种组织、功能丧失或者不正常，全部或者部分丧失以正常方式从事某种活动能力的人。"残疾人包括视力残疾、听力残疾、言语残疾、肢体残疾、智力残疾、精神残疾、多重残疾和其他残疾的人。

（1）视力残疾。视力残疾是指由于先天或后天原因导致视觉器官的构造或机能发生部分或全部障碍，经治疗仍对外界事物无法或很难辨别。视力残疾包括视力失明或低视力两类。

（2）听力残疾。听力残疾是指由于各种原因导致双耳听力不同程度地丧失，听不到或听不清周围环境声音和人正常的言语声，且经过一年以上治疗未能治愈者。

（3）言语残疾。言语残疾是指由于各种原因导致的言语障碍，经过一年以上治疗不愈、不能进行正常的言语交往。

（4）肢体残疾。肢体残疾是指人的肢体残疾、畸形或麻痹而导致人体运动功能障碍。肢体残疾可以分为重度、中度、轻度。

（5）智力残疾。智力残疾是指人的智力明显低于一般人的水平，表现出行为障碍。智力残疾可以根据其智力商数及社会适应行为来划分智力残疾的等级。

（6）精神残疾。精神残疾是指精神病患者，持续一年以上未能治愈者，包括各种类型的精神病，如精神分裂症、器质性精神障碍等。

2. 残疾人的生理特点

残疾人是社会的一个特殊群体，他们在生理上存在明显的特点，但除去残疾部位外，残疾人的生理与正常人差异不大。如视力残疾的人，由于丧失了全部或部分视力，他们没有空间概念，没有视觉形象，对周围事物不能形成完整图像，但可以通过感觉对外部空间进行形象的描述。残疾人在认知世界方面有其特殊的能力和方式，且不同类型的残疾人，其认知能力和方式有着明显的差异。

3. 残疾人的心理特点

（1）孤独、自卑感强。孤独感和自卑感是残疾人共同拥有的心理特点。残疾人平常学习、生活、就业方面遇到的困难比正常人更多，特别是现有社会尚未形成系统的残疾人救助体系，因而残疾人难以与正常人拥有同等的机遇。种种现实，导致残疾人的自卑感。

（2）敏感、多疑。自卑，使得他们过分注重他人对他们的态度、议论和评价，对外表现得特别敏感和多疑。

（3）情绪反应激烈。由于情绪波动大，易生气、发怒，甚至与人争吵。

（4）焦虑。由后天因素造成的残疾人群，在治疗过程中，总是迫切希望自己能够短时间内恢复，重返社会，由于对现状的不满，因而易产生焦虑和抑郁。

4. 园艺疗法对残疾人的作用和效果

（1）刺激感官，辅助治疗。残疾人参与园艺活动时（图1-2-8），可以根据他们的残疾类型及程度，有目的地设计一些难度适中的项目。如对视力残疾者，园艺活动选择在地势平坦的场地，标志牌做成可触摸式，通过触摸质感光滑或毛茸茸的植物，体会园艺活动的乐趣，治疗师在旁进行指引。

（2）缓解急躁情绪。在参加园艺活动中，随着体力的消耗，他们的心情会逐渐平静下来，再加上对各种花草树木的欣赏，会使大脑松弛下来，能够进一步消除急躁情绪。

（3）克服自卑，树立自信心。残疾人参加力所能及的园艺活动，可以使他们在获得一定的感官补偿的同时，获得满足感，进而增强他

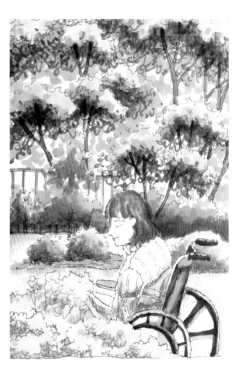

图1-2-8　残疾人与植物亲密接触

们的自信心。在提高技能的基础上，逐渐克服他们的自卑心理，走上自强之路。

（4）增强交流，鼓励残疾人回归社会。参加园艺活动，可以有意地安排同类残疾者或少量健康人共同参与，在整个活动中，有意地促进残疾人同外界交流，使其能够正常地认识自我价值，逐步形成良好的心态，最终回归社会。

四、智障者

1. 智障者的界定

智障是指智力能力明显低于同龄正常人的平均水平，并且存在行为方面的障碍，多表现为具有沟通、自我照顾、社交、健康、生活及安全等方面的障碍限制。

2. 智障者的生理特点

智障成年人在不与其交流时与正常人没有明显差异，智障儿童比普通儿童发育迟缓。

3. 智障者的心理特点及表现

（1）感知方面。在感知方面，轻度智障者的感觉器官往往没有病变，只是对事物的感知能力明显低于正常人；中度及重度智障者的感觉器官会有病变存在。

（2）记忆方面。智障者在记忆方面表现为记忆过程缓慢，需多次强化才能记住。

（3）言语方面。存在发音缺陷，口齿含糊，词汇贫乏等情况，严重的会存在明显的交流障碍。

（4）思维方面。智障者的思维能力明显低于同龄人。

4. 园艺疗法对智障者的作用和效果

（1）刺激感官，增强感知能力。在园艺活动中，智障者受到园艺植物的外形、色彩、姿态、气味等刺激，能够锻炼相应的感官，逐步增强他们对外界事物的感知能力。

（2）促进交流。参加适当的园艺活动，在活动中针对感兴趣的话题，能够增强他们与他人的交流，可以锻炼他们的语言表达能力。

（3）树立责任心。在园艺活动过程中，可以根据智障者的智力水平，给予适宜的任务，并责令其完成，逐渐增强他们的责任心，最终使他们能够融入社会。

（4）培养自信心。根据智障者的个人能力，安排适宜的任务，并在其工作过程中适时地给予肯定和支持，完成任务后，及时地给予正确评价，逐渐培养他们的自信心。

五、精神病患者

1. 精神病患者的界定

（1）神经症。这种病症在中国比较常见，又称为轻度精神障碍。在临床上主要表现为焦虑、抑郁、恐惧、强迫或神经衰弱症状的精神障碍。

（2）精神分裂症。主要特征是精神活动与环境不协调，表现为感知、思维、情感、行为等方面的障碍。

（3）反应性精神障碍。也称为反应性精神病，是一组由明显、剧烈、持久的精神紧张或精神创伤直接引起的精神障碍。

（4）老年期痴呆。老年期痴呆是一组由各种原因所致的脑部器质性疾病，具有明显的以记忆障碍、认知障碍或人格改变为特征的脑退化性疾病。

2. 精神病患者的心理特点

对于精神病早期患者表现出的心理特点主要有性格发生变化，与人疏远，不合群；情感上郁郁寡欢、愁眉不展等；行为上呆板重复等；注意力不集中、易疲劳，同时敏感多疑。

对于精神病康复期患者的心理特点主要体现在焦虑、自卑与悲观。

3. 园艺疗法对精神病患者的作用和效果

（1）提高患者的兴趣，以及情感的活跃度。园艺疗法能够充实精神病患者的生活，最大限度地去除诱发精神病的因素，给予他们良好的生活环境，更有利于患者的治疗与康复。

（2）增加交流，正确认识自身价值，并树立自信心。在参加园艺活动中，患者不仅可以通过活动增加交流，而且可以学到一些新知识，组织者适时的赞美也会有利于患者正确认识自己，树立自信心。

（3）有助于预防阿尔茨海默病的发生。园艺活动中，参与者的大脑、动手能力都得到锻炼，再加上知识的更新和不断接收外界信息，均有利于预防阿尔茨海默病。

六、亚健康人群

1. 亚健康的界定

亚健康，按照医学界的说法是指介于健康与疾病之间的一种生理功能低下的状态，即非病非健康状态，实际上就是人们常说的"慢性疲劳综合征"。亚健康是一类次等健康状态，是介于健康与疾病之间的状态，故又称"次健康""第三状态""中间状态"等。

亚健康一般没有器官、组织、功能上的病症和缺陷，通常没有明确的医学指标来诊断，只能通过各项指标与健康人比较而判断，比如血压、血糖、脉搏等，因而容易被人们所忽视。长期处于亚健康状态的人，会引起一些较严重的疾病。

2. 亚健康人群的特点

亚健康在心理方面主要表现为烦躁、焦虑、忌妒、恐惧、记忆力下降、反应迟钝等；在情感方面的表现症状为冷漠、无望、疲惫等；在思想方面主要表现为人们在世界观、人生观、价值观上存在的问题；在行为方面通常表现出行为失常、无序、不当等。

3. 园艺疗法对亚健康人群的作用和效果

参加园艺活动，重返大自然可以使人放松心情，缓解压力，有利于身心健康；同时有助于保持积极、乐观的心态；参加园艺活动，劳逸结合，保证充足的睡眠；同时身体得到适度锻炼，在从事园艺活动时也可以增强交流，融入社会。

七、患有其他疾病的人群

1. 身心障碍类疾病人群

身心障碍者，是指个人因生理或心理因素导致其参与社会与从事生产活动功能受到限制或无法发挥，包括自闭症、发育退化、唐氏综合征、脑性瘫痪、智能不足等。这些疾病彼此之间可能有重叠性存在，如唐氏综合征必伴随智能不足，但自闭症未必都是智能不足，而且患者在行为功能上随个体不同而有极大的差异，因此在对这些疾病患者进行园艺治疗之前，必须了解各疾病的特征。

2. 心理类相关疾病人群

随着社会的发展，人们在享受现代化科技带来的福利时，也给人们带来了诸多心理压力，甚至产生了严重的心理障碍。紧张愤怒、强烈的敌意等情绪使人容易患高血压、动脉硬化、冠心病、消化性溃疡等疾病。园艺活动为人们提供了多种有益身心健康的活动，可以让全身各种肌肉在自然环境中得到运动。

八、健康人群

园艺活动不仅对上述人群有较好的治疗效果，对健康人群来说，参加园艺活动，不仅能感受到大自然的魅力，远离都市的喧嚣，释放工作、生活带来的巨大压力，还可以与他人就某一话题进行深入交流，提高社交能力，同时也有助于提高人们的生活质量，有利于身心健康。

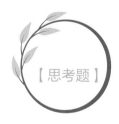

【思考题】

1. 园艺疗法具有哪些功能？

2. 园艺疗法的治疗对象人群有哪些？

3. 园艺疗法的活动内容有哪些步骤？

4. 蔬菜与花卉生长过程中的区别有哪些？

5. 打理蔬菜与花卉时的不同心理变化有哪些？

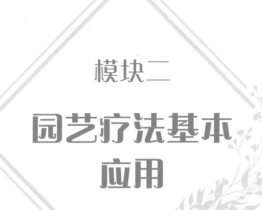

模块二

园艺疗法基本应用

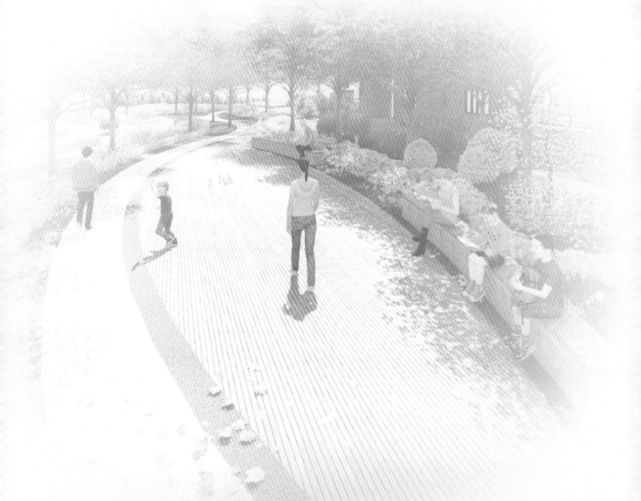

项目一　园艺疗法的应用途径

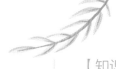

【知识目标】

- 掌握园艺疗法的应用手段。
- 掌握园艺治疗、环境治疗和玩耍治疗三种基本疗法。

【能力目标】

- 能够运用园艺疗法促进自我身心健康。
- 熟练运用各种园艺疗法达到园艺治疗的目的。
- 通过学习能够将园艺疗法环境设计应用到景观中。

任务一　园艺治疗

缺乏运动锻炼的身体，时常会出现生理机能的衰退、意志消沉、容易疲劳，整日无精打采。园艺疗法通过各种园艺治疗活动，促使人们参与植物生长的各个实践环节，这不仅对人们的机体进行了锻炼，也给心理带来了良好的影响。

园艺治疗是园艺疗法中最有特色的治疗手段，充分体现了作业疗法的特色。在景观环境中，主要营建"园艺疗法区"作为治疗的场所。在园艺景观环境中构建该区的目的在于以植物栽培的形式促使人们从事园艺操作活动，强壮体魄，使其身心健康，有良好的生活状态。同时，应当选择能够给人们以感官刺激且易于成活的植物，并在优美的环境中进行种植，采用适宜的园艺设施，将园艺种植的果蔬进行食用从而使园艺治疗效果更佳。

一、园艺治疗的食用机制

植物的食用性。植物景观设计可以选择能开花、结果的植物，如柑橘、柚子、枇杷等，供居民采摘，丰富居民户外活动内容。

园艺景观中的居住区是人们生活的地方，在居住区设计种植可供食用的景观内容，更激发了使用者游园的兴趣，提高了居民对景观的使用率。居住区中开辟一角栽种蔬菜、水果等食用植物供居民采摘，如梨、木瓜、枣、柿、枇杷等，营造植物食用体验园，吸引居民，鼓励居民户外活动；也可以栽植一些花卉，冲泡花茶或提取花粉花蜜，对人体起到保健疗效；另外，应尽量少用或避免对食用蔬果使用农药，防止对人体产生危害。通过种植植物的食用体验，使用者感受生命价值，从而提高生活热情，促进身心健康的发展。

二、园艺治疗的活动机制

园艺活动是以人的主动参与性为核心的活动，与植物感知的被动体验不同。依据园艺疗法治疗原理，园艺活动从以下三个方面作用于人们，促进人体的康复治疗。一是人们通过肢体劳动，如播种、松土、除草、浇水、除虫、修剪等园艺活动，使肢体得到锻炼，从而达到运动保健或运动康复的目的。二是通过人们在劳作中进行思考，增强创新意识。园艺活动是具有创造性的活动，参与者在每次劳作和操作中，都加入了自己对行为的思考，并不是简单、机械的重复动作，通过不断思考不断试验，加强了参与者思维敏捷性，促进与他人的合作精神。三是通过参与活动的过程与他人进行交流、合作，改善了参与者的思维方式和语言能力，提高思想交流，增强团队意识，调节孤僻情绪。

三、园艺治疗活动设计要点

基于对园艺治疗活动机制的分析，园艺活动体系设计要考虑参与者的交流与积极参与性，设计各类活动，如播种、松土、锄草、浇水、采摘等栽培活动，抬高种植床，自动升降吊篮，管理或排列园艺器具等肢体活动。考虑园艺活动的时间性与持续性。设计循序渐进的园艺活动内容，可以以周、月为周期，从简单到复杂，稳步前进，注意活动空间的布局与尺度，营造合理的可行的科学的园艺活动体系。下面以儿童和老人两大群体，简要描述活动设计要点。

1. 儿童园艺活动设计

儿童园艺活动设计主要依据儿童在玩耍的过程中锻炼与父母、亲人，以及社会交往的能力，增强自强、自立、自信、自律的精神品德。康复花园中植物景观营造要符合儿童的生理特征和心理特点。首先，活动空间的尺度要满足儿童身高要求与活动能力，注意安全措施的保障。其次，活动空间根据年龄段宜多样化，活动内容应丰富充实，如年龄大的儿童可以参与球类、木工、植树等活动；年龄较小的儿童适合沙坑、攀爬、绘画、培养小盆栽等活动。此外，需要注意儿童能接触到的植物应是无危害的，儿童使用的园艺工具是具有安全保障的。利用植物为儿童营造多种活动空间，让儿童在游玩、合作、劳动的过程中激发对自然的好奇心，拓展儿童的想象力。

2. 老人园艺活动设计

老人随着年龄的增大，心理情绪比较消极，其视、听、闻、味等感觉都有所下降，注意力不易集中，专注力下降，记忆、思考等能力均较低，因此，针对老年人的园艺活动应依据老年人的身心特点进行合理设计，力求通过园艺活动，提高老人对生活的热情，培养正面情绪。

（1）植物栽培。植物栽培的过程中，老人主要通过栽培、伴随、感受、采摘、食用等形式体验植物生长的趣味。在整个过程中涉及的体力活动有平整土地、挖沟、播种、浇水、施肥、除草等，涉及的脑力活动包括思考植物何时播种采收、如何对病虫害进行治理、园艺设施如何选取等。在参与园艺活动的同时，人们能够在培育植物的过程中完全融入大自然，不再感到孤独寂寞。具体而言，适合园艺景观环境使用的植物栽培设施可选用以下几种：

①田地：在园艺的景观环境中可保留一部分地块，以租赁或者借用的形式分配给热爱园艺活动、向往田园生活的老人进行耕作。或者在老人的住宅旁设计菜园，便于管理照料，主要栽植花草或者蔬菜，在优美的环境中进行园艺治疗（图2-1-1）。

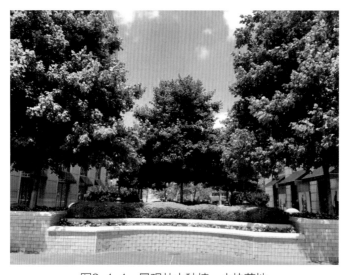

图2-1-1　景观林中种植一小块菜地

②种植容器：与一般的栽培设施相比，种植容器灵活多样，且便于老人根据自身需要进行及时地搬运更换。由于种植容器中植物种植量小，其培育更为简洁方便，老人更容易获得成就感（图2-1-2）。

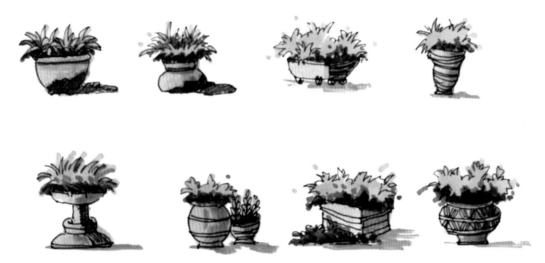

图2-1-2　各种形式的种植容器

③悬空种植床：悬空种植床下部中空，为轮椅或拐杖的停留预留一部分空间，主要为腿脚不便的老人服务，使其能够更方便舒适地进行园艺种植。此外，种植床的高度应有所变化，方便不同身体状况的老人参与使用（图2-1-3）。

④抬高的种植床：园艺种植区域应当存在各种不同高度的抬高种植床，满足不同身高的老人操作使用，同时也能方便轮椅使用者和拄着拐杖的老年人群进行植物种植（图2-1-4）。

⑤立面种植槽：许多老年人失去了行动能力，只能依靠头部及上肢的力量。因此需要设计符合他们使用习惯的上层园艺设施，如立面种植槽的使用，即在竖向上种植园艺植物（图2-1-5）。

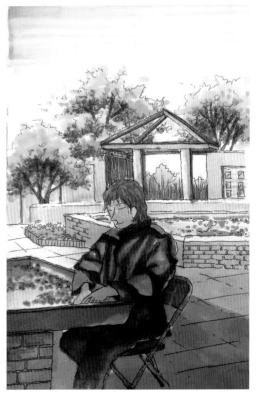

图2-1-3　悬空种植床

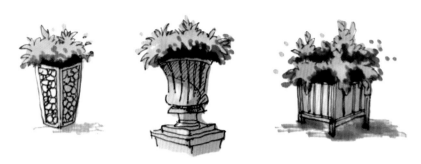

图2-1-4　抬高的种植床

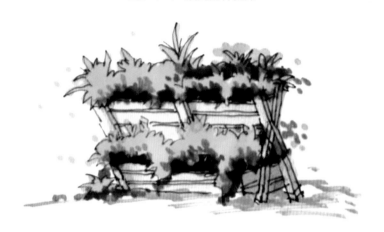

图2-1-5　立面种植槽

（2）园艺操作。通过园艺疗法实践操作，不仅让人们与植物、自然亲密接触，同时能够熟练掌握园艺器具的使用方法，以及园艺治疗的操作技巧。园艺操作包括切花制作、加工植物，以及以植物为素材的二次加工等，通常运用到的器材包括铲子、剪刀、喷壶等。人们在采摘植物后，会思考如何将其保存、利用，如何通过植物美化环境等。进行园艺操作的过程不仅可以促使人们积极发挥想象力和创造力，也极大地提高了人们的创作才能（图2-1-6）。

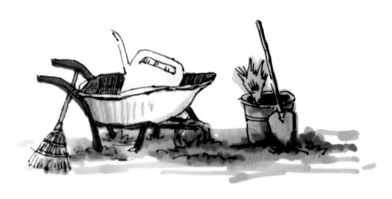

图2-1-6　园艺操作器械

任务二 环境治疗

环境治疗，即将植物作为主要作用元素，并通过其他景观元素的综合运用为人们提供感官刺激，达到舒缓身心、增进治疗效果的目的。如环境中植物的形体与色彩对视觉、植物香气对嗅觉、可食用的蔬菜瓜果对味觉、不同质感植物部位对触觉均有一定的刺激作用，而大自然中的虫吟鸟叫、风吹雨打、雷鸣水声也对听觉造成了刺激。以人体的感知方式对环境治疗形式进行分类，可分为视觉疗法、嗅觉疗法、听觉疗法、触觉疗法、味觉疗法、心理疗法等。

一、视觉疗法

视觉是人类获取外界信息最多的感官，满足视觉需求的景观要素尤为重要。由外界事物的空间、形状、色彩及动态变化对视觉造成的感官刺激，是环境治疗最主要的组成部分。从古到今，中外园林对于视觉景观都尤为重视，借景、障景、对景等景观设计手法也是基于人的视觉而论。因此视觉是人类感受景观的主要方式，通过视觉器官可对外界事物进行体验，获取最直观的感受。古有俗语"形形色色"，形象地阐述了人通过视觉对外部事物的感知来自两个方面，即事物的外部形态和色彩，而对于色彩的感知则是视觉感知中最主要的部分。

1. 形态

利用事物的外部形态主要包括线条、图案和背景，这些形态在大脑中形成了各种空间暗示，包括远近感、透视感、方位感、形态感、空间坐标感等，从而产生了不同的知觉感受。

为了激发人们进入景观环境的欲望，通常可在园艺景观主要的开敞空间，如入口广场中央、活动中心植一株景观大树，或者仅设计以花坛、假山、置石、雕塑等元素作为视觉焦点，通过形成视觉刺激，吸引人们前往观赏（图2-1-7）。

而有些人由于神经系统的衰退，在环境中容易迷路转向。因此在散步休闲的园路上，可以通过树木、绿篱的整齐排列，或者植物的带状种植形成廊道景观。此种造景手法将空间进行延伸，使得人们在视觉感受上视线更为集中。类似于造景手法中的"夹景"，但程度较弱，不会对人们的心理造成负担（图2-1-8）。

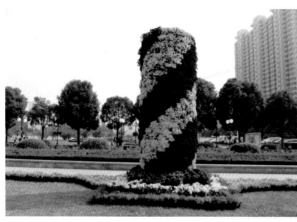
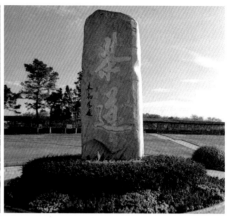

图2-1-7 雕塑成为视觉焦点

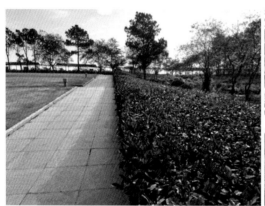
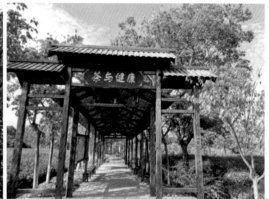

图2-1-8 廊道景观：集中视线

与此同时，通过地形的塑造，以及不同形体空间的组合，也可以营造出不同的景观氛围和视觉感受。例如在园艺景观环境中可以通过植物围合，结合立体绿化给人们强烈的视觉感应（图2-1-9），也可以瀑布、水面、高低相错的台阶等与植物形成丰富的虚实相生的空间效果（图2-1-10）。

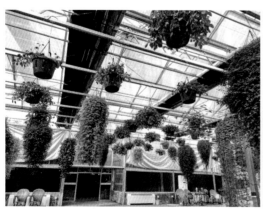
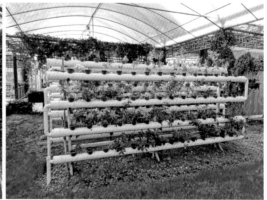

图2-1-9 垂直绿化形成强烈的视觉效果

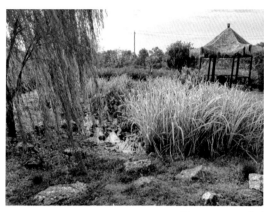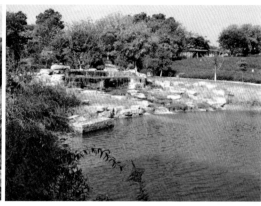

图2-1-10 丰富的空间层次结构

2. 色彩

颜色对人具有刺激、镇定和治疗三种效果，色彩疗法来自古印度的健康理论，其基本内容是利用色彩不同频率的光波和具有的不同能量，选择合适的色彩能量影响人体相应的组织器官及心理状态，从而促进人体的身心健康。

植物色彩是指植物的花色、叶色、果色和枝色等，在园林景观中得到广泛应用。植物色彩疗法就是正确应用植物色彩对人的生理和心理产出积极的影响，有助于疾病的预防和康复，还能增加幸福感。

英国的色彩学家奥格博士研究指出，自然界虽然色彩斑斓，但最适宜人视觉神经的色彩是绿色。所以为了使在景观环境中居住的人们在视觉上感到舒适，植物的选择方面应当以绿色植物作为基底，冷暖色系的植物因地制宜进行配置（图2-1-11）。通常在开敞的活动区、游憩区选用暖色系植物，如红檵木、金边黄杨、金叶麦冬、美人蕉等，营造积极向上的氛围；而在私密空间中则选用冷色系植物，如松柏、竹等，让人们精神放松、安静休息。

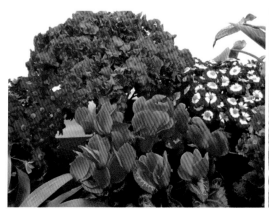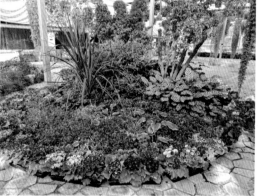

图2-1-11 以绿色为基底的冷暖色系花朵组合搭配

在详细设计时，可根据园艺景观不同功能区的主题结合人们的情感需求进行颜色搭配，使环境色彩丰富。在太阳的照射下，自然光线的变化造成了环境丰富的色彩变化，给人们带来了丰富的视觉体验，达到色彩疗法的治疗目的（图2-1-12）。

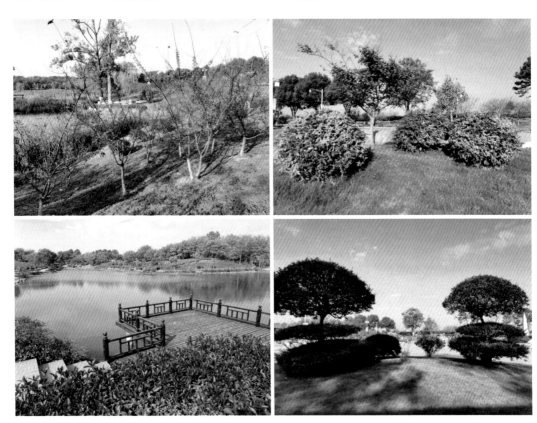

图2-1-12　江苏茶博园中多色系植物设置

表2-1-1展示了各种颜色代表的意义及其保健功能，并对在园艺的景观环境中如何配置、点缀色彩提出了相应的建议。

表2-1-1　色彩的保健功能及使用建议

色彩	色彩感觉及其代表意义	色彩保健功能	园艺景观环境中的使用建议
白色	平静、洁净、无瑕	对易怒的人进行调节保健；保持血压正常	通常选用白色系景观元素于私密空间、康复空间中，给人以清新、雅致之感
红色	热情、欲望、生命力、活力、热爱、豪放	促进血液流通，有助于肾脏、腿和臀部健康；增进食欲，加快呼吸，增进心跳刺激，焕发精神	可作为点缀景观使用，通常用于标识系统、小品雕塑中吸引人们的注意，不宜大面积使用
橙色	喜悦、积极、乐观、舒缓	辅助贫血、便秘的治疗，促进肠道通畅、血液流通；产生活力，活跃思维，促进愉快感	在娱乐活动场地和运动健身场地宜多用运动感强的橙色系景观元素

续表

色彩	色彩感觉及其代表意义	色彩保健功能	园艺景观环境中的使用建议
黄色	明快、活力、满足、温暖、光明、健康	稳定情绪，产生满足感，改善大脑记忆功能；促进新陈代谢，对胰脏、肝脏有益	黄色系景观元素适宜于在偏僻、黑暗的角落中进行点景，弱化人们对于角落的恐惧心理
绿色	新鲜、朝气、自然、和平、和谐、成长	安抚急躁的心理、松弛神经、缓解视觉疲劳和消极情绪促进排毒养颜	适宜于各种景观环境中，将其作为基底色，是令人们感觉最舒适的景观色彩
蓝色	沉静、凉爽、舒缓、深邃	释放精神压力、缓解神经紧张降低血压，退热，辅助肺病、大肠病、肝炎、关节炎的治疗	在人们散步的小径，以及健身锻炼的步道边缘设计蓝色植物，可使人感到宁静放松
紫色	高贵、神秘、宁静、自信	平缓心情、放松身心、减轻疼痛调节精神状态、治疗失眠，对淋巴系统及内分泌系统有益	探知求索自然环境的区域选用紫色系景观元素，对于激发人们的探索欲望具有促进作用

二、听觉疗法

听觉器官是人体仅次于视觉的重要感官，人通过感官对世界进行认识，其中有10%是来自听觉。听觉疗法就是通过自然界的各种声音，如花朵上蜂蝶的嗡嗡声、树叶随风发出的瑟瑟声、潺潺的流水声等，对人耳形成听觉刺激，达到调节身心健康的目的。比如阿尔茨海默病患者普遍会有误听的症状，而悦耳的声响例如鸟鸣、水流声、风铃声使其能逐渐意识到所处的环境。聆听音乐或参与音乐活动是扩展其听觉、视觉、运动能力的有效方式，特别是当语言交流失败时，音乐作为有效的非语言交流的方式可营造安全、恰当的刺激环境，满足阿尔茨海默病患者的社交和情感需要。在园艺疗法的范畴中，听觉疗法的实现主要是通过植物隔绝外界噪声并提供有利的听觉刺激这两个过程实现。

1. 隔绝噪声

消除园艺景观环境中的噪声是构建和谐健康声环境的有效途径，因此防止和消除噪声是改善景观环境的首要任务。首先在园艺建设环境选址时就应当尽量选择环境优美、远离噪声的场地，从源头上杜绝噪声污染。若是条件不允许，则可通过立体植物配置结合地形处理对噪声进行隔音降噪。研究证明，乔木具有降噪的效果，而乔木、灌木、草本（乔灌草）的复合种植模式比单纯的乔木种植降噪效果更佳。因此在园艺景观临近街道的绿地，可以设置地形对噪声加以阻隔，同时结合乔灌草立体种植模式，丰富植物的配置层次来对外界噪声进行部分减弱（图2-1-13）。

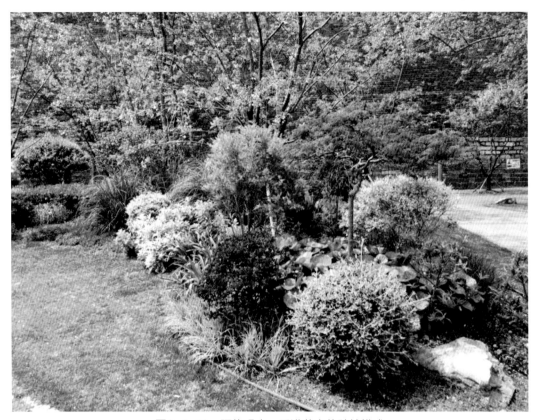

图2-1-13　隔绝噪声：乔灌草立体种植模式

2. 提供有利的听觉刺激

园艺景观环境可以通过自然声音与人工声音的结合为人们提供适宜有效的听觉刺激，自然声音来源于三个方面：一是植物叶片经受风雨撞击后发出的优美声音，此种植物包括芭蕉、睡莲、棕榈、荷花、美人蕉、香芋等；二是虫吟和鸟鸣声，选择能够吸引虫鸟前往嬉戏的植物进行栽植，并设置趣味设施于植物上或植物旁，如鸟屋、风车、风铃等装置对虫鸟进行吸引；三是潺潺流水声，可营造静谧雅致的和谐氛围。人工声音则是通过配置音响、扩音器将大自然的声音进行播放，或者开展各种音乐活动，如歌咏、乐器弹唱、音乐游戏等加强治疗效果，给人们以艺术美的享受。

三、嗅觉疗法

嗅觉疗法是通过植物产生的芳香因子进入人体影响脑下垂体，引起人体生理系统的反应，从而影响人的健康和情感。景观中嗅觉疗法的应用主要体现在植物花香的医疗保健作用，以及记忆联想作用两个方面。

医疗保健

19世纪法国化学家Rene Maurice Gatteffosse创立了植物芳香疗法（Aromatherapy），即通过吸入植物挥发物来预防、减轻或治愈疾病。芳香植物能刺激神经系统，使人愉快，并具有促进睡眠的作用。如今芳香疗法已经得到了现代医学的认可，并为不同领域的人群提供服务。利用芳香植物营造嗅觉体验景观可以从以下两方面着手。

（1）不同浓度的芳香植物组合造景。根据植物的生理特性，植物香气可分为清香型、浓香型、淡香型、幽香型和甜香型，单一香味的植物给人嗅觉感受不够强烈，因此，常将几种不同香味的芳香植物混植，营造嗅觉体验景观。需要注意的是，不同香味的植物混植，应考虑主次搭配，避免香味混杂，给人不适感；此外，芳香植物的栽植还应与地形、风向、方位相宜，增强芳香效果。

（2）不同空间，芳香植物搭配有所差异。不同功能分区的芳香植物，更应注意植物疗效。如老人更适宜甜香型和清香型植物，在老人活动区主要以甜香型和清香型植物为主，如桂花、玉兰、月季、葱兰、盆栽米兰等，再搭配银杏、松柏、合欢等乔木，营造芳香植物群落；儿童游戏区可选择香味较浓的植物，如含笑、桂花等，再配以无刺、叶面光滑、叶形奇特、花朵美丽且具有杀菌消毒作用的植物，如丁香、腊梅、紫薇、广玉兰等，构建芳香植物景观。将香花植物种植，能够对人们进行全方位地熏香，对预防治疗疾病也有一定的疗效，而且能够净化空气、杀菌保健（图2-1-14）。

表2-1-2列举了一些景观中常用的芳香园林植物，可为园艺景观环境中芳香植物的种植提供选择。

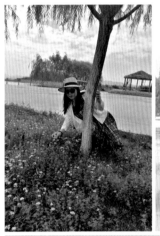
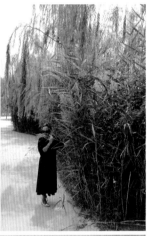
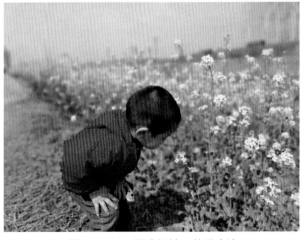

图2-1-14 医疗保健：芳香疗法

表2-1-2　应用于芳香疗法的常见植物

类型	植物	科属	保健功能
香花类	丁香花	木犀科丁香属	花香能够缓和牙痛
	茉莉花	木犀科素馨属	清幽气味，夏天闻香可减轻暑热头疼症状
	桂花	木犀科木犀属	香气馥郁，化痰、止渴生津、止牙痛
	月季	蔷薇科蔷薇属	强烈的花香味能够缓解疲劳
	栀子	茜草科栀子属	香气清新怡人，对肝胆病有辅助疗效
	天竺葵	牻牛儿苗科天竺葵属	花香对人体有镇静、清除疲劳、安眠的功效
	含笑	木兰科含笑属	花香具有安神功效
	白玉兰	木兰科木兰属	香味清淡，能够消除疲劳、宁心静脑、平息肝火、治疗失眠
	菊花	菊科菊属	清热祛风、平肝明目，能治感冒
香草类	薰衣草	唇形科薰衣草属	缓解心动过速
	薄荷	唇形科薄荷属	全株散发薄荷香气，清热解表，祛风消肿，止痒
	迷迭香	唇形科迷迭香属	缓解肌肉疲劳、酸痛，对感冒、哮喘有一定的疗效
	鼠尾草	唇形科鼠尾草属	兴奋、祛风、理气开窍，增进食欲
	艾草	菊科蒿属	抗菌、抗毒、抗过敏；镇静止咳；止痛祛痰
	鱼腥草	三白草科蕺菜属	抗菌、抗毒、提高人体免疫力
分泌杀菌素类	香樟	樟科樟属	樟脑香气可以驱蚊、祛风湿、止痛，促进胃部舒适
	柚	芸香科柚子属	清肺润肠、补血养颜、清痰化瘀
	柑橘	芸香科柑橘属	令人奋发向上
	桉树	桃金娘科桉属	疏风解热、抑菌消炎、防腐止痒
	罗汉松	罗汉松科罗汉松属	挥发性物质对关节疼痛、痉挛、脚气疾病有帮助
	侧柏	柏科侧柏属	含有挥发性的芳香精油，醒脑养神
	银杏	银杏科银杏属	叶散发出特有的银杏酮类物质，防癌润肺
	杨树	杨柳科杨属	挥发性物质可以杀灭结核、霍乱、伤寒、白喉等病原体

在园艺景观环境中，利用芳香疗法进行治疗时，植物的种植设计应注意：

①选择根、茎、叶、花、果实中某部位能够产生有利气味的植物，并将植物进行分层种植，防止多种芳香混合后失去原有的治疗效果。

②注重植物季节上的生长变化，尽力营造四季飘香的景观环境。如春有玉兰之清香、夏有荷花之浓香、秋有桂花之芳香、冬有腊梅之幽香。

③应当根据不同区域的功能，选择适宜的芳香植物进行栽植。不同种类的植物散发出的芳香气味均有所差别，不同的芳香因子与人体所产生的化学反应也有所差异，因此对人们情绪的影响不同，对病情治疗的方向也不同。

另外，人们在对花香进行品味的时候，极其容易唤起感情方面的记忆，由此可见芳香疗法对于保持记忆和联想也具有重要作用。科学研究表明，人体受到花香刺激的部分处于鼻腔后部与脑接触的部位，此部位记忆着幼儿时的嗅觉刺激。通过嗅觉刺激，促使大脑活动，可以唤醒人们儿时的记忆，因此芳香疗法十分适合配合患有阿尔茨海默病的老人进行治疗。另外，芳香疗法还可以勾起人们的联想，例如桂花的香气不禁引起人们的思乡之情，含笑的香味则让人们联想到和煦的阳光和温暖的春风。

四、触觉疗法

触觉疗法是让人们通过手、足、皮肤等触觉器官触摸不同质地的植物，并感知温度、湿度、压力、纹理、质地等性质，刺激大脑皮质的直觉区、运动区，从而对其属性进行识别和辨认的疗法。自然界能够为人们提供触觉感受的物体和活动来源广泛，生活中有形的事物和活动操作均可提供触觉刺激，如园艺操作、植树造林、打扫环境等。在园艺景观环境的设计中，以触觉疗法的形式对人们进行治疗主要通过医疗保健和影响情感两方面得以实现。

1. 医疗保健

植物散发的芳香气味中有许多具有保健疗效的挥发性物质，通过人们对植物进行触摸时进入人体，达到强身健体的保健效果。如触摸杨苏叶、萱草花能消炎退肿，人们的跌伤扭伤可用接骨木进行涂擦，对桃叶珊瑚进行抚摩能治肾炎等。但在进行触觉类保健植物的选择时，要避免夹竹桃和含羞草等适宜观赏却不宜触摸的植物。在触觉类植物的种植设计方面，可以通过营造地形差异，赋予人们在触摸同一质感植物的高度变化。如园艺景观环境中挡土墙的石头壁上可高低错落地放置一些触手可及的种植槽，在其中种植各种芳香植物，吸引人们抚摩、闻香，接受触觉治疗（图2-1-15）。

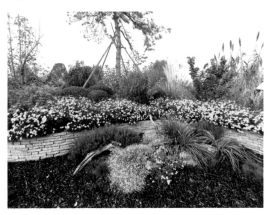

图2-1-15 医疗保健：挡土墙石壁的应用

除了植物以外，其他景观要素形成的触觉刺激，也对人们有重要的保健作用。例如鹅卵石的铺地设计，可以让人们在行走时脚底穴位被按摩，通络化瘀（图2-1-16）。

将诗句和保健知识用盲文刻在人们经常触摸的位置，有视力障碍的人们可以通过触摸进行阅读学习；用不同的铺装材料铺于路面，人们则可通过脚底触感感知材料质地，以及凹凸变化（图2-1-17）。

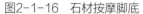

图2-1-16　石材按摩脚底　　　　　图2-1-17　不同质地的材料形成不同的触感

2. 影响情感

　　植物的不同部位，如树皮、树叶、花朵、果实、种子，能为人们提供不同的感官刺激。不同的植物质地不同，或平滑或粗糙，或有毛或坚实，或薄脆或肉质。在园艺景观环境中通过鼓励人们接触环境，触摸不同质地的植物，可使其感受微妙奇特的触觉刺激变化，进而对情感产生积极的影响（图2-1-18）。表2-1-3列举了一些景观中常用的、安全的且具有质感的植物，可为老年福利院中触觉植物的种植提供选择。

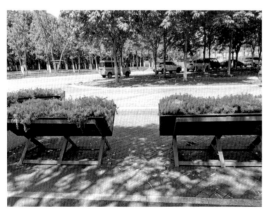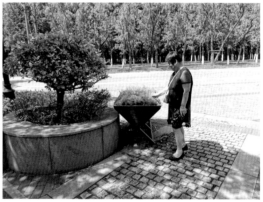

图2-1-18　触觉感知公园内立体种植槽中的植物

表2-1-3　触觉植物

质感	植物
细腻	合欢、小叶女贞、石竹、柳树、小叶黄杨、大多数针叶树种等
中等	丁香、芍药、金光菊、景天属、月见草属、羽扇豆属等
粗糙	广玉兰、泡桐、梧桐、向日葵、荷花、龟背竹等
肉质	虎尾兰、芦荟、生石花等
绒面	银叶菊、天鹅绒、银叶薰衣草等

结合人们的触觉感知特性可知，若结合使用植物以外的其他质感元素，可为人们提供更为丰富的触觉体验。如人们经常触摸到的扶梯和座椅应优先考虑木质材料的休息设施，木质元素源于自然，更能给人们带来亲切熟悉的感受；可以在水边设置亲水平台，让人们触摸流水；在场地中设置动物饲养区，通过触摸动物，感受动物的皮毛、体温；或者通过触摸泥土，感受柔软与细腻（图2-1-19）。

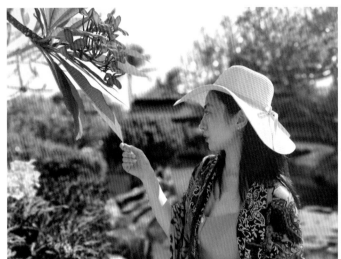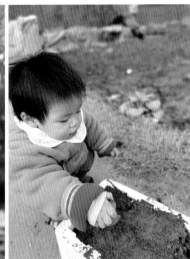

图2-1-19 触摸土壤与植物

五、味觉疗法

人类的味觉感受器官主要分布在舌头的味蕾上，人们通过味蕾品尝味道，进行味觉治疗。在长期的生产生活中，人们对于味道的体验带有明显的主观性，因此对于不同的味觉刺激产生的情感和心理感受因人而异。

园艺景观环境中的味觉疗法一般是通过人们对味觉植物进行体验而实现。通常在园艺景观环境中土壤肥沃、光照充足、水源丰富的位置开辟"味觉体验园"，并在其中栽植能够供人们食用的植物。在食用过程中，不仅给人们以美妙的味觉体验，同时能达到味觉治疗的目的。所有的植物都是人们亲手栽种、培养、施肥、采摘，人们参与了植物生长的全过程，得到了收获和食用上的满足，通过味觉刺激对身体形成了有益的影响，实现了味觉治疗的最终目的（图2-1-20）。

味觉体验园中栽植的植物应尽量避免使用农药杀虫，以免人们误食，给身心造成损伤。表2-1-4列举了一些景观中常用的、带有体验性的食用植物，可为园艺景观环境中味觉植物的种植提供选择。

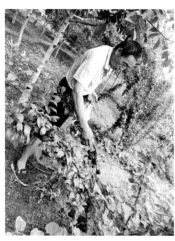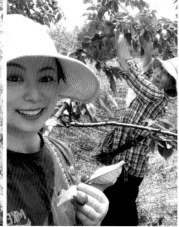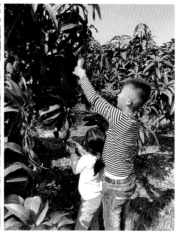

图2-1-20 味觉疗法：采摘美味的果实

表2-1-4 景观中的常用味觉植物

植物类型	代表植物
瓜果	桃、李、梨、樱桃、山楂、柑橘、柚、枇杷等
蔬菜	白菜、豌豆、青菜、莴苣、芥菜、蒜苗、芹菜、甘蓝、豇豆、辣椒、茄子、番茄、黄瓜、南瓜等
药用植物	苦苣菜、天胡荽、猪殃殃、天蓝苜蓿、鱼腥草等

六、心理疗法

心理疗法，是一种通过植物栽培过程中体察生命意义、促进身心整合、克服焦虑和空虚的心理调节方法。将园艺疗法融入当代人的心理健康教育之中，通过接触自然、体验劳动等方式对人们进行心理辅导，舒缓压力、复健心灵。对培养人们热爱自然与生命，通过劳动体悟人生意义，树立积极的人生观具有很好的促进作用。

1. 减缓压力，放松心情

在园艺活动中，体验者关注园艺生物的生长变化，感受植物的气味、色彩、触感等，逐渐从平时纷乱的思绪中抽离，单纯体会自然与生命的律动。这种轻松愉悦的环境往往更有利于体验者放松心情，产生满足与幸福感，忘却烦恼。

2. 培养植物生长，增强责任感

园艺体验者在参与植物栽培活动过程中，往往需要较长时期用于观察和培育植物生长，一方面可体会到植物顽强的生命力、收获植物不同生长期的成果，另一方面，为了确保植物生长，需要长时间坚持完成各项植物培育工作，这有利于体验者在建立自信心的同时增强责任意识，形成坚持、坚忍、百折不挠的意识与心态。

3. 抑制冲动，培养耐心

在自然环境中进行培土、搬运花木、种植、修剪，以及浇水施肥，在消耗体力的同时，还可让体验者远离负面情绪，舒缓焦躁不安的心境，从而抑制冲动。另外，园艺的对象是具有生命意义的花木，在园艺活动开展过程中，应谨慎并保持连续性，所以长时间开展园艺活动有助于培养注意力和忍耐力。

4. 进行体力活动，促进机体健康

对于青少年或体能较好的体验者，适当参加对体力要求较高的园艺活动，其劳动效果类似于有氧运动，既可以舒展肢体，锻炼肌肉，促进机体新陈代谢，又可以通过这种活动调动身体器官协调运作，减缓人体衰老。

任务三　玩耍治疗

玩耍治疗主要是基于人们的身心需求，营建各式景观场所，激发人们玩耍的兴趣并吸引他们参与到活动中。人们在园艺景观环境中能进行的玩耍活动有很多，包括锻炼身体、玩耍嬉戏、交流畅谈、体验景观等。将亭廊、木平台、座椅、健身设施、植物等作为营造空间的依托，按照人们的使用方式可将玩耍治疗的空间分为健身锻炼空间、景观体验空间、社会交往空间。

1. 健身锻炼空间

健身锻炼是人们日常活动的主要内容，通常园艺景观空间不是单独存在的，而是与其他景观空间相互渗透着。任何一个景观空间，只要环境优美并能够满足人们运动健体的需求，均能作为健身锻炼空间使用。不过许多大型的景观环境也会单独设置健身广场，人们喜欢在此运动、玩耍等。一般会在健身广场中央区域设置小品、雕塑、水景等显著的标志性景观，玩耍的娱乐设施和健身器材则围绕中央景观布置在场地周边（图2-1-21）。

此外，园艺疗法区也属于健身锻炼空间的范畴，它不仅能康体养身、愉悦

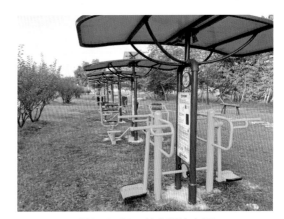

图2-1-21　健身锻炼空间

身心，还能让人们在锻炼身体的同时收获大自然的馈赠。

在健身锻炼空间通常选择的植物品种都具有保健功效，在此，推荐的具有体疗功能的植物组合为：

① 银杏＋胡颓子＋石蒜。

② 香樟＋小叶黄杨＋草坪。

③ 白玉兰＋茶花金丝桃。

④ 龙柏＋红叶李＋罗汉松＋地柏。

⑤ 湿地松＋十大功劳＋龙柏球＋石蒜。

2. 景观体验空间

享受大自然是人们进行玩耍活动的原因之一，这直接关系到人们的健康。人们时常喜欢在室外晒太阳感受温暖舒适，体会大自然的鸟语花香，因此园艺的景观设计应该为人们提供一个轻松、惬意的景观环境。根据人们参与景观方式和程度的不同，可以分为观赏式景观、体验式景观和参与式景观。

观赏式景观一般以植物、假山等为主，人们并不进入景观内部，而是通过感官来和这类景观发生联系（图2-1-22）。

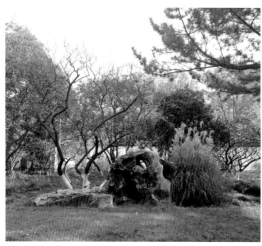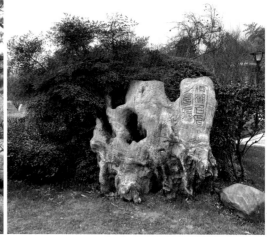

图2-1-22　观赏式景观：假山

体验式景观是指可以进入其内部进行身心体验的景观，例如景观环境中设置阳光草坪，在完全开放的松软草地上，几个人围着席地而坐，无拘无束，消遣生活……或者在池边设置景亭，同时"插柳成荫"，为鸟类提供欢唱嬉戏的场所，人们在此观景赏鸟，怡然自得（图2-1-23）。

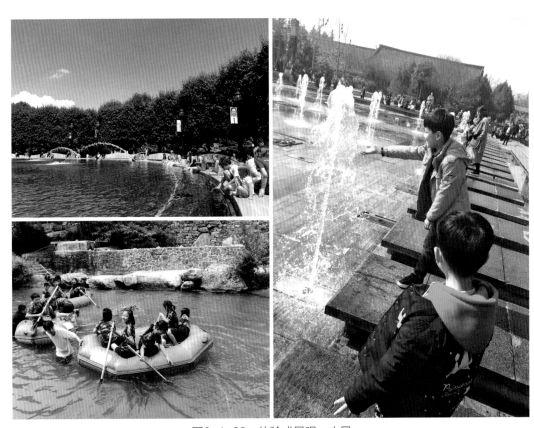

图2-1-23　体验式景观：水景

　　参与式景观是指人们通过游戏、体力劳作等方式参与的景观，例如栽植、钓鱼、烧烤、游戏等。参与式景观中人们的主动性最大，控制感最强，和自然融合的程度最高，玩耍治疗效果最佳（图2-1-24）。

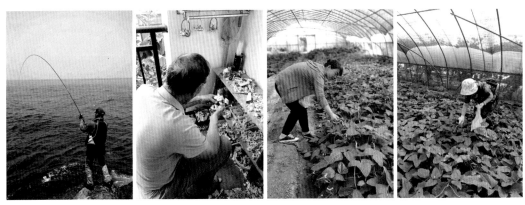

图2-1-24　参与式景观：栽种活动（钓鱼、制作工艺品）

3. 社会交流空间

　　社会心理学研究指出，脱离家庭、人群、社会的人，他们的生理、心理、行为都将受到极大的影响，因此交流不只满足了人们情感上的需求，也是一种人性的需要。人们也渴望与他人交流、一起玩耍得到心灵的慰藉和行为的帮助；与植物交流，感受芳香雅致的氛围；或者是与动物进行交流玩耍，获得陪伴感和幸福感。园艺景观中可营造的社会交流空间有很多，在此从开放空间、半私密空间、私密空间的营造三个方面进行阐述。

公共活动场地视野开阔，仅在场地四周布置高大乔木，并在其下设置环状座椅。当人们背对着圆心方向就座，各自活动互不干扰，而当许多人们面对圆心而坐时，交流气氛就产生了（图2-1-25）。

对人们散步所用的游步道与绿地的交界部分进行处理可以营造小型交往空间，即根据道路线性增加开敞区域进行铺装铺设，摆放可移动的座椅，并将草本植物营造的小型花景与灌木相结合，构建适宜人与人交流的半私密空间（图2-1-26）。

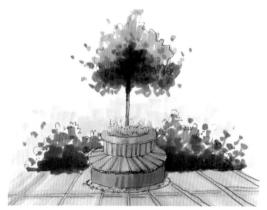
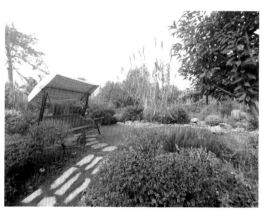

图2-1-25　公共活动空间　　　　　　　　图2-1-26　半私密空间

或将亭、廊作为依托形成交流空间，在其周围设置可吸引视线的景色，如造型盛开的花朵、优美的绿篱、色彩艳丽的小品。此时的亭廊既可以观赏室外景色，而本身也自成一景（图2-1-27）。

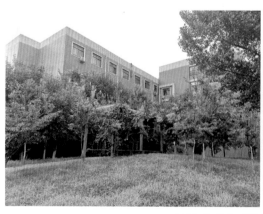
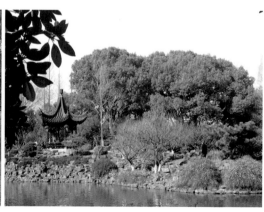

图2-1-27　亭子、廊架自成一景

但是许多人更倾向于在私密的环境中休息，感悟大自然的静谧。因此，可以在道路或者主要活动区域附近开辟私密的空间，通过植物围合进行必要的遮挡，人们可以根据自己的需求选择和进入（图2-1-28）。

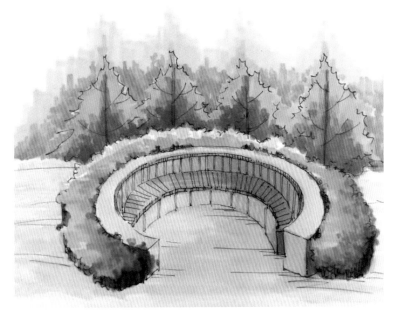

图2-1-28　私密空间

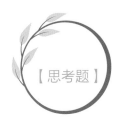

【思考题】

1. 什么是园艺治疗？

2. 园艺治疗活动设计要点有哪些？

3. 什么是玩耍治疗？

4. 如何设计玩耍治疗空间？

5. 如何从五官六感角度开展园艺疗法？

项目二　园艺疗法对特定人群的作用

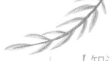

【知识目标】

- 了解儿童自闭症、阿尔茨海默病、慢性精神分裂症、抑郁症、癌症及残疾人的特征。
- 掌握园艺疗法在治疗特定人群中的应用方法。

【能力目标】

- 能够开展针对不同特定人群的园艺疗法。

任务一　自闭症儿童园艺疗法

一、自闭症儿童的特点

自闭症，也叫孤独症，其概念由美国精神医学之父莱奥·坎纳（Leo Kanner）于1943年在他的文章*Austistic disturbances of affective contact*中首次提出。自闭症儿童中，只有不足1%的儿童是高能天才，而70%～80%均属于智力缺陷。自闭症症状虽然可能随着年龄的增长逐渐平稳，但却无法痊愈。

自闭症儿童这一特殊群体越来越受到人们的关注，但是世界上都还没有有效的医疗方法能够治愈。目前，已经有学者将康复花园园艺疗法作为自闭症儿童干预性治疗措施进行探索。研究表明，他们对特定的形状、颜色、声音有高度的敏感性。因此与之相对应的康复活动需要根据患儿的需求与特点制订个性化治疗方案。

二、园艺疗法的治疗作用机制

相关研究表明，优美舒适的自然环境对机体的神经系统具有非常好的调节和改善作用，对自主神经功能失调、神经官能症等均有显著的康复疗效。由此可见，舒适的自然环境也可对自闭症儿童的神经系统进行改善修复。研究结果显示，园艺疗法对自闭症儿童有心理干预作用，通过植物的运用来增加自闭症儿童对外界事物的兴趣，培养他们在园艺活动中的合作性、分享性，对其社交障碍进行干预和治疗。

三、自闭症儿童康复花园设计

（一）设计原则

1. 安全性原则

安全是所有设计的第一要素。场地应尽可能选择地势舒缓平坦、视野开阔的地方，主要体现在硬质景观与软质景观两个方面。硬质景观主要包括铺装、游乐设施、景观小品等，均需要选择无毒害、无棱角、耐用的软性材质，以确保安全性。植物配置时亦应该选择无针刺、无毒的植物。

2. 互动性原则

该类型康复花园主要服务对象是自闭症儿童及其父母，因此互动性的游乐设施能增进亲子关系，激发患儿情感，并为患者带来安全感。

3. 自然性原则

园艺疗法强调利用自然本身来治愈患者，因此，景观设计上应以自然景观为主，人工景观为辅，植被选择上以乡土植物为主，最大限度地利用天然环境营造治愈性空间。

4. 多方位体验原则

在园艺疗法空间里要利用不同形式的景观刺激患儿的感官需求，如视觉上可以欣赏到悦目的景观，听觉上能听到潺潺流水、微风拂过树叶的沙沙声、虫鸣鸟叫等；嗅觉上种植芳香植物等，多层次、多方位的感官体验对修复治疗具有较好的辅助作用。

（二）自闭症儿童康复花园实例

考特花园（Garden Court）位于美国芝加哥伊利诺伊州儿童医学纪念中心，是其中的儿童康复花园。由于花园两边是9层楼的高大建筑，所以花园是天井式的开放庭院。花园设计相对简约，通过柔和的曲线结合不同的植物划分空间，保持花园的整体协调性。考特花园主要设计亮点如下（图2-2-1）：

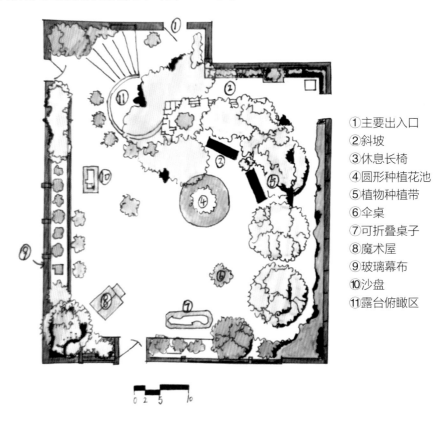

①主要出入口
②斜坡
③休息长椅
④圆形种植花池
⑤植物种植带
⑥伞桌
⑦可折叠桌子
⑧魔术屋
⑨玻璃幕布
⑩沙盘
⑪露台俯瞰区

图2-2-1　考特花园平面图

1. 营造多彩主题空间

整个康复花园分为娱乐、训练、休息三个主题空间，患儿可以选择不同的主题空间接触自然环境，进而引导其治疗，并为他们的治疗过程提供乐趣。

2. 儿童特色项目

花园内部设计了戏水游戏、沙盘游戏可以缓解患儿的社交障碍，增加与外界交流的途径与机会。

3. 感官体验项目

考特花园内设计有魔术屋、沙盘、植物栽培等，可以训练患儿的感官，可以很好地刺激患儿的视觉、触觉。

4. 园艺治疗

考特花园设置了室外植物栽培、园艺等项目，还为那些因为病情过重无法走出病房的孩子做了特殊的项目设置——无菌播种。天气晴朗的时候，患儿与亲人可以参与插花等活动。

任务二 阿尔茨海默病园艺疗法

一、阿尔茨海默病介绍

痴呆症（Dementia）是一种神经系统退行性综合征，呈进行性发展，目前无法治愈。阿尔茨海默病（Alzheimer's Disease，AD）又称老年痴呆症，是最为常见的痴呆症类型。临床症状包括记忆丧失、语言运用与理解障碍、人格与心理变化、日常生活能力等多方面的变化。研究表明，70%～90%的阿尔茨海默病患者有焦虑和破坏性行为。

二、针对阿尔茨海默病的园艺疗法

利用康复花园的景观元素作为载体治疗阿尔茨海默病是园艺疗法的核心。目前，阿尔茨海默病康复花园可以通过感官刺激、情感干预、本能激发几个方面进行园艺疗法治疗。

1. 关注阿尔茨海默病患者的归属需求

根据马斯洛的需求层次理论，个体与所属群体间的一种内在联系被定义为"对归属和爱的需要"。它受前几种需要的影响，成为促进"发挥自己的潜力，表现自己的才能"更高层次的心理需要。由于阿尔茨海默病的特殊性，患者对群体间的一种内在联系有更高的要求。在康复花园的设计中，要充分考虑患者对花园的依赖程度，尽量营造一种呈现的景象的感觉。

2. 强调弱化治疗氛围，提高患者幸福感

阿尔茨海默病属于神经退行性疾病，大多数是年纪较大的患者。因此，许多老年人不知道自己已经患病，也不愿意承认自己病了，不积极配合医务人员工作，这使得治疗难度更大。患者本身对某些特定的对象或处境产生强烈和不必要的恐惧情绪，而且伴有明显的焦虑及自主神经症状，并主动采取回避的方式来解除这种不安。

医院里治疗的气氛紧张，所以削弱紧张气氛，创造轻松环境非常重要，营造一个像家一样的环境，是尤其有必要的。可以建议患者，积极参与花园植物的种植和修剪。宠物设计，建议患者喂养宠物。树立主人翁意识，重视公共空间的重要性。增加患者和医

护人员空间需求，与康复患者交流经验。

3. 用音乐安抚患者

患者的脑加工、储存和提取信息的能力低于正常人，因此在短暂到几乎接近于零的时间内刺激由内耳向脑传达听觉和平衡的感觉神经尤为重要。d小调属三和弦，是每天早上可以用来唤醒患者的最强音程；如果旋律流畅，还可以用来安慰经历痛苦人的睡眠。

4. 通过游戏促进心理治疗

建立良好的保护措施，可引导患者参与游戏活动，找回童年记忆，以此来开发和使用大脑，进而促进反应能力的提高使生活变得丰富，在某种程度上也丰富了游戏种类，如草药迷宫、纸牌游戏、球类游戏等。在一定程度上，65周岁以上精神衰弱患者每一天的活动可减少他们对生活的厌恶，提高他们借助大脑进行记忆存储的功能。

三、案例分析

国外有许多阿尔茨海默病康复景观，比如金斯山丰盛生命中心花园、索菲娅·路易斯·德布里奇韦格康复花园、威利斯伍兹医院庭院花园。

1. 金斯山丰盛生命中心花园

丰盛生命中心花园是一家成人日托机构，它成立于2003年，位于美国北卡罗来纳州，在金斯山，是多特景观公司受委托，为阿尔茨海默病患者设计的康复花园。在充分了解患者的疾病后，提出了设计理念。值得学习的是，设计师考虑到65周岁以上的人在外面环境休息和晒太阳的习惯，专门设计了一个门廊，供患者在共同的可以使用的区域进行交流。门廊的材质为稍微有点透明的天花板，既满足了坐在门廊下不受较强太阳离子射线照射的要求，又避免了患有白内障的65周岁以上的人由于光从暗到亮剧烈变化导致的眩晕。

2. 索菲娅·路易斯·德布里奇韦格康复花园（图2-2-2）

花园由玛莎·泰森（Martha Tyson）设计，是美国密歇根州首个专门为阿尔茨海默病患者服务的康复花园。占地面积2 023米^2，整个场地分为两个部分：散步开敞区（主园区）和园艺活动区。其中园艺活动区位于建筑东部的矩形空间，有适于园艺活动的抬高种植床。门廊入口处设置有花架阴凉区，适合小坐，通过这个棚架后就进入了主园区。花园具体设计细节如下（图2-2-2）：

1. 入口
2. 开放草坪
3. 蝴蝶花园
4. 玫瑰花园
5. 多年生植物园
6. 雀鸟花园
7. 石窟
8. 茶室
9. 勿忘草花园
10. 休息点
11. 冥想屋
12. 瀑布花园
13. 花房
14. 丁香花园
15. 菜园
16. 露台
17. 香草园
18. 园艺劳动园
19. 门廊
20. 温室
21. 餐厅
22. 停车场

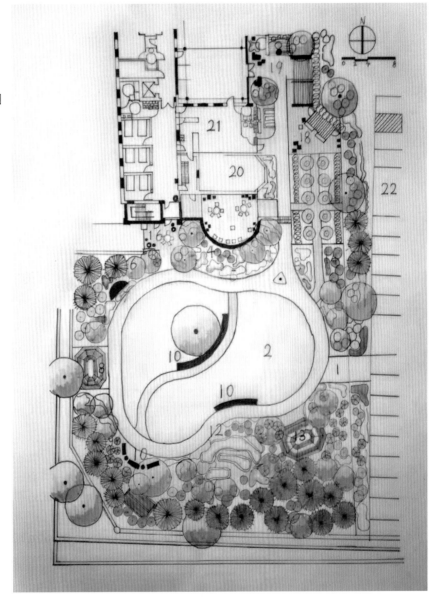

图2-2-2 索菲娅·路易斯·德布里奇韦格康复花园

（1）可视性和可进入性。室内外视线通透，交通明晰通达，从而降低了患者的焦虑和恐惧感。门口的露台和平台是聚集人气的地方，很多患者喜欢坐在那里注视花园发生的一切，同时可方便地使用建筑的内部设施。

（2）简明的道路系统。花园的一个核心设计元素是环形的园路，AD症患者常有"漫游"行为，迎合这一需求至关重要。认知上的障碍使很多病患不能辨别方向，交通系统应包括简单的回路系统，例如环形或"8"字形，可分为2个大致相等的部分，要求无死路且道路选择性最小；空间狭小局促的场地，可将户外道路和室内走廊连接形成一个连续的回路。园路铺装颜色和纹理的变化，有助于患者辨别方向，增强引导性。

（3）设置充足的座位。阿尔茨海默病患者是焦躁不安的，他们会踱步后暂时地休息一下，又开始踱步。频繁的坐、立行为转换要求花园中的休息点沿环形道路系统设置，休息点显而易见且方位易记，例如藤架下、露台旁。在阳光和产生阴影的区域，提供不同类型的座位，所有的座位都配置结实的扶手，这样老年人就能借助扶手从容地站起来。

（4）种植设计。用于维护花园的资金有限，将需要重复种植且花费昂贵的一年生植物换为老年人年轻时熟悉的多年生开花植物，精心配置成色彩、层次丰富的花境，美丽的花卉常能触发病患之间随意性的交流，除此之外，应避免种植有毒植物。

（5）充足的阴凉。温度的变化对老年人来说是有危险性的，特别是中度、重度阿尔茨海默病患者，身体变热后，自己不能识别，他们不会自行戴上帽子或移步于阴凉处。因此，花园边缘种植了具有缓冲温度作用的植物，并且设置多处棚架和遮阳雨棚等，露台处还摆放了配有遮阳伞的桌子。

治疗师选取固定的场地，每周组织患者观察自己种植的植物的生长情况，鼓励患者独立思考，并给予正面引导和解决问题。每月都有固定的主题，并对活动进行总结，根据实际情况对活动进度与内容进行调整。组织和调整的方案包括果蔬种植、花卉扦插、庭院花卉种植、浇水、施肥、除草、采摘等。每次治疗结束前10分钟与患者交流心得体会并记录，最后治疗师给予点评。对好作品或是活动完成较好的患者予以精神和物质上的表扬与奖励。

3. 威利斯伍兹医院庭院花园

威利斯伍兹医院位于美国东部亚特兰大，是专为阿尔茨海默病患者康复护理而设计的医疗机构。花园中园艺治疗的基本设施——种植床被放置在医院走廊旁，为了方便患者和轮椅患者参与园艺操作活动，上肢得到锻炼并让他们恢复自信，花床采用不同的倾斜角度。同时院子里还设计有中央水景，喷泉发出的水声能够引起患者的注意，帮他们减轻心理压力。

任务三　慢性精神分裂症园艺疗法

一、慢性精神分裂症介绍

精神分裂症是一种严重的精神疾病，是精神科常见的重型精神疾病，起病时间多在青壮年，病因尚未完全阐明，患者的临床症状主要表现为思维、情感、感知觉、行为等方面的障碍。凡病期2年以上，以思想内容贫乏、情感淡漠、意志缺乏、行为退缩等阴性症状为主，出现精神衰退或后遗状态的病例，可认定为慢性精神分裂症。认知功能缺陷是影响精神分裂症患者社会功能恢复，导致精神残疾的主要原因之一。精神分裂症除了幻觉、妄想、被动、懒散等阳性与阴性症状外，认知功能缺陷也是核心症状之一，主要表现为工作记忆、执行能力、注意与信息处置能力、社会认知的损害。认知功能的改善与社会功能的恢复密切相关，对患者独立生活、就业工作、社会交往等有明显的影响。

目前，临床中一般采用抗精神病药物来治疗精神分裂症，但是有部分患者治疗无效，进而导致病程迁延、病情向慢性化发展。可通过使用抗精神病药物来控制精神症状，但是患者受损的社会功能却不能因此而得到改善。长期与外界隔绝或者自我封闭，使得慢性精神分裂症患者的社会适应能力受到很大的影响，因而很难重返社会。慢性精神分裂症患者长期住院治疗，其社会功能随之逐渐退化，这种情况对患者的康复非常不利，即使其精神症状消失，患者也不能像正常人一样回归社会。随着精神疾病治疗观念的发展，改善精神病患者已不仅限于改善患者精神症状的基础治疗上，通过后续的康复训练提高患者的生活质量、改善社会功能、降低致残率同样具有十分重要的意义。

慢性精神分裂症患者一般意识清楚，智能基本正常。但患者存在广泛的认知功能损害，而认知功能受损会导致执行能力下降，故在日常生活劳动及社会交往方面患者的功能也损害严重。同时由于病程迁延，长期住院治疗，与外界接触减少，患者易出现心理社交方面的障碍，愉快情绪体验能力下降，存在病耻感，易产生焦虑、自责自罪心理等。此外，精神分裂症患者代谢综合征的患病率较一般人群要高，尤其是女性、年龄大、吸烟及病程长的患者，抗精神病药物的长期服用也是导致患者并发代谢综合征的危险因素，表现为体重增加、糖尿病等，会进一步影响患者生活质量。

二、园艺治疗对慢性精神分裂症群体的干预

1817年，园艺治疗在美国Firend精神病医院开始尝试对精神病患者进行辅助治疗，并取得了良好的治疗效果。通过完成园艺治疗，精神残疾患者在恢复社会适应能力而进行工艺和劳作等方面具有一定的促进效果。同时，园艺治疗与其生产和创意有关的活动时可唤起精神残疾人创作能动性和专注力，培养兴趣爱好，并且对人在生理及心理健康方面都有所帮助。

园艺治疗可以在精神病患者的辅助治疗方面取得了较好的治疗效果，主要体现在三个方面：一是能够增加社区精神残疾患者之间的沟通交流的频率，迈出其社交的第一步；二是通过在园艺治疗实践的过程中，使其身体部位得到锻炼，使之触觉、听觉、平衡觉、温冷觉、嗅觉等感觉得到刺激，从而在体能和身体机能上得到改善，减少其胡思乱想的机会，从而有利于精神残疾患者的康复；三是让社区精神残疾患者在园艺操作的过程中，感知植物在整个生长过程中所呈现出的不同状态，从而影响他们的生理和心理的变化。

三、园艺疗法在精神分裂患者中的干预方法

进行园艺疗法干预要有种植的场地，可室外也可室内，并有相应的设备设施，如花盆、铁锹等，种植的种类可以是观赏性植物也可以是可食用的果蔬，如资源丰富可给每位患者分得属于自己的耕种区域，如诸顺红等的研究中平均每人耕种面积0.5米^2。干预过程需要护士、园艺师或经过园艺治疗培训的二级心理咨询师、康复治疗师等人员参与。干预方法可分为两个类型，纵向干预和横向干预。纵向干预即每个患者参与自己所种植物从发芽到收获的整个过程，一直伴随着它成长；横向干预指患者以团队小组的形式，共同参与、分工合作完成多种多类的园艺活动。花卉植物类的园艺活动多采用纵向干预，果蔬类的园艺活动多采用横向干预。

（1）纵向干预方法。根据已有研究，纵向干预的过程可总结为五个步骤：

①团队建设、自选种子。介绍园艺疗法，认识团队成员，告知注意事项，参观各种植物，针对患者的实际情况，以及不同喜好，为其选择和准备好种子。

②栽培前学习。进行理论知识培训，熟悉各种常规园艺操作，由护士组织园艺师讲解，使患者了解基本种植技术如种子种植、扦插繁殖等。从育苗及栽种幼苗起，均由患

者全程负责施肥、浇水、剪枝、除虫等相关管理养护工作，即要包种包活，并为其所种植的花卉标注好患者姓名及栽种日期等。

③栽培中指导。邀请园艺师，并由护士组织患者定时到花圃或果蔬园进行作业培训，为患者详细讲解种植花卉的目的、方法，以及基本注意事项，然后引导患者种植、修剪、施肥、浇水等，花卉的具体造型患者自行决定。

④心理干预。贯穿开始栽培到成果收获的每一次活动，由护士、园艺师、心理咨询师积极针对患者具体情况予以鼓励和指导，及时发现患者不良情绪等症状，给予治疗护理、情感引导和信息支持等，提升其依从性和信心。

⑤总结与交流。每次结束前10分钟组织茶聚，患者互相交流心得体会，互相点评，园艺师做总结。在观察期满后，组织患者展示成果、品尝收获的果蔬，交谈经验，并针对患者具体情况进行组织测评，以会议方式进行总结，并给予适当精神及物质奖励。

（2）横向干预方法。横向干预方法无统一步骤，干预内容大致相同，即一些基本园艺活动，如种植，施肥等，但组织形式各异。以下几个案例供参考。Kam等在2周工作日内举行连续10次的园艺活动，每次都有相应的主题和目标，每次开始都有引导和热身，然后是园艺活动和小组分享。所有的园艺活动都发生在农场的5个户外主题花园，即感官园、活动花园、农场花园、陈列园和实用园。如在感官园介绍使人放松的草药并绘制和识别不同的草药，在活动花园做稻草人等，在农场花园练习浇水和施肥，在陈列园参观和介绍温室，在实用园介绍有机农业。每次活动有对应的分享主题，如回顾生活故事和成功应对生活事件，分享有关饮食自我管理的策略，分享他们的希望、愿望和未来等。Vardanjani等为患者计划一些与患者能力成正比的简单农业活动。把土地分成若干部分，每一部分都种植特定的蔬菜，如黄瓜、番茄、辣椒和茄子。组织患者分组进行一些园艺活动，如耕地、除草、松土、播种、浇水、收割等，最后将所得果蔬供住院患者食用。高云等（2016）组织4节课活动，内容包括种植种子，引导患者盼望新的开始；学习基本的种植技巧，提升患者的认同及自我效能感；学习扦插繁殖技巧，认识植物繁殖的方法；享受收成，增加患者满足感及自我成就感。每节末段加入茶聚与参加者分享感受，每节之间患者维持原来生活，植物由园艺师负责照料。在横向干预过程中观察患者社会协作状况，引导患者在工作中相互协作及激励，当其有进步时，应用正强化法，及时给予言语表扬等精神奖励和适量食品等物质奖励。

园艺疗法可有效改善患者认知功能，是一种值得推广应用的促进社区慢性精神疾病患者社会康复的技术手段。精神分裂症患者进行有目标、有计划的园艺活动，能够调动他们的思维活动，使者置于一种美感或忘我境地，正向强化了参加此项康复活动的积极性，一定程度上促进了康复效果。此外，园艺活动有一套较精细的活动流程，激发了患者的思维、意志、协调能力，能够实现自身价值，加强了患者的归属感和责任感。综上所述，精神分裂症患者的康复过程中，园艺疗法作为一种辅助治疗手段，可以有效改善患者的生活质量，缓解焦虑情绪，促进康复。

任务四　抑郁症患者园艺疗法

一、抑郁症介绍

抑郁症又称抑郁障碍，临床特征表现为显著而持久的心境低落。患者心境低落，消极悲观，情绪的消沉可以从闷闷不乐到悲痛欲绝，甚至悲观厌世，可有自杀企图或行为；一些病例有明显的焦虑和运动性激越；严重者会出现幻觉、妄想等精神病性症状。

二、针对抑郁症患者的园艺疗法

园艺疗法能够有效减轻患者的抑郁程度，改善抑郁症状，研究结果表明，园艺活动激发身体的出汗反应，能有效地将导致人类精神疾病的有害化学物质排出体外，使抑郁患者处于愉悦状态。园艺疗法治愈抑郁症的途径多样，可以通过芳香植物刺激嗅觉，如薰衣草；种植植物，参与植物生长过程，体会生命的重要性；通过园艺操作缓解压力等。

1. 薰衣草芳香疗法

薰衣草又名"宁静的香水植物"，素有"芳香药草之美誉"，薰衣草原产于地中海地区，被广泛栽种于英国及塞尔维亚。当你到了薰衣草田，常会不知不觉被它特殊的香气所吸引，所以，薰衣草又有"香草之后"之称。

据澳大利亚学者研究发现，薰衣草不仅可用作熏香，还可以用于抗抑郁治疗。澳大利亚科学家邀请500名患有抑郁症的志愿者参与实验，在实验中，志愿者被分为两组，一组服用薰衣草制成的药剂，一组服用普通药剂，结果发现，服用薰衣草药剂志愿者焦虑度平均下降14%，服用普通药剂的志愿者焦虑度平均下降11%。

由于薰衣草中含有影响大脑化学过程的物质，因此能够帮助治疗抑郁症，薰衣草的香味有舒缓神经，放松大脑的天然抗抑郁作用，可以适当缓解紧张的情绪，尤其适用于女性。

2. 参与植物生长感受生命的重要性

植物从播种到开花、结果，直到衰落的生命周期，与我们的生命过程是一样的，在参与植物花草生长的过程中，抑郁症患者会对生命有所感悟。在这个过程中，患者的病情与不良情绪被分散和转移，从而减轻了患者对病态体验的关注，克服了焦虑、抑郁等负面情绪。

3. 利用园艺操作释放内心压力

抑郁症患者在参加园艺操作活动时，需要付出适量的脑力及体力劳动，如播种、施肥、除草等，患者的肢体得到锻炼，并促进新陈代谢，防止抑郁情绪堆积。看到植物苗壮成长可以提高其自信心。

三、抑郁症患者园艺疗法典型案例

1. Monty Don的园艺治疗抑郁症

这是一个抑郁症患者通过修建家园，长期从事园艺活动而使抑郁症自愈的真实案例。Monty Don的前半生就像一部极其艰难且沉痛的悲剧。他的双亲于1980年去世，一对双胞胎姐妹也在她们19岁那年因为车祸去世。祸不单行，20世纪90年代初，他与妻子曾经盛极一时的珠宝生意破产了，欠下巨额债务并深陷抑郁症。他与妻子不得不搬到乡下一所颓败的房屋内生活，1991—1993年，Monty处于失业状态，在妻子的鼓励及协助下，他们一起修缮了这处荒芜的新家，开始收拾起这里的花园，从清理垃圾，除草这类工作做起。在此期间他将全部的精力都放在园艺上，当他的花园越来越有生机，Monty的抑郁症也悄然自愈了。随后Monty Don出版一系列园艺作品并成为电视工作者。

2. 美女作家蔓玫靠植物走出抑郁

蔓玫曾经是个非常严重的抑郁症患者，抑郁症带走了她很多的兴趣爱好，唯见植物如故人，她将所接触到的人通过他们的外形与个性联想成植物，这样交流反而显得更加轻松。脾气又臭又倔的少年像苏铁，温柔素雅的女孩儿像茉莉。

"种花，采集标本，到野外的森林里寻找植物，辨认植物……"通过这种方式来治愈了蔓玫抑郁症的一部分。蔓玫攻读了观赏植物方向的硕士，使其更专注地跟那些花花草草打交道。在纯粹、温和的植物环境中治愈了自己长久以来的抑郁症。

任务五 癌症患者园艺疗法

一、癌症介绍

在医学上，癌是指起源于上皮组织的恶性肿瘤，是恶性肿瘤中最常见的一类。通常人们所说的"癌症"习惯上泛指所有恶性肿瘤。癌症具有细胞分化和增殖异常、生长失去控制、具有浸润性和转移性等生物学特征，分为致癌、促癌、演进三个过程，与吸烟、感染、职业暴露、环境污染、不合理膳食、遗传等因素密切相关。

癌症患者通常具有以下特征：

（1）焦虑。焦虑在癌症患者中普遍存在，主要表现为烦躁不安、出汗、心悸、厌食、恶心等。适当焦虑有利于激发患者对自身疾病的重视，增加治疗的责任心。但长期过分的焦虑就会影响患者的免疫功能，不利于治疗和康复。

（2）愤怒。愤怒是患者面对癌症的一种无奈的表现。此时，患者会在一些小事和枝节问题上对自己的家属、亲朋好友，甚至医护人员大发雷霆。癌症患者的愤怒情绪一般持续时间较短。因此，家属、医护人员等应充分体谅，并耐心地疏导，使其能够平静下来，从而积极地配合治疗。

（3）抑郁。癌症患者因为对治疗缺乏信心，悲观失望，对生活失去兴趣而产生抑郁。癌症患者的抑郁情绪可表现为少言寡语、无精打采、少气无力、唉声叹气，对治疗显得非常被动，常伴失眠、食欲不振。严重者可因绝望而出现自杀行为。

（4）孤独。使癌症患者产生孤独感的原因主要有两个方面：一方面是患者在没有完全进入患者"角色"之前，面对医护人员及病友，不知如何应对；另一方面是癌症患者所特有的，即来自家属、医护人员对自身病情的消息封锁。这样，无形中把患者孤立起来，患者的孤独感可通过抑郁表现出来。

二、针对癌症患者的园艺疗法

人都有愿意亲近自然的感觉，优美的自然环境，清新的空气可以调节人体神经系统功能，提高机体免疫力，可以防癌和促进癌症治愈。医学机构观察，有打理花草习惯的人很少得癌症。

1. 园艺视觉疗法

据报道，在可以看见花草树木的场所劳动，可以减轻劳动强度，使劳动者产生满足感，如果是园艺栽培活动地的话，效果则更好。癌症患者如果处于草木繁盛的环境，可以消除不安心理和急躁情绪。

2. 园艺活动增强患者活力

投身于园艺活动中，使患者特别是癌症患者忘却烦恼，劳动产生疲劳感，有助于加快入睡速度。鉴赏花木，可刺激调节松弛大脑。待到自己培植的花木开花、结果时，人们的称赞会让患者增强自信心，这对失去生活自信的癌症患者效果更佳。

3. 提高社交能力

参加集体性的园艺疗法活动，能够促进患者之间的交流，这样可以培养与他人的协调性，提高社交能力。

三、癌症患者园艺疗法典型案例

国内外均有通过园艺疗法治愈癌症的案例，比如浙江海宁沈伍堂园艺疗法抗癌、美国马萨诸塞州综合医院的Ulfelder癌症康复花园等。美国马萨诸塞州综合医院的Ulfelder癌症康复花园，2006年分别获得波士顿景观设计师协会及波士顿建筑师协会的荣誉奖，2008年获得美国绿色建筑委员会的绿色设计创新奖的优秀奖。这个康复花园将屋顶花园和康复景观两者有机结合。该花园位于马萨诸塞州综合医院Yawkey Center的第8楼，为患有癌症的患者提供临床护理、园艺治疗。这个康复花园是患者、家人、朋友和护理人员的庇护所。花园附近是儿童游乐设施，与候诊室、机械、诊室直接隔着一片"森林"。人们在此聚会、谈话、沉思和获得片刻的宁静。

任务六　残障人士园艺疗法

一、残障介绍

"残障人士"简称残障，由于残损或残疾程度严重，身心功能严重障碍，不但个人生活不能自理，而且影响参加社会生活和工作的人。残障人士是社会的弱势群体和边缘人群，保障他们的生活质量，是社会文明程度的一种体现。我国现有的公共设施并不能满足残障人士的需求，很多街道的人行道、车道未分离，盲道被占等现象也给残障人士行走带来了不便。所以对于残障人士的园艺康复治疗更要格外注重无障碍设计的要求，使用通用的设计准则。强调对人体感官和舒适度的设计，满足不同人群的心理需求和环境需要。

二、残障人士的特征

1. 自卑和孤独心理

自卑与孤独是残障人士普遍存在的心理特点，由于生理和心理上的缺陷，使他们在学习、生活和就业方面遇到诸多困难，得不到足够的支持和帮助，甚至遭到厌弃或歧视。生理或心理上的缺陷，使得他们活动受限，无法进行正常的交流，缺少朋友，久而久之就会产生孤独感。

2. 敏感多疑自尊心强

残障状态会导致残障人士过多注意别人对自己的态度，对别人的评价也比较敏感。别人对自己带有贬义的、不恰当的，甚至是无意的称呼，常常会引起他们的反感。

3. 具有负面心理

会抱怨父母与命运；认为天地之间，难以容身；人海茫茫，唯我多余。

4. 情绪不稳定但富有同情心

残障人士对外界的情绪反应强烈，容易与别人发生冲突。而残疾人对残疾人有特别深厚的同情心。

5. 不同类型残障人士的性格特征

残障人士交往的圈子比较小，因为自卑情绪导致与普通人交往较少，于是就形成了某些特殊的性格特征，如孤僻。但每一类残障人士又有其独具的性格特征。盲人性格内向，但有丰富的内心世界。由于没有视觉信息的干扰，而形成了爱思考、善思考的习惯，抽象思维和逻辑思维比较发达，言语听觉发达，记忆力好，词汇丰富，促成了他们语言能力强的特点。聋哑人与盲人不同，他们性格外向，情感反应强烈，频度高但持续时间短，性格豪爽耿直。

三、针对残障人士的园艺疗法

根据实践表明，园艺疗法对残障人士的心理服务很有帮助，残障人士学习"园艺疗法"，可以通过园艺活动改善情绪。

1. 重视园艺植物的运用

残障人士的心理特点和生理因素使他们对绿地和花园的需求比健全人更强烈，因此要重视园艺园林植物运用，通过植物设计特别是色彩和芳香来扩大感知范围。在地形的处理上，要尽可能设计得平坦或放缓。在植物选择上，尽量避免种植带刺或枝叶有毒的植物，选用一些少虫害、无花絮、无毒、无刺激性的优良品种作为骨干树种。

2. 注重插花艺术的园艺疗法

识别花材，可以提高认知能力，增强对植物的兴趣。植物的芳香可以刺激嗅觉。整理花材，培养认识理解能力和注意力。插花制作，亲手制作花艺作品，刺激参与者触觉，培养动手能力和注意力。作品分享，可以克服自卑，增强自信，认识到自身价值，鼓励回归社会。

3. 园艺操作可以训练残障患者的身体功能

园艺治疗能够将枯燥的复健艺疗练习转变为愉快的经验。反复的园艺操作，如浇水、栽种、拔除残花败枝等，可以改善手部紧握放松的功能，手指的感觉也得以恢复，这种低强度的身体活动同样适合心脏病患者与不能过度运动者。

残障人士在经历成功的园艺种植后，会认识到自己原来是可以成功的、是有价值的。此外，如果他们掌握了相应的植物栽培技术后，可以选择园艺作为自己的职业，参与到社会生活中。

四、残障人士园艺疗法典型案例

1. 巴特西公园

1984年，英国第一个明确为残障人士而建的园艺疗法花园巴特西公园在伦敦建立，并于2011年扩建。花园是术后患者康复的治疗场所，在花园中开展的相关项目与当地的社区联系紧密，这样就为患者创造了一个良好的社会交往机会与场所，让患者心理上获得成就感，改善残障人士的孤僻境遇。

2. 特朗科威尔花园

特朗科威尔花园位于英国英格兰南部的伯克郡园，主要为残障人士提供康复治疗场所及开展相关园艺活动。花园最有特色的是展示花园区，分别由心灵花园、快乐花园、弱视者花园、旅行花园及奇异花园5个小花园组成，每个花园所针对的也是具有不同身心特征的人群。心灵花园是为心脏病和脑卒中的康复期患者服务；快乐花园为14～19周岁需要特殊教育的少年服务，让他们种植自己喜爱的植物并体验自然的乐趣；弱视者花园主要服务于视觉障碍人群，道路在设计上采用平坦而开阔的直线型，通过使用不同材质的铺装在区分方向和高度的变化，在转角处用鲜明色彩进行提示；为精神病及智障者精心设计了旅行花园；奇异花园包含动态的园艺操作区和静态游赏区，老年人，以及残障患者都能在此进行园艺活动。

3. 日本惠光园

1957年创立的日本福冈县丰前市的惠光园，不仅是集医疗、教育，以及福祉于一体的机构还是为智障者提供服务的场所。场地一共设立了26个不同主题的活动空间，来帮助智障人群，以及开展相关园艺活动。场地设计与普通生活场所相似，由茶园、小商店、温室等空间组成，可以有效地促进他们的社交能力，帮助他们更好地融入社会，走出自我封闭。

【思考题】

除了医学手段，绘画艺术治疗、音乐治疗、中医治疗等手段也逐渐成为特殊人群行为康复的干预治疗，谈谈这些治疗方法如何和园艺疗法相结合，更好地帮助特殊人群进行康复。

模块三

园艺植物在园艺疗法中的应用

项目一　果树在园艺疗法中的应用

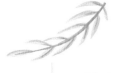

【知识目标】
- 了解果树的营养价值及食疗运用。
- 掌握果树在园艺疗法中的具体运用。

【能力目标】
- 能够运用果树开展园艺疗法相关活动。

　　果树是指能够生产供人类食用的果实、种子及其衍生物的木本或多年生草本植物，分为乔木果树、灌木果树、藤本果树和草本果树4类。

　　果树是园艺植物的重要组成部分，利用与其直接相关的花、叶、枝、果实、根等器官的富营养特性、观赏性等性状进行食疗、观赏，以及由其所衍生出的施肥、施药、种植等果园生产活动，都是人们运用园艺疗法进行身体康复、精神疗愈、身心放松的主要途径。

　　果树种类繁多，分布广泛，全世界果树种类约2 800种，其中我国约670种。绝大多数果树种类均可在园艺疗法应用，可分为以下4类：

　　①乔木果树，如苹果、梨、桃、核桃、杏、李、杧果、枇杷等。

　　②灌木果树，如蓝莓、树莓、越橘、醋栗等。

　　③藤本果树，如葡萄、猕猴桃、罗汉果、西番莲等。

　　④草本果树，如草莓、香蕉、菠萝等。

任务一　果树的营养价值及其食疗运用

果树的营养价值、食疗保健作用自古以来被从医者所重视。《黄帝内经》有载："五谷为养，五果为助，五畜为益，五菜为充，气味合而服之，以补精益气。"在现代社会中，随着人们生活水平的提高，对物质生活的要求也越来越高，更多的人开始关注果树所生产出的果品的营养保健价值，也有人从果品的药用价值出发，通过食疗的方式帮助治愈部分疾病。

人们在日常生活中，从粮食、食用油、肉品、乳品中摄取热量，从蔬菜、水果中摄取水分、矿物质营养、维生素、膳食纤维、糖类、脂肪、蛋白质及生物活性成分（如多酚、类胡萝卜素、萜类等）等，以平衡膳食结构，满足身体正常机能需求，维持良好代谢。进入21世纪以来，人类社会关注的焦点问题主要有食品、营养、健康等方面。粮食可为全球范围内的食品安全提供能量保障，而水果、蔬菜等园艺植物则可为人类生存提供营养和健康、安全物质保障。

一、果树的营养价值

1. 糖

水果中的糖主要是可溶性糖，具有很高的营养价值，主要包括蔗糖、葡萄糖、果糖、山梨醇等。在进行果实风味评判和比较时，往往用可溶性糖、有机酸的含量及其比值衡量，是果品品质比较评价的主要指标。不同糖组分对人体所起的作用是不同的，如摄入果糖不会导致血糖升高，糖尿病患者可适当摄入一定量的果糖，不会有副作用产生，但蔗糖摄入量大则可能导致冠心病、糖尿病、肥胖症等病症。

不同果树类型果实中的含糖量存在差异。柑橘中的含糖量为9%～15%，枳、酸橙、葡萄柚等的果皮中含有新橙皮苷，进行加工提炼之后，其甜度为糖精的20倍；苹果总糖含量10%～17%，苹果酸含量0.38%～0.63%，酸甜适口；桃中糖含量7%～15%，有机酸含量0.2%～0.9%，除鲜食外，还可加工成果汁、果酱、蜜饯、糖水罐头等产品；龙眼、荔枝中的糖含量15%～20%；无花果鲜果糖含量一般为10%～20%，其组分多为可被人体直接吸收的葡萄糖和果糖，此外还含有部分阿拉伯糖和半乳糖；鲜枣的糖含量较高，为19%～44%，而干枣的糖含量可高达50%～87%。

2. 维生素与矿质营养

水果中富含钙、磷、钾、钠、镁、硒、锌等矿物质元素，可促进新陈代谢，提高机休免疫力，补充人身体所需的矿物质元素，防止因元素缺失或不足导致某些疾病的发生或引起身体功能紊乱。

水果是人们摄取矿物质元素的途径之一。酸刺、沙棘果实中核黄素、维生素C含量高，还富含钙、磷、钾、钠、镁、铁、锌、硒、铜、锰等元素；无花果、柠檬、香蕉、山楂、枣中富含钾、镁、锌等元素，同时柠檬、香蕉、山楂、枣中还富含烟酸，可促进铁的吸收和血细胞的生成；木瓜中维生素A、胡萝卜素、钠、硒等元素含量高；海棠、柑橘、荔枝为富硫胺素型水果；猕猴桃、橙、草莓、柿、菠萝、杨梅中各种营养成分比较均衡；桃、梨、杏、樱桃、杧果、苹果、葡萄、李中维生素C、钙、磷、钾等元素含量较低。

3. 膳食纤维

膳食纤维被称为"第七营养素"，有水溶性和非水溶性两类，是一类不能被人体消化和吸收的植物性糖类，主要包括纤维素、半纤维素、低聚糖、多糖、蜡质、果胶及木质素等。膳食纤维可辅助调节血糖血脂水平、预防肥胖、改善胃肠道消化功能、预防肠道疾病等。

很多水果中都富含膳食纤维。红枣中的膳食纤维可润肠通便、调节肠道菌群，降低血液中的胆固醇、甘油三酯，还具有抗衰老、护肝、抗癌、抗菌消炎、抗氧化、抗辐射等作用；山楂膳食纤维能促进肠道益生菌生长，改善肠道清洁；金橘中膳食纤维含量高达48克/千克，具有缓解便秘、减轻体重和预防心血管疾病、糖尿病的作用。

二、果树器官的营养保健功能

果树器官的营养保健功能是园艺疗法的主要内容。果树的器官主要包括果实、叶、枝、根、芽、花6种，果树类型不同，器官的营养保健功能也不相同。明代医学家李时珍在《本草纲目》中就记载了50余种果树不同器官的功效。苹果可益胃、生津、除烦、醒酒；梨可清热生津、润燥化痰；桃可益胃、生津、润肠燥；葡萄可补肝肾、益气血、生津液、利小便；梅可敛肺止咳、涩肠止泻、止血、生津、安蛔；木瓜可舒筋活络、化湿和胃；枣可补中益气、养血安神、缓和药性；橘可理气、调中、燥湿、化痰。

1. 果实

果树果实的营养价值丰富，对调节人体新陈代谢、预防和治疗疾病、维持身体健康作用明显。许多果树的果实不仅可食用，还具有药效和保健作用，如山楂树果实主治食肉不消、偏坠疝气、老人腰痛及腿痛、肠风下血、痘疹不快；梨树果实主治咳嗽、痰喘气急、赤目胬肉、反胃、蠼螋尿疮；杏树果实主治止咳、去冷热毒。

2. 叶

果树叶片除作为光合器官制造有机物供树体生长发育所需之外，还具有药性，如桃叶主治二便不通、鼻内生疮、身面癣疮；梨叶主治霍乱、吐痢不止、治风、解中菌毒；枇杷叶主治肺热咳嗽、反胃呕哕、鼻血不止、酒渣鼻、痔疮肿痛。

3. 枝

枝条是果树的营养储存器官，尤其是落叶果树，春季发芽多依靠枝干中储存的营养物质。枝条的药用作用比较常见，如柿木皮主治下血；木瓜枝主治热痢；桃茎及白皮主治黄疸、肺热喘急、喉鼻阻塞不通、突患瘰疬、热病口疮、痔痛、妇女闭经、牙疼颊肿。

4. 根

根系是果树的重要组成部分，既是吸收器官又是储藏器官，它可从土壤中吸收水分和养分供地上部器官生长发育，还可储藏水分和养分，同时具有将无机物质合成有机养分的作用。有些果树的根具有药用作用，如梅根主治风痹；木瓜根主治脚气；山楂根主治反胃、消积；柿根主治血崩、血痢、下血。

5. 花

果树的花是有性生殖器官之一，是雏梢上的叶器官发生变态，短缩成为花的各部分，它不仅具有观赏性，有的果树类型的花还可入药，如桃花主治大便艰难、腰脊作痛、粉刺；柚花蒸麻油可作香泽面脂、长发润燥；枇杷花主治头风、鼻流清涕；荔枝花主治喉痹肿痛。

三、果树在食疗中的应用

传统的食物疗法是在医疗实践中反复验证发展起来的，是现代食疗赖以形成与发展的基础。我国水果种类和资源繁多，丰富的物产为传统医学中的饮食疗法打下了坚实的物质基础。唐代著名医学家、药物学家孙思邈在其著作《千金方》中的"食治篇"中提出，"凡欲治疗，先以食疗，食疗不愈，后乃用药尔"。

不同果树类型果实的食疗作用不尽相同。梨树果实可祛热消毒、生津解渴、帮助消化，熟食具有化痰润肺、止咳平喘之功效，长期食用还可达到降低血压、软化血管的目的；杏树果实可止咳祛痰，润肺清泻，对支气管炎、哮喘、癌症均具有较好的疗效；枣树果实具有补脾和胃、益气生津、解药毒的功效，对治疗胃虚食少、脾弱便溏、气血津液不足、心悸怔忡有明显疗效；核桃仁可补气养血、润肠补肾、止咳温肺，为常用的补药；龙眼具有开胃健脾、补虚益智、养血安神的功效，明代李时珍曾有"资益以龙眼为良"的评价；杨桃可清热降火、润喉爽声、排毒生肌、止血。

任务二 果树观赏性在园艺疗法中的应用

许多果树类型除具备果树基本的生产功能外，其叶型、花型、果型、树型、枝型等某一方面或某几方面比传统果树更具观赏性，这些特性在休闲观光农业中得以体现，在提升休闲观光农业品质的同时，可使人们在果园环境中得到情绪的放松和精神的愉悦，以达到园艺治疗的目的。果树的观赏性在园艺疗法中的应用可分为五种类型，即色彩、树型、花型、果型、枝型。

一、果树色彩疗法的作用

1. 果树器官的色彩

果树的色彩包含叶色、花色、果色、果肉颜色等诸多方面。

果树叶片的色泽丰富、变化多端，主要有绿色（浅绿、黄绿、深绿、墨绿）、红色、黄色等。柿树、板栗树叶色为绿色，秋季则变为黄色、红色；银杏树叶色为浅绿色，秋季落叶前变为黄色；早熟桃品种叶片为绿色，果实采收后则逐渐变为红色；以观叶为主的红叶桃品种，春季新长出的叶片为红色，夏季转为绿色，秋季则恢复红色。

果树的花色主要有白色、红色、粉红色、绿色、黄色等。苹果花为白色带晕，杏、猕猴桃等花为白色，淡雅恬静；石榴花为红色，饱满热烈；樱桃、多数桃品种花为粉红色，妩媚柔美；葡萄、核桃花为绿色，健康美好；柿花为黄色，炽热活泼。同一树种不同品种花色也不相同，如桃花就有白色、粉红色、红色、杂色4种类型（图3-1-1）。

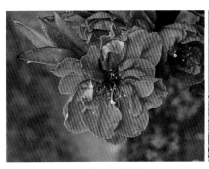
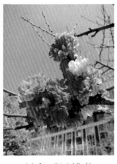
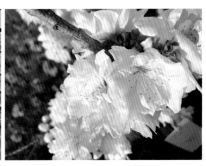

大红色重瓣桃花　　　　　　粉色重瓣桃花　　　　　　白色重瓣桃花

图3-1-1　同一桃树树种不同品种的不同花色

果树的果皮颜色（果色）主要有白色、红色、橙色、黄色、绿色、蓝紫色等。果色为白色的果树有葡萄、银杏等；果色为红色的果树有苹果、桃、山楂、樱桃、火龙果、李等；果色为黄色的果树有杏、杧果、菠萝、柚、枇杷等；果色为绿色的果树有梨、枣、梅等；果色为蓝紫色的果树有葡萄、蓝莓等。同一树种不同品种的果色往往也有区别，如葡萄果色有白色、黄色、红色、紫色、绿色等，梨果色有白色、红色、浅黄色、棕黄色、绿色等，桃果色有白色、红色、黄色等。

果树的果肉颜色（肉色）主要有白色、黄色、红色、绿色、深蓝色等。肉色为白色的果树有苹果、桃、山竹、荔枝等；肉色为黄色的果树有桃、杧果、榴莲、枇杷、柑橘等；肉色为红色的果树有火龙果、石榴等；肉色为绿色的果树有猕猴桃、葡萄等；肉色为深蓝色的果树有蓝莓；肉色为黑色或红紫色的有黑莓。

2. 人们对果树色彩的反应

色彩是果树观赏性状中对人的视觉感知影响最重要的因素，在人们感知周围事物时起重要作用，它带给人们不同感受主要体现在温度感、距离感和重量感三个方面。

（1）温度感方面：桃的红色叶片、银杏的黄色叶片、苹果树果实的红色外观、脐橙树果实的橙色外观等暖色调颜色往往带给人兴奋、温暖、热烈、热闹的感受；蓝莓树果实的蓝紫色外观、葡萄树果实的紫色外观等冷色调颜色易使人联想到蓝色的天空或辽阔的大海；绝大多数果树的绿色叶片，如青苹果、青枣、梨等果实的绿色外观，都携带着大自然盎然的绿色，散发着生机与活力。

（2）距离感方面：果树色彩的明亮程度与给人带来的距离感有密切关系。一般而言，明亮的暖色系如柿树的黄花和秋季的黄色叶、银杏树的黄色叶、草莓的红色果实等都给人以接近感（图3-1-2）；明度较低的冷色系颜色如葡萄深紫色的果实、李树紫色的果实等都具有较强的后退感，使人有远离之感。

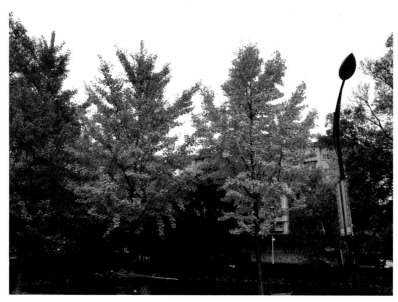

图3-1-2　银杏树金黄色叶片

（3）重量感方面：果树色彩给人的重量感与其明亮程度有关，色彩明亮度高或色彩弱则重量感轻，反之则越重。

3. 果树色彩在园艺治疗中的作用

以果树种植、搭配为主的果园、庭院、公园、疗养场所等常可种植单种类型或多种类型混植搭配，给不同的患者带来症状缓解或改善作用。如将白内障患者、弱视人群置于暖色系的银杏林、处于盛花期的柿园中，可起到辅助治疗的效果。对果树色彩视觉感受存在差异的人群，采用的园艺治疗手法也不尽相同，其受色彩影响越明显，则色彩起到的压力缓解作用越强，开花、色彩鲜艳或明亮的果树对人压力的缓解作用越强，李法红等以苹果树为观赏对象，选取人体脑波作为评价指标，定量研究苹果树叶片和花朵的观赏对人体脑波的影响，发现室外果树的赏花和果实采摘活动在一定程度上能够缓和紧张的情绪，使人趋于平静、放松的精神状态；手术或术后，通过对各种色彩的欣赏，疼痛作用减轻较快，人们对这种疼痛的忍耐强度会增强、忍耐时间也会增长。

二、果树叶型疗法的作用

果树的叶型主要分为叶片大小、叶片形状、叶片光滑程度、叶脉多少等方面。

果树叶片大小从几毫米至几米不等，香蕉、葡萄、枇杷等叶片是果树中叶片较大的类型；火龙果由于长期生长于热带沙漠地区，叶片退化，光合作用由茎干承担，是较特殊的果树种类，给人以新奇之感。

果树叶片的形状主要有圆形、卵形、线形、剑形、扇形、心形、披针形等。如银杏叶似扇形，叶形古雅、优美、寿命绵长，结合其树干笔直挺拔的特性，对老人治疗心脑血管疾病有较好的疗效；猕猴桃、沙梨叶片基部为心形，象征爱意与缠绵，对舒缓因感情因素带来的压抑情绪有明显作用。

叶片有无明显的绒毛是决定其光滑程度的主要因素，如多数果树叶片较光滑细腻，有的呈现为肉质，而枇杷叶片表面密生灰棕色绒毛，给人以不同的触觉感受。当人们小心触摸的时候，常常获得新颖的体验，以感受果树器官的细节之处带来的乐趣，进而体验大自然的能量与美好。

果树的叶脉主要有平行脉、网状脉、羽状叶脉、掌状叶脉等4种。叶片的脉络主要体现在视觉感受上，尤其是将果树叶片制作成叶脉标本或书签，与阅读、欣赏等活动一起，使心情放松、平缓、静谧，用以疗愈情绪。

三、果树树型疗法的作用

果树的树型主要分为树体形态（树形、树体构造、干性强弱等）、枝条形态（节间长度、直立或弯曲）等。

果树的树形姿态多样，其枝干或攀绕（如葡萄、猕猴桃等藤本果树），或直立（如银杏、核桃、梨等乔木果树），或丛生（如蓝莓、树莓等灌木果树）。在用于园艺治疗的果园美化配置中，树形是果园设计、构景的基本因素之一，一定程度上决定了果园的综合功能和境界。将患者置于果园中，使其慢慢地进入安静状态，使人体与植株形成生物共振，从而用来矫正、补充、增强人体系统的生物场，进而使身体健康逐渐恢复，这种疗愈方式在乔木果树为主的果园中更容易实现，如苹果树可提高人体的紧张度和抗病能力，从而消除疲劳；银杏树可用于治疗心脑血管疾病；其他的果树也都具有疗愈身心的作用。灌木、丛木果树多呈团簇丛生，往往给人以朴素、浑实之感。以果树为主要造景植物的盆景，树势矮化，常见的果树盆景有苹果树盆景、葡萄树盆景、桃树盆景、石榴树盆景等，树姿或优美，或遒劲，或清雅，可观花、观叶、观果、观树形等，可作为艺术品陶冶性情、修身养性，还可作为装饰品美化室内或室外环境，烘托生活气氛，振奋精神，从而达到缓解压力、消除疲劳、调剂身心、使心情愉悦的作用（图3-1-3）。

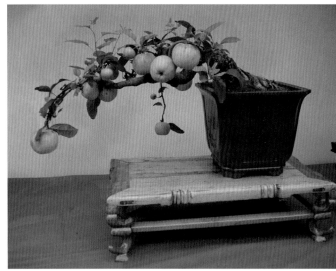
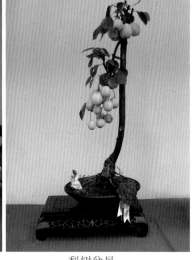

苹果树盆景　　　　　　　　　　　梨树盆景

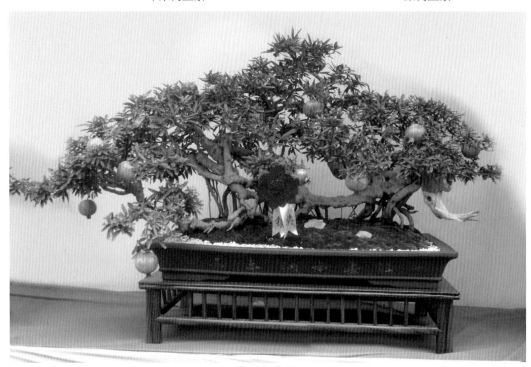

石榴树盆景

图3-1-3　植物盆景

四、果树花型疗法的作用

果树的花型主要分为花朵大小、花朵花瓣形状、花瓣数量等。

多数果树的花直径都比较小，如桃花的直径一般为2～5厘米，苹果花直径为3～4

厘米，而火龙果的花长为25～30厘米，直径为15～25厘米，属于果树中的大花类型。果树的花朵形状也存在差异，如苹果花呈蔷薇型，桃的花朵有蔷薇型、铃型、菊花型三种，菊花型是桃花中一种特异类型，与常见的花型差别大，花瓣细长，给人以新奇的欣赏感受。在花瓣数量方面，有单瓣与重瓣之分，单瓣体现简洁，视觉清爽，重瓣雍容华贵，视觉饱满，观赏性更强。

五、果树果型疗法的作用

果树的主要果型有圆形、扁圆形、卵圆形、椭圆形、圆锥形、五角星形等。人们对不同果型所呈现出的视觉感受和心理感觉也不相同。如杨桃的果实形状呈五角星形，形状立体感强，这是其区别于其他果树果实的最明显特征，尤其是横切之后的果实五角星的形状更明显，令人产生惊奇之感。桃果实的形状有圆形、扁圆形、卵圆形等，常见的桃果实多呈圆形，而蟠桃则呈扁圆形，近年来果实无毛的油蟠桃成为一种新的类型，其果型独特，食用方便，给人以香甜、美好的食用感受。

任务三　果园生产活动在园艺疗法中的应用

园艺操作活动对特殊人群具有辅助治疗效果，如成年人从事园艺操作活动后舒张压和平均动脉压显著升高，心情也变好了；园艺操作活动能较好改善老年人的抑郁症状。研究表明，在常规治疗基础上安排园艺操作活动增加了脑卒中患者体内内咖肽等激素水平，从而改善患者抑郁和焦虑情绪，提高运动能力，促进身心障碍康复；对12名智障儿童持续6个月接受以蔬菜的播种、栽培、收获，以及收获后的烹饪与品尝等活动为主的园艺治疗，发现实验组中智障儿童的社会性有显著提高。鼓励智障儿童参与园艺植物的种植、生长期各阶段的看护及最后的收获与分享，帮助智障儿童参加翻地、浸种、播种、浇水、捉害虫等农艺操作活动，能够促进其生活技能的提升及自理能力方面的改善。王小珍（2017）发现通过植物应用可以增加自闭症儿童对外界事物的兴趣和感知能力，锻炼他们的活动合作能力。果树园艺活动是园艺操作活动的重要内容，以果园生产活动、农事操作为媒介，根据活动参与者的身体、心理状态及其兴趣爱好，使参与者亲自参加种植、施肥、浇水、施药、修剪、套袋、疏花、疏果、采收等各个生产环节，并得到体能的锻炼、情绪的调适、自信的培养、交流的增进、健康的促进。

例如，在室外浇水、在温室或大棚内进行果树移栽等活动，有利于改善由内耳障碍导致平衡感觉问题。对慢性精神分裂症患者而言，在药物治疗的基础上辅以园艺植物栽培活动，更有利于身心康复。从事适度的果园操作活动，对老年人降低血压、放松身心、舒缓心情等有显著的疗效。在果树的盛花期观花、果实成熟期进行采摘活动对缓和人紧张情绪有积极作用，并可使人身心趋于平静，保持精神放松状态。此外，果树的其他作用在园艺疗法中也有较多的应用。如开展果树认领活动，非果树种植者也可以参与果树的管护和采收，体验种植的快乐和收获的满足感；在果园采集叶片、花朵、果实等器官，开展标本制作，固定特定性状，体验标本制作的全过程；在果树的花期，除可观花进行园艺治疗外，将枝条剪下，开展插花活动，也可起到陶冶情操、缓解压力的作用，组织残障人士开展插花活动，可通过不同的实施步骤进行感官刺激，疗愈效果明显。

在果园可开展丰富的园艺疗法活动，同时也要认识到，以愉悦身心为目的的园艺疗法和以经济效益为目的的果园生产活动既相互融合，又具有本质的区别。果园开展园艺疗法要求采用绿色有机生产方式，以免化学药剂对人们产生危害，从而为高品质果园生产提供了客观条件。另外，利用果树生产活动进行园艺治疗，被治疗者在进行果园农事操作时，工作强度、劳动时间等都可以自行控制，营造温馨舒适的工作环境，主要目的是享受劳动所带来的快乐，从而使内心愉悦、心情放松。果园生产活动的主要目的是要获得高品质的果品，从而获得较高的经济效益，这类生产活动周期长、工作强度大、生产环境相对较差，以重复性劳动为主，工作内容枯燥乏味。在果园运用园艺疗法，要处理好经济生产和园艺活动两者的关系，既要为被治疗者提供安全的园艺疗法实践场所，也要兼顾果园的经济生产，使两者相辅相成，相得益彰。

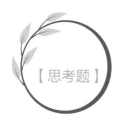

【思考题】

1. 果树可以分为哪几类？

2. 果树的营养价值有哪些？

3. 果树的营养器官及其保健功能有哪些？

4. 果树的色彩在园艺疗法中有哪些应用？

5. 果园生产活动在园艺疗法中如何应用？

项目二 花卉在园艺疗法中的应用

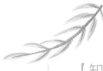

【知识目标】

- 了解花卉的范畴及历史。
- 掌握花卉的保健作用。
- 掌握花卉在园艺疗法中的应用。

【能力目标】

- 能够运用花卉开展园艺疗法相关活动。

任务一 花卉基础知识

一、花卉的概念与分类

"花"是植物的繁殖器官，是指姿态优美、色彩鲜艳、气味香馥的观赏植物；"卉"是草的总称。花卉有广义和狭义之分，狭义的花卉是指具有观赏价值的草本植物，如郁金香、菊花、玉簪、鸡冠花等；广义的花卉是指一切具有观赏价值的植物的总称，包括草本植物、木本植物、地被植物和藤本植物等，通常具有较高观赏价值的植物器官如花、叶、果、芽等，如景天类、杜鹃、梅花、月季、棕榈植物等（图3-2-1）。

花卉的种类多，范围广，应用方式也多种多样，按照植物学角度、观赏部位和光照强度的不同进行分类。

（1）按植物学角度分类分为草本花卉、木本花卉和水生花卉三类。

①草本花卉包括一二年生花卉、宿根花卉、球根花卉、肉质多浆花卉等，如鸡冠花、三色堇、玉簪、水仙、八宝景天等。

②木本花卉包括乔木类花卉、灌木类花卉和蔓木类花卉，如桂花、腊梅和凌霄等。

③水生花卉包括生长在浅水、低洼湿地和沼泽地带的宿根花及观叶草本植物，如荷花、睡莲和石菖蒲等。

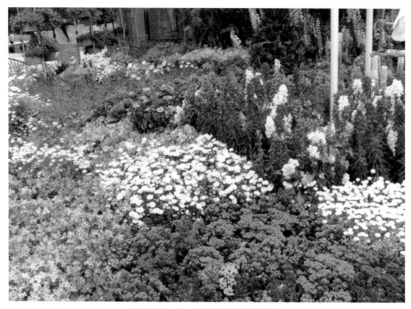

图3-2-1　多姿多彩的花卉

（2）按观赏部位分类为观花类、观叶类、观果类、观茎类、芳香类等，如菊花观赏花色花形为主，变叶木以观赏叶色叶形为主，金橘以观赏果实为主，仙人掌以观赏茎部为主，茉莉以嗅闻气味为主。

（3）按光照强度可分类为喜阳性花卉和耐阴性花卉。

①喜阳性花卉：波斯菊、百日草、桃花、白玉兰、梅花等。

②耐阴性花卉：龟背竹、绿萝、吊兰、文竹、万年青等。

花卉除了具有一定的观赏功能，还能够美化环境，维持生态平衡。部分花卉还可食用，提取香精或是制茶，具有一定的医疗保健作用，而且还可以用来表达人的某种感情与愿望，形成了独特的花卉文化。花卉的多种形态和功能为园艺疗法的实施提供了基础。

二、花卉的历史沿革

花卉以其特有的美丽形态及保健作用，自始至终伴随着人类文明发展进步的历程。自古以来，人和花卉就有着密切的关系，并建立了深厚的感情，它们在人类的精神文化及物质生活中都有着深远的影响。

先秦时期，"神农尝百草，始有医药"，先民通过观其形体、嗅其气味、品其滋味来认识花卉。《中国医学史》中记载着"原始农业的发展，人们在栽培农作物的过程中，有条件对更多的植物做长期细致的观察和进一步的尝试，从而认识了更多的植物药。"花卉类的草药越来越被人们所认识。花卉的芳香气味具有调节人的情绪、养生保健、防疫治病的作用。《神农本草经》有"香者，气之正，正气盛则除邪避秽也"的说法。我国现存最早的药物学专著《神农本草经》内记载了植物药257种，其中花类药有鞠华（菊花）、辛夷（图3-2-2）、款冬花、旋覆花、芫花、柳华、栾华等。

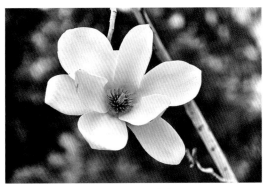

图3-2-2　辛夷

历经汉、晋、隋唐时期，药物学知识经过不断的积累，有了较大的发展，花类药也逐渐增多。"丝绸之路"让西域的名药红花等流入中原，丰富了人们的药学知识和花类药物种类。三国、两晋时期的药学著作《吴普本草》《李当之药录》和陶弘景《本草经集注》等，收录了更全面种类更多的花类药。隋唐时期的安定，让药物学得到了空前的发展，公元659年唐政府颁行了《新修本草》，书中收药多达844种。

宋、金、元时期，官方和个人编辑整理的药物学专著大大增加，诸如《开宝新详定本草》《开宝重定本草》《嘉祐补注神农本草》《日华子诸家本草》《证类本草》《本草衍义》《宝庆本草折衷》等，收录的药物达千余种。

明清时期，李时珍的《本草纲目》问世，标志着药物学发展到了一个新的高度，大量的花类药物被收入书中，使花类药物得到了系统的整理和总结。花类药物在明代社会的应用，也十分流行和普及。明代朱之蕃的《决明甘菊枕》中记载了药枕柔软舒适、药香四溢、清肝明目和催人熟睡，胜过治病的丹药。明代姚可成的《食物本草》中收入玫瑰花作为药物，认为其具有疏肝理气、和血调经的作用。清朝称花茶为"香片"，在沏茶之际放入茉莉花、玫瑰花、莲花等香花，便有"茉莉香片""玫瑰香片""莲花香片"等雅名，丰富和发展了中国悠久的茶文化，融合多种治病防病的花类药物于一体，达到品茗、怡情、防病、祛疾的目的。《红楼梦》第七回中有一张为薛宝钗治疗咳嗽的方子叫"冷香丸"，方子全为花类药物，称得上是花类药物应用的代表方。

近代，在《中药大辞典》《中华药海》《中华本草》等书中，收集了大量的花类药物。不少花类药物在近现代临床上已是常用之品，如金银花、菊花、野菊花、辛夷、丁香、红花、槐花等。如今，用花类药物美容美肤、强体保健，非常普遍，如桃花茶、茉莉花茶、菊花茶、梅花粥、芍药花粥、黄菊花饭、桂花糕、菊花火锅、鸡冠花瓣炖鸡、五花菜、桂花酸梅汤、金银花露等。有茶、有汤、有粥、有菜，品种丰富，花样繁多。

现在通常供人泡茶饮用的鲜花有二三十种，多是具有清热解毒、清肺止咳、养肝明目、健胃消食、增强肌体免疫力、促进血液循环、解除疲劳、养颜美容作用的花类药物，如菊花、金银花、玫瑰花、百合花、芍药花、西红花（图3-2-3）等。

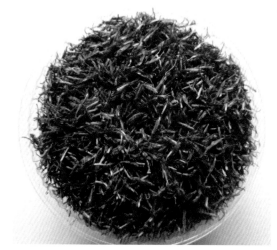

图3-2-3　西红花

任务二　花卉的营养价值与保健作用

花卉是无污染的绿色食品，其营养丰富。在西方，可食用的花卉有着"穷人医生"之称，被科学家列入抗癌食谱。花卉中含有丰富的维生素及人体所必需的多种蛋白质、氨基酸，及维持人体物质代谢的多种矿物质和微量元素，而这些营养物质能够增强体质，利于人体健康。

一、花卉的营养价值

1. 维生素含量丰富

据科学测定，鲜花中含有的蛋白质高达25%～30%，有22种易被人体吸收的游离氨基酸，远胜于牛肉、鸡蛋；鲜花中有铁、锌、碘、硒等27种常量和微量元素，有80余种活性蛋白酶、生长素酶、类酯、核酸、黄酮类化合物等活性物质，以及除维生素B_{12}外的所有维生素，维生素C含量远高于各类水果。除维生素C外，花卉中还含有一些人类尚未了解的高效活性物质，对增强体质和保持健康十分重要。如菊花、玫瑰、紫罗兰等植物的花朵，对人体的大脑发育有较大的帮助；玫瑰花的花托中含有非常丰富的维生素C；蒲公英的花蕾中则不仅含有丰富的维生素A和维生素C，矿物质磷的含量也很高；大白花杜鹃中含有维生素B_6，而且含量高于目前所知的其他所有植物；黄花菜中含维生素E 4.92毫克/100克，居野菜之首，食用它可达到营养平衡和健脑效果。

2. 蛋白质、氨基酸含量

鲜花花粉中蛋白质含量高达25%，游离氨基酸总量达35%；干花粉中氨基酸含量是相同重量牛肉、鸡蛋的5～7倍。根据研究，花中含人体必需氨基酸占总氨基酸含量的29.50%～42.60%，比高蛋白植物大豆和鸡肉含量均高。对百合的营养成分进行检测，发现百合花中含有8种人体必需氨基酸，占氨基酸总量的30.02%。矿物质总量占百合花干重的1.34%，包含有人体必需的各种微量元素。花卉中常见的营养成分有水溶性维生素、矿物质、类黄酮、鞣质、芳香油类、苦味素、配糖体等。其中，芳香油类具有良好的醒脑明目功用，水溶性维生素可促进消化代谢，类黄酮利尿，对心血管也有保护作用，苦味素则有消炎、抗菌之效。

3. 矿物质、微量元素含量

花卉中的锰、锌、铁等微量元素是维持人体物质代谢的重要化学元素，具有较高的生物活性及催化生化反应的能力。锰与骨骼的结构及生长、造血、脂肪代谢有关。还能促进血红蛋白的合成；锌能促进生长发育、增进消化功能、提高免疫力、参与酶的合成；铁参与血红蛋白及某些酶的合成，与血液的造血功能密切相关。

二、花卉的保健作用

花卉中含有人体所需要的多种氨基酸，除含有维生素A、维生素B、维生素C、维生素E、维生素P等，铁、锌、硒、钙、镁等矿物质元素的营养成分外，还含有多种生物活性物质，如酶、激素，以及芳香物质和黄酮、类胡萝卜素等，这些生物活性物质对人体健康具有一定的保健作用。根据自由基理论，认为自由基是使人类衰老和诱发多种疾病重要因素之一，缺氧、老化、动脉粥样硬化甚至肿瘤发生都与自由基毒性有关。而花卉中就含有能抗氧化、清除自由基、抗菌和抗疲劳等作用的黄酮类生物活性物质。因此，花卉具有一定的保健功效。如玫瑰茄干花中提取的原儿茶酸具有抗氧化和抗肿瘤功用；菊花中提取的醇类物质有明显抗肿瘤效果；现代药理实验证明，芦荟中的活性成分具有杀菌、消炎、抗癌、促进伤口愈合、增强机体免疫力等十五大药理功用。槐花中因含有丰富的芸香甙等黄酮类化合物而具有一定的保健功能。菊花中含有蛋白质、糖类、维生素B_2，以及脂肪、黄酮、挥发油、氨基酸等。

1. 美容养颜

殷商时期，嫔妃宫娥们已开始用锡粉化妆，并用燕地红蓝花绞汁凝结成胭脂来擦脸。《神农本草经》收载具有美容作用的中药达25种，花类有菊花、辛夷、合欢花等；另外还记载了具有"长肌肤，润泽颜色"的美容药品，长期搽用可使脸面光泽、皮柔嫩、皱纹舒张。据记载，清朝慈禧防治脱发的药方共有12味中药，其中花类药有辛夷、玫瑰花、公丁香3味，有去屑止痒、乌鬓发、防脱发的功效。

美容方法除了外用药物外，内服也同样具有较好效果。目前，被人们所食用的鲜花有金银花、菊花、梅花、金莲花、玫瑰花、玉兰花、丁香花等，主要用作茶饮、做粥、制汤、做饭、烧菜等，吃法多样。鲜花食品含有10多种氨基酸，另外还含有铁、锌、碘、硒等微量元素，14种维生素，80余种蛋白酶、核酸、黄酮类化合物等活性物质。因此，长期食用鲜花能够防止面部色素沉着，预防皮肤粗糙和老化，并对雀斑、黄褐斑、暗疮等有良好的治疗作用。

"香身"是美容的一种特殊方式。唐宋时期，嫔妃宫娥食用一些芳香类中药以求体香，取悦于人。清朝传说的香妃，就因体有异香而被皇帝宠爱，并赐"香妃"美称。古代医学和现代医学都印证了蕴香美食是具有科学依据的，若经常食用香花，肌体中就会蕴结花的香味。

花卉在美容方面具有以下几个方面的作用：

①消炎抗菌，有效防止皮肤疾病的发生，并可防止粉刺、雀斑、老年斑的出现。

②保护皮肤黏膜，增强皮肤弹性，防止皮肤皲裂，延缓皱纹的出现。

③润泽皮肤，预防皮肤老化。

④具有敛汗、除臭的作用。

⑤减少头皮屑，美化毛发等。

2. 保健养生

有些花卉不但可以直接作为饮食品或调味品，而且还可以加工成其他产品，更好地充当食品和调味品。如可以把菊花掺到谷物中制成干粮食用；用刺槐花和面烙饼，清香可口，增加食欲；南瓜花可做成南瓜花炒鸡蛋或涮南瓜花，有防癌之辅助功效。花椰菜含有吲哚类化合物，主要是芳香异硫氰酸和二硫酚硫酮，具有抗癌作用，用花酿造的"花酒"或蜜蜂分泌的蜂蜜，也是人们日常生活的食用品或药品。

3. 美化环境

花卉用以美化环境，一来可以增添视觉的色彩感，营造出温馨充满幸福感的生活环境；二来可以净化空气，使人们有赏心悦目之感，有利于身心健康。

在中国的历史文献中常有花卉美化环境的记载，无论是帝王的皇家苑囿，还是达官贵人的私人园林；无论是文人雅士的庭院内外，还是农家百姓的房前屋后，种花、植树、养草，是人们必不可少的调节与美化环境的手段之一。晋代陶潜为彭泽县令时，宅旁种植五株柳树，以"五柳先生"自号。他归隐后，又种菊，以"采菊东篱下"自娱。因此，后有"陶渊明独爱菊"之说。古时，中国各地喜种植牡丹、桃花等，即使佛寺道观中也不例外。白居易《大林寺桃花》中有"人间四月芳菲尽，山寺桃花始盛开"。白居易在忠州任上经常带领人们植树造林，栽种花草。"持钱买花树，城东坡上栽，但购有花者，不限桃杏梅。"在他离任时，还登上城东开元寺的阁楼与自己种植的花木告别，"楼上明年新太守，不妨还是养花人。"并寄希望于下任太守，也能和他一样喜植树、爱种花。

现代，城乡的人们种花养花，蔚然成风，几乎每家每户都有几盆鲜花，装点居所，美化生活，陶冶性情。树茂草青，鲜花盛开，人们生活在其中，自然会"心旷神怡"，既舒畅心情，利于健康，还能驱除蚊虫，净化空气，清除有毒物质，对保护人们的健康大有裨益。花卉文化是人与花卉关系的一种升华，是隐喻人品、人情、人格的一种精神寄托。因此，人们生活的环境中遍布花卉，用花卉来装饰环境已成为一种新的时尚。

三、花卉的保健方法

1. 药用治疗

花是中药学的一个重要组成成分，在医学上不仅历史悠久且应用广泛。花类药物的使用方法繁多，既可用干品，又可用鲜品；既可入煎剂、散剂、丸（丹、片）剂、膏剂、酒剂内服，又可外用熏洗、敷贴、佩带、药枕、注射、嗅气闻味等。据《古今名医名方秘方大典》选载的《黄帝内经》，到清代近3 500首名方中，以花类药物为主组成的药方共有312首，其中以花类药名命名的方子57首。近现代名老中医的处方近1 500首，以花类药物为主组成的方子共有401首，以花类药命名的方子7首。另外，临床上也有不少于14种的以花类药为主的常用针剂。

中医药学上，将药的功能分为解表、清热、理血和补益等几大功能，而以花入药亦可如此分类。菊花味苦，为清凉性发散风热药，功能疏风热，清头目，降火和解毒；牡丹花味苦、淡，性平，具有调经活血作用；蔷薇花味甘，性凉，具有清暑和胃、止血的功能；月季花味甘，性温，具有活血调经、消肿解毒之功效。经证实，发现花卉的医疗作用远不止这些。有些花卉甚至对癌症也有较好的疗效，如长春花、仙人掌等。

2. 形态观赏

花卉是人们认识大自然色彩的主要来源。庭院花卉的美还在于常常因季节、时间与天气的变化而呈现出不同的韵律，四季不同，早晚有别，晴雨变化。庭院花卉从发芽、抽梢、展叶、开花到结实等不同阶段构成的节奏感，使人们可以欣赏到大自然生命旋律的动态美。中国古代文人墨客常把庭院中的花卉人格化，从联想中常常产生某种情绪和意境，如荷花出淤泥而不染，为花中君子（图3-2-4）；梅花傲冰雪而开放，风韵高洁；还有牡丹的富贵、菊花的清逸、竹子的刚直、红豆的相思、玉兰花色白如亭亭玉立的少女等。现代人们常常把花卉作为某些精神活动的寄托，体现人们的精神文明，在庆贺婚礼、寿诞礼仪、喜庆宴会、探亲访友、看望患者、迎送宾客或外事活动中，都以花卉或其制品作为馈赠礼品，高雅大方，作为美好、幸福、吉祥、友谊等的象征。

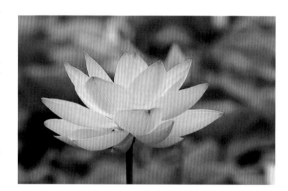

图3-2-4　花中君子荷花

研究表明，不同颜色或花香的花草，会使人产生各种不同的心情，如红色、橙色、黄色的鲜花，会使人产生一种热烈、辉煌、兴奋和温暖的感觉；而青色、绿色、蓝色、白色的花，给人以清爽、娴雅和宁静的感觉；绿色能吸收强光中的紫外线，减少其对眼睛的刺激，所以人们若多看绿色会产生舒适的感觉；浅蓝色的花朵，对高热的患者具有良好的镇定作用；紫色鲜花，可使孕妇心情恬静；红色花能增进患者的食欲，辅以赤色的花，对低血压患者大有裨益。此外，不同的花香还能影响人们的情绪，如桂花的香味沁人心脾，有助于消除疲劳，使人感到如释重负；水仙花和荷花的香味清香高洁，令人感到温馨缠绵；紫罗兰与玫瑰花的香味提神醒脑，使人感觉轻松舒畅；丁香花的香味则能使人安神沉静；橘子和柠檬的香味能激发人们奋发向上的精神。近年来，国外还利用花香的独特功效，专门成立了"香花医院"，如在塔吉克斯坦及阿塞拜疆的巴库等均设有这种医院和疗养所，让患有神经衰弱、高血压、哮喘、流行性感冒、白喉、痢疾的患者，在悦耳的乐曲声中，嗅着幽香扑鼻的花香，收到了很好的疗效。

庭院花卉除了在味道上对人体有影响外，还可以防病治病。目前有300多种鲜花的香味中含有不同的杀菌素，其中许多对人体是有益的，对不同疾病起到辅助治疗作用。部分庭院花卉能分泌出多种芳香的物质，如柠檬油、百里香油、肉桂油等，其内含有各种醇、醛、酮、酯等化合物，它们具有杀菌，调节中枢神经和抵御微生物侵害的作用。由于不同颜色及不同品种的花卉所含的气化芳香油不同，所以有着不同的功效。实验证明：天竺葵的香味，有镇定神经、消除疲劳、促进睡眠的作用，可用于治疗头痛、感冒；茉莉花的香味，有助于治疗眩晕头痛；玫瑰、栀子花的香味，有助于治疗咽喉痛和扁桃体炎症；丁香花的香味可治疗牙痛；薰衣草和迷迭香的香味，有助于哮喘病的治疗；桂花所含的大量芳香物质可治疗支气管炎，有化痰、止咳、平喘的作用；菊花、金银花的芳香，可使高血压患者的血压下降；紫薇花的香味能用于白喉、结核和痢疾的治疗等。

3. 食用保健

多数花卉不仅可观赏，还可供食用。据不完全统计，可食用的花卉约97个科，100多个属，180多种。常见的有菊花、玫瑰、紫罗兰、紫苏、芙蓉等。我国古代早以菊花嫩芽当菜，用洗净的花瓣拌蜜糖焙制糕点，口感清雅香甜。驰名中外的"菊花肉""菊花鱼片""菊花粥"等色香味俱全，是席间上品。盛夏将荷花阴干后与糯米或小米熬粥，可以消暑去燥、解渴生津；仲秋用菊花熬粥，可以清火明目、益肾利尿；冬末春初，采摘梅花煮粥，可以养脾化积，消除咽喉肿痛；暮春初夏，以玉兰花煮粥，能润肺利窍、祛风散寒。"菊花锅"是在美味的菜肴中掺以白菊花瓣烹煮。"菊花晶"是用杭菊加工而成。梅花的果实可制各种蜜饯，受人青睐。梅汁可做各种饮料和糖果，酸甜可口。玉兰花可炒肉片，还可用来做蜜饯。石斛花做凉拌菜相当可口。江淮民间常将紫薇花、刺槐、梨花过一下沸油，放糖拌来吃；或和面入笼蒸，再添精盐、麻油，食来清香怡人。

花类药物用来防病健身，在中国有着悠久的历史，屈原曾说过："朝饮木兰之坠露兮，夕餐秋菊之落英。"汉代，人们开始酿制"菊花酒"。菊花舒时，并采茎叶，杂黍米酿之，至来年九月九日始熟即饮，故谓之菊花酒。当时还有登高饮菊花酒的习俗。后来人们用菊花填充枕囊制成菊花枕等，都是用菊花的疏风明目、清热解毒之功，来防治头痛、目赤肿痛、失眠等病症。金银花在东晋末年，用作保健食品，来清热解暑。银花茶或银花露至今被人们所喜爱，特别是在炎热的夏天，饮一口银花露或吸一杯银花茶，能起到预防感冒、清解暑热、消疮祛痱、增进食欲的作用；同时，还能够降脂减肥。现代医学证实，花茶中的芳香物质对中枢神经有兴奋作用，并能促进消化液增多，提高人的消化能力。根据年龄、体质、季节、生活习惯的不同而选择不同茶饮有益人体健康。

花茶属于中性，又是多烘焙产品，花香突出，茶爽香高，具有疏肝解郁，理气调经等独特功效能。如饮用茉莉花茶能提高机体抗衰老和免疫功能，饮用玫瑰花茶有活血美肤、预防便秘、降火润喉之功效；夏日饮用百合花茶有清凉润肺、去火安神之功效；饮用洋菊花茶有改善人体微循环，调节人体免疫功能。

总的来说，可食用的花卉种类较多，食用方法多样，而且花卉的蛋白质含量远胜于牛肉、鸡蛋等动物性食品，维生素C含量也高于水果。欧美一些国家兴起食花热，认为花卉是现代人最新膳食营养的搭配，日本把菊花视为"优质、无虫害的花瓣蔬菜"，食用花卉加工出的油，被称为"21世纪食用油"，花茶能治愈肠胃疾病，常饮温花茶有益于健康。目前还有利用高新技术提取花卉中有效的成分从而应用于保健行业。例如，玫瑰精油在国内外市场供不应求，价格昂贵，国内市场的价格为8 000～10 000元/千克；香子兰中的香兰素含量为1.5%～30%，是调制高级香烟、名酒、巧克力、糕点、可可等必不可少的调香原料。

4. 花卉栽培与花艺制作

以花卉栽培和花艺制作为主的园艺活动可调节人的情绪，给精神上带来寄托感、满足感的作用，对神经官能症、高血压、心脏病等患者具有很好的辅助治疗作用。现代人由于忙碌的工作和其他因素的影响，精神压力很大，迫切需要利用园艺疗法进行心理和生理的治疗，其中较好实施且有效的就是花卉栽培和花艺制作。花卉栽培也能为人提供责任感和成就感，给人一个自我发挥的环境，通过接触新事物，转移人们的注意力，抛开负面情绪，全身心地投入园艺活动中。等到自己培植的花卉开花、结果，有利于人们感受到自己的价值，能够极大地增强自信心，重拾对生活的热情和憧憬。参加集体性的花卉栽培活动还可与同伴一起劳动，互相分享用具、花卉盆栽及花果收成，容易产生共鸣，促进交流，培养和提高参与者的综合社交能力。同时，可避免老年人因为疾病或残疾而依赖他人照管，内心中产生"没有用"的感觉，使他们在花卉栽培中产生"工作感"。

在花卉园艺活动的基础上，进一步加工花卉可制作花艺品，比如压花制作、植物手工皂制作、插花、精油提炼等（图3-2-5）。这些活动能刺激和发挥参加者

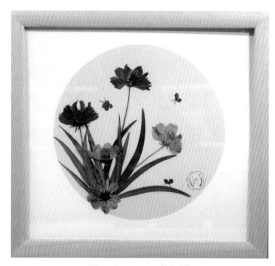

图3-2-5　压花制作

的创意潜能，把具有自然美的花卉材料按艺术创意手法进行处理，形成艺术品，每件成品都独一无二，给参加者以满足感和成就感。在国外的许多学校里都开设了园艺种植课，学生们有时在花园里劳动，有时把采摘来的鲜花压制成干花制作手工艺品，通过园艺活动使其身心得到锻炼与提高。

任务三　花卉在园艺疗法中的应用

一、传统花卉的意境疗愈应用

中国古代人们总是在倾心养护花木的过程中积极探寻物与我之间的哲学关系，格物致知形成了与花卉相关的文化现象和意识体系，因此人们从花木身上得到启迪。在中国儒家文化中，以花"比德"是一件风雅之事。文人们主动赋予花卉植物一些高尚的人物品格，同时又自比为这些植物，从而委婉地赞美自己品德高尚，卓尔不群。

在受到贬谪，仕途不顺或者生平坎坷的文人墨客心中，具有高尚品德的花卉植物更是安慰自己心灵的疗伤药。例如战国时期楚国的政治家、诗人屈原在提倡自己的政治主张时遭受楚国贵族的诋毁排挤被流放至朝堂之外，不能施展自己的政治抱负和一腔忧国忧民的热忱。在自己被流放郁郁不得志之际，屈原写诗作赋以兰自比。"时暖暖其将罢兮，结幽兰而延伫。""扈江离与辟芷兮，纫秋兰以为佩。""兰芷变而不芳兮，荃蕙化而为茅。"诗人借兰草的圣洁形象以自喻，衬托自己的品质如兰一般赤诚高尚。花草在此处所充当的角色是能够治愈屈原抑郁心情的良药。孔子在《孔子家语》中说："芝兰生于深谷，不以无人而不芳；君子修道立德，不为困穷而改节。"古人赋予了兰草君子的品格，而屈原也以兰草的品格来劝慰自己，是花卉植物寄托了人类的志向情思，可以说中国古人利用植物对自己抑郁、情绪低落等心理疾病进行了一种辅助治疗。〔《离骚》中描写的兰和《孔子家语》中的兰，据考证不是现在的兰科（Orchidaceae）植物，而是隶属于菊科（Asteraceae）的泽兰（*Eupatorium sp.*）〕。

此外成语"梅妻鹤子"大意是北宋文人林和靖终身未娶妻生子，隐居在杭州孤山，遍植梅花，整日以仙鹤做伴，梅花为友。虽是成语典故无处去考证真假，但是种植梅花，终日与梅花仙鹤共度，也足见植物梅花对人的"陪伴"作用（图3-2-6）。

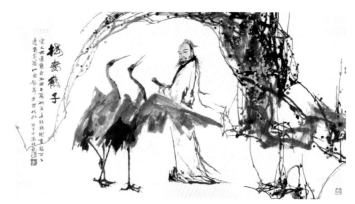

图3-2-6 梅妻鹤子图

二、现代花卉基于五感疗法的应用

植物在园艺疗法中的积极效果主要通过刺激视觉、嗅觉、听觉、味觉和触觉这五感，以及园艺操作活动共同作用于人体而产生。五感花园基于植物，以及园艺活动能带给人们不同的刺激，以打开作为感觉刺激窗口的视觉、听觉、嗅觉、味觉、触觉的大门，再进入控制各个感觉的大脑皮质的感觉区，通过神经细胞的突触相联系，对当时的外界环境做出反应。

1. 视觉花园

在人体的各种感觉中，视觉是最主要的感觉，它占环境对人体五感作用的75%~87%，是植物对人体五感刺激中的最主要部分。视觉花园通过植物间色彩搭配、高矮和形状各异植物的配置及植物与园林小品的色彩和形态搭配设计出独特的视觉景观感受。色彩是植物的视觉体系中最敏感的影响因子之一，它在人们感知周围事物的过程中发挥重要作用，花卉的花色、叶色变化非常丰富，了解各种色彩的生理作用，正确使用颜色，可以消除疲劳、抑制烦躁、控制情绪、调整和改善人的肌体功能，起到治疗的作用。暖色系花卉可选用一串红、矮牵牛、海棠、紫薇、石竹等；冷色系花卉可选用薰衣草、蓝花鼠尾草、羽扇豆、八仙花、玉簪等。日本栃木足利公园的景观布局中充分利用植物的景观丰富性变化，春季有垂柳、玉兰等，夏季有石榴、紫藤等，秋季有鸡爪槭、丹桂等，冬季有茶花等，形成"四时有花，八节有景"（图3-2-7）。

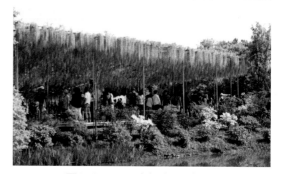

图3-2-7 日本栃木足利公园

2. 嗅觉花园

嗅觉疗法主要是让患者通过鼻子闻花香、叶香、泥土香等，对患者健康产生积极影响。植物中松科、柏科、槭树科、木兰科、忍冬科、桃金娘科等，对结核杆菌等病菌有很好的抑制作用，而常青藤、铁树、菊花、金橘、半支莲、月季花、山茶、石榴、米兰、雏菊、腊梅、万寿菊等植物能有效地清除空气中的二氧化硫、氯、乙醚、乙烯、一氧化碳、过氧化氢等有害气体，达到净化空气的效果。花卉中茉莉可以增强机体抵抗力，令人身心放松；桂花可以消除疲劳，宁心静气；丁香可以净化空气，使人沉静轻松。嗅觉花园植物群落举例：上层植物选择银杏、松柏、广玉兰、合欢、白玉兰、香棒等，中层植物选择腊梅、桂花、海棠、结香、含笑等，下层可选择天竺葵、薄荷、紫薇、金银花等。纽约布鲁克林植物园里的芳香园是美国第一个为盲人设计的花园，种植了许多芳香型花卉，盲人可通过香味辨别出不同的花卉，园中的木兰广场，在每年的盛开之际，散发出17种不同木兰的芳香气息（图3-2-8）。

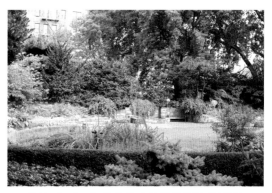

图3-2-8 纽约布鲁克林植物园的芳香园

3. 听觉花园

听觉是影响住户情绪的第二大感官体验，风吹树木枝叶的声音和雨打芭蕉声、水流声、雨声及昆虫鸟禽的啼鸣声所带来的听觉感受，万壑松风、竹林细雨、曲院风荷、雨打芭蕉等都是自然声音营造的经典听觉景观。听觉花园植物搭配选用能发出优美声音的植物种类，例如遇雨发声的芭蕉、美人蕉、荷花等大叶植物，遇风发声的响叶杨、竹子、垂柳等，人造水景的潺潺流水配合风吹竹林的声音及林间鸟语声，听觉花园还可配听觉趣味园林小品，如风铃、声音收集听筒。日本"Shiru-ku Road"公园设置了收集园内自然声音的装置，并现场提供给游客聆听，除了风吹植物的沙沙声、水流声，还有花园内地表昆虫的聒噪声（图3-2-9）。

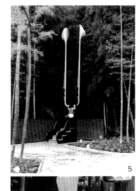
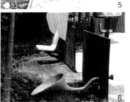
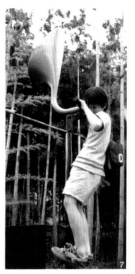

图3-2-9 日本"Shiru-ku Road"公园

4. 味觉花园

花瓣、花蜜、果实和各种园艺活动的收获品，都是园艺疗法味觉花园中味觉感知的源头，从心理意向来说，植物的可食用会激起个体对"丰收"的认知，本身就是一种收获的喜悦，尤其是在园艺治疗活动中，见证和参与了植物生长的全生命过程，这种成就感和满足感会加倍。一般来说，允许采摘食用的花卉最好与其他植物分区种植，避免采摘时误伤其他观赏植物。常食用的鲜花有金银花、菊花、梅花、玫瑰花、玉兰花、丁香花等，主要用于茶饮、粥汤、饭菜等。如法国伊瓦尔的五感花园中，基于食用花卉的味觉花园内种植有水田芥、黄花菜、旱金莲等（图3-2-10）。

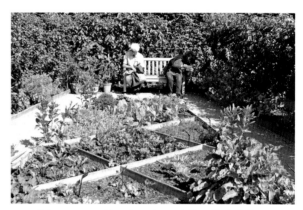

图3-2-10　法国伊瓦尔五感花园的味觉花园

5. 触觉花园

在声色香味触里面，触是最难以把握的，它要通过人们的触摸去感受，从而激发人们的生理反应，传达情感，可利用不同高度种植床创造出可使人们零距离接触的氛围和空间。对于植物来说，它的树叶形状，以及树皮的质感能引发有视觉障碍的人对它的思考，进而引发了人对于植物的情感。由于植物的叶片形状，以及质地的不同，会有不同的触觉感觉。如鱼尾葵、蒲葵、油棕、羊蹄甲、马褂木、旅人蕉、芭蕉、龟背竹、七叶树、八角金盘等叶形奇特的植物；腊梅、桑叶等叶片有毛的植物；马褂木等叶脉凸出的植物；还有生有肉质叶片的景天科植物等。但是特别要注意的是在路沿应避免栽植叶尖锐利的植物，如剑兰；叶缘多刺的植物，如构骨；茎干生有增大皮刺的植物，如花椒等。美国的俄勒冈州烧伤中心治疗花园，选取了多种香味宜人、色彩和谐、花期不同、质地各异、高度错落的植物，为患者提供一处清新而有益的空间环境，各种抬高的组合种植床使得患者可以近距离地接触植物（图3-2-11）。

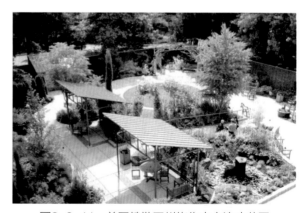

图3-2-11　美国俄勒冈州烧伤中心治疗花园

6. 花卉园艺活动

园艺活动是以人的主动参与性为核心的活动，与花卉感知的被动体验不同。依据康复花园设计原理，花卉园艺活动从两方面作用于人们，促进人体的康复治疗。一是人们通过肢体劳动，如播种、松土、锄草、浇水、除虫、修剪、管理花园等园艺活动，使人们的肢体得到锻炼，从而达到运动保健或运动康复的目的。二是通过人们在劳作中进行思考，增强创新意识。园艺活动是具有创造性的活动，参与者在每次劳作和操作中，都加入了自己对行为的思考，并不是简单、机械的重复动作，通过不断思考不断试验，加强了参与者思维敏捷性，促进与他人合作精神。通过参与活动的过程与他人进行交流、合作，改善了参与者的思维方式和语言能力，提高思想交流，增强团队意识，调节孤僻情绪。普通园艺活动，如花卉的播种、松土、锄草、浇水、采摘等栽培活动，还有抬高种植床，自动升降吊篮，管理或排列园艺器具等；在园艺的基础上进行进一步的加工、创作，设置实习花坛、操作间、温室等活动空间，进行盆景制作、压花制作、植物手工皂制作、精油提炼、插花、绘画等。

以压花为例，压花和压花艺术是园艺疗法过程中的一种有效手段。压花是将植物材料包括根、茎、叶、花、果、树皮等经过脱水、保色、压制和干燥处理而成平面花材的过程。而压花艺术则是利用物理和化学方法，将平面花材经过巧妙构思，制作成一幅幅精美的装饰画、卡片和生活日用品等植物制品的一门艺术，是把植物科学和艺术二者相结合的产物。

压花艺术品大体分为两大类：一类是家庭日用品，如工艺品、压花首饰等；另一类是压花画，如风景画、人物画、花球花束、花鸟画等。

压花所用的花材可以自己种植或购买。种植可选择易于播种和扦插繁殖的部分盆栽花卉，如美女樱、角堇等。而购买的鲜切花花瓣宜薄不宜厚。

人们在种花过程中，如果在户外，可以呼吸新鲜空气、接受阳光照射，适宜的温度和湿度也有利于身体健康。而在室内，一定面积的植物可以起到调节室内温度、湿度，净化空气，吸附各种有机挥发物质、悬浮颗粒的作用。特定的活动还可以促进肌肉的组合与协调，训练不常使用的肌肉。花园的景观维护还可以提供更多更有意义的活动。心理上人们可以感知从种子发芽、营养生长、开花结果这一系列过程，感受到生命的节奏和律动。在认知方面，可以增加许多花卉名词和养护知识。

体验压制过程，定格美丽瞬间。首先要进行采花活动。采花对人的情绪，以及一些功能是一个改善和恢复的过程。对于侵略个性较强的人来说，采花活动尤其是采摘大朵花为侵略个性较强的人提供了宣泄途径，从而达到自我控制的效果。对于上肢无力的患者，采花尤其是采摘小朵花的精细动作，可以改善手部功能，使手指的感觉得以恢复。这种低强度的身体活动也适合心脏病患者与不能过度运动者。

花材压制好后，要进行分类、包装、保护，这一过程可促使行动者生发爱惜生命之情，亲手压的一花一叶无不凝结着自己的感情，每一片小小的花材都包含了自己最宝贵的时光，规律性的存放也可养成良好的个性心理品质。花材来自天南地北，人们也可以进行互换花材的活动，增进交流，提升自我存在感。

在动手制作的过程中，人们充分发挥想象力、创造力与自我表达能力，自信心得到了满足，责任感、成就感与自我理念也得到了提升。

压花作品制作一般在室内完成，也可在天气晴朗、无风的室外条件下进行。压花的手工艺活动需要的主要是耐心和专注，以及对生活的观察力。通过实际操作也能够带动人们设计的欲望，在动手过程中学会选择、处理、配置各种材料，以达到设计效果。这是一种形象思维的训练，对儿童智力的开发和阿尔茨海默病的延缓有很大的作用。

作品完成后相互之间进行欣赏、交流，从中可获得学习新的压花技巧与方法，激发好奇心，增加观察力，获得对感官知觉的刺激，获得增加交流的机会。

压花活动多为小组活动，组员之间可以相互协调分工，继而增加互动的机会。在与同伴交流的过程中学习去尊重彼此、和对方合作分享责任，有机会发展领导特质。而田野采花、观看展览、互换作品等活动，也都是社会成长的好机会，参与者不但增强了社会责任感，获得自尊感和同伴之间的互相支持，而且建立了目标达成的责任感、支配感，以及被需要感。

7. 花卉与其他要素的拓展应用

（1）花卉与五行。五行是指金、木、水、火、土五种元素，是中国古代哲学思想的重要内容。植物也存在着五行属性，与医药学中的五行属性相对应，橘子、九里香、水仙属金，宜助肺；冬青、黄杨、仙人掌属木，利肝；荷花、睡莲、美人蕉属水，利肾；木棉、火棘、紫薇属火，利心；黄槐、萱草、米兰属土，健脾养胃。五行理论结合花卉可满足人们对于人体各个部分的健康追求，增长五行有关的知识，也可陶冶情操。园艺疗法活动可参考五行园中植物的设置，根据植物的五行属性结合园艺疗法的活动主题，对不同人群应用对其身体各部位有利的不同植物，在进行园艺疗法主题活动的同时达到有利于身体健康的辅助效果，增加园艺疗法活动对身体的生理性的疗愈能力，扩大其应用形式、应用人群，拓展园艺疗法的应用市场。

（2）花卉与休闲农业。休闲农业是利用农业景观资源和农业生产条件，发展观光、休闲、旅游的一种新型农业生产经营形态，其具有生产、生活、生态和游憩休闲服务的综合功能。国外现阶段都市人群开始回归大自然，许多郊区积极发展休闲农业。租赁花园主要是为了给都市高压人群，以及处于亚健康状态的人提供一个带有私家花园似的短期度假胜地，如比较著名的是哥本哈根的家庭园艺花园。游客可以租赁其中的花园，之后通过自己劳动，进行花卉、蔬菜与瓜果的栽培工作，体验这种久违的劳作过程，享受那种重新回归大自然的心情。通过这种形式，可以得到心理的满足，充分地释放自己的压力与不适，从而达到治疗的目的。基于花卉栽培及制作体验的园艺疗法实施场地亦可拓展到近郊的休闲农业基地中，拓展形式的同时，为服务对象提供花卉新品种新技术的科普。

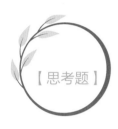

【思考题】

1. 哪些植物是花卉？

2. 花卉的保健作用有哪些？

3. 传统花卉如何体现园艺疗法的作用？

4. 插花园艺疗法的流程是哪些？

项目三 蔬菜在园艺疗法中的应用

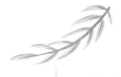

【知识目标】

- 了解蔬菜的营养价值及功用。
- 掌握蔬菜在园艺疗法中的具体应用。

【能力目标】

- 能够运用蔬菜开展园艺疗法相关活动。

任务一 蔬菜基本认知

一、蔬菜的范畴

蔬菜是可供佐餐的草本植物的总称。早在1 800多年前的许慎编撰的中国第一部字书《说文解字》中，就将"菜"字解释为"草之可食者曰蔬"。然而，有少数木本的嫩茎嫩芽（如香椿、枸杞的嫩茎叶等）、部分真菌、藻类植物也可作为蔬菜食用。蔬菜的食用器官有根、茎、叶和幼嫩的花、果和种子等。

随着人们生活水平的提高，膳食结构的拓宽，已使栽培蔬菜的种类明显增加，据《中国蔬菜栽培学》（2008）统计，中国目前栽培的蔬菜至少有298种（亚种、变种）分属50科。中国丰富的蔬菜种质资源为人们进一步的研究和利用创造了极为优越的条件，因此，发展到今天，蔬菜的范畴更为广泛，即指凡是以柔嫩多汁的器官作为副食品的一年生、二年生及多年生的草本植物、少数木本植物、菌类、藻类、蕨类等，可以佐餐的所有植物均可列入蔬菜的范畴。

二、蔬菜的营养价值

蔬菜是人类食物中最重要的食品之一，随着社会经济的发展，人们对饮食的要求也越来越多元化，对蔬菜的需求已不仅仅局限于品种和花色，更重视各种蔬菜丰富的营养成分及药用养生价值。蔬菜中含有丰富的维生素、矿物质、纤维素、糖类、蛋白质和少量的脂肪、有机酸，以及挥发性物质等，具体见表3-3-1。

1.富含维生素

维生素是维持人体代谢必需的一类化合物，蔬菜是人们日常获得多种维生素的重要来源。蔬菜中维生素有：

（1）维生素A：许多蔬菜含有丰富的胡萝卜素，其中β-胡萝卜素的生物效价最高，绿色蔬菜中β-胡萝卜素含量较高，而黄色蔬菜中α-胡萝卜素含量较高。含胡萝卜素高的蔬菜有胡萝卜、青花菜、荠菜、苋菜、菠菜、茼蒿等。

（2）维生素C：为水溶性。新鲜蔬菜中维C含量较多，尤以辣椒、甜椒、番茄、白菜、豌豆苗、青蒜、韭菜等蔬菜中含量更高，如红辣椒、青花菜等每100克鲜重含维生素C 100～200毫克。

（3）维生素B：水溶性，包括维生素B_1、维生素B_2、维生素B_6、叶酸等。其中维生素B_1以金针菜、长豇豆、香椿中较多；维生素B_2以西葫芦、韭菜、黑木耳、洋葱中较多；维生素B_6、叶酸等B族维生素在新鲜的绿叶蔬菜中较多。

另一类是脂溶性维生素，有维生素E和维生素K，在蔬菜中也有一定含量。维生素E在新鲜的番茄、莴苣中含量较多；维生素K在菠菜、苜蓿等绿叶蔬菜中含量较多。

2.富含矿物质

矿物质元素既是组成人体骨骼、牙齿、脑等组织的物质（如钙、磷、镁等），又是维持体液正常的渗透压，构成缓冲体系的调节物质（如钾、钠、钙等），有些直接就是人体中的生理活性物质，如多酚氧化酶中的铜，维生素B_{12}中的钴，细胞色素和血红蛋白中的铁，胰岛素中的锌等。蔬菜是人们日常获得这些矿物质元素的重要来源，豆类、黄花菜、苋菜、甘蓝等新鲜蔬菜含钙较多。豌豆、马铃薯、洋葱、大蒜等蔬菜含磷较多。四季豆、西兰花、豌豆苗、荠菜、韭菜、胡萝卜、菠菜等蔬菜含铁较多。另外辣椒、慈姑、蘑菇中含有较多的钾，大白菜、萝卜中还含有较多的锌，有些蔬菜还含有铜元素。

蔬菜中的矿物质还有利于维持人体酸碱平衡。蔬菜所含钙、磷、铁、钾等矿物质在人体内产生盐基，可以中和鱼、肉、米、面等食物所产生的酸素，健康的人体必须保持微碱性状态。矿物质还可以保持血液有一定的渗透压，维持人体组织器官与脏器的代谢，在一定程度上，可起到美容的作用。

3. 富含纤维素

蔬菜是含纤维素较多的食物，虽不被人体消化和吸收，但它能加速胆固醇降解，减少心血管病的发病率，对人体健康有很大作用。它可使人们肠胃中的食物变成疏松状态，增加与消化液的接触面，促进肠子蠕动，防止便秘，且降低结肠癌的发病率。一些根茎类蔬菜、叶菜类蔬菜等都是人们日常获得纤维素的重要来源。

4. 富含糖类和蛋白质

人体所需的热能物质和蛋白质主要来源于粮食和动物食品，但有些蔬菜，如富含淀粉的甘薯、南瓜、马铃薯、山药、芋头等，以及富含单糖和双糖的西瓜、甜瓜等，都是人体体能的很好来源。此外，豆类和瓜类蔬菜的种子中还含有较多的蛋白质、氨基酸和油脂，如每100克干菜豆中含22克蛋白质。

5. 含有有机酸、挥发性物质和色素

蔬菜中含有多种有机酸，如番茄中有柠檬酸和少量苹果酸、琥珀酸等。另外还含有特殊的挥发性物质，如辣椒的辣味，甜瓜的香气，洋葱、大蒜的辛辣味，芹菜、芫荽的特殊气味。蔬菜中还含有色素，如绿叶蔬菜中含有叶绿素，胡萝卜中的胡萝卜素，番茄中的茄红素，紫色茄子中的飞燕草素等。这些物质从色、香、味方面增加了食品的风味，从而增加了人们食用蔬菜的欲望。

表3-3-1　常见蔬菜营养价值

类别	蔬菜	营养成分
瓜类	黄瓜	蛋白质、糖类、维生素A、维生素B、维生素C、纤维素、钙、磷、铁、钾等
	丝瓜	蛋白质、糖、纤维素、多种维生素、钙、铁、磷等
	冬瓜	蛋白质、脂肪、糖类、钾、钙、磷、铁、胡萝卜素、维生素B_1、维生素B_2、维生素C等
	南瓜	蛋白质、维生素、糖类、葫芦碱、南瓜子氨酸、胡萝卜素、维生素B_1、维生素B_2、维生素B_{12}、维生素C、叶酸、烟酸、维生素E、果胶等
	苦瓜	蛋白质、脂肪、糖类、纤维素、胡萝卜素、维生素B_2、维生素C、苦瓜苷、钙、铁、磷等
茄果类	番茄	维生素，以及蛋白质、脂肪、糖类、钙、铁、磷、胆碱、番茄素等
	茄子	蛋白质、脂肪、糖类、胡萝卜素、维生素B_1、维生素B_2、维生素C、烟酸、纤维素、钙、磷、铁、胆碱等
	青椒	糖类、纤维素、维生素C、胡萝卜素、维生素B、维生素K、钙、磷、铁等

续表

类别	蔬菜	营养成分
叶菜类	菠菜	蛋白质、脂肪、糖类、纤维素、类胡萝卜素、维生素B_1、维生素B_2、维生素C、维生素E、烟酸、磷、铁等
	苋菜	蛋白质、脂肪、糖类、纤维素、类胡萝卜素、维生素B_1、维生素B_2、维生素C、叶酸、钙、磷、铁等
根茎类	莲藕	丰富的蛋白质、糖、纤维素、多种维生素、钙、铁、磷等
	白萝卜	维生素C、钙、蛋白质、多种氨基酸、葡萄糖、脂肪、果糖、多种酶类、挥发油
	胡萝卜	类胡萝卜素、蛋白质、脂肪、糖类、维生素B、维生素C等
	土豆	蛋白质、脂肪、糖类、类胡萝卜素、维生素B、维生素C、钙、磷、铁、钾等
	莴笋	蛋白质、脂肪、糖类、钾、钙、磷、铁、胡萝卜素、维生素B_1、维生素B_2、维生素C等
菌类	香菇	多糖、糖种酶、多种氨基酸及多种维生素等

6. 希特蔬菜的营养价值

希特蔬菜又被称为稀有特种蔬菜，是指我国某些地区的名、特、优、新蔬菜，以及一些国外引进的蔬菜品种，大多含有特殊营养，风味独特，有些还有一定的保健防病作用。

黄秋葵除了富含维生素和矿物质之外，还含有对增强人体防癌抗癌能力很有帮助的锌、硒等微量元素。其次，秋葵嫩果中含有一种黏性液质，这种黏液含有果胶和黏多糖类等多糖，具有维护人体关节腔里关节膜和浆膜的光滑效果，削减脂类物质在动脉管壁上的堆积，避免肝脏和肾脏中结缔组织萎缩等功效，经常食用帮助消化、增强体力，保护肝脏、健胃整肠。

马齿苋是一种我们常见的野菜，含有丰富的钙、磷、铁和多种维生素。其中 ω-3 脂肪酸能够抑制和消除人体血清胆固醇和甘油三酯的生成，防止胆固醇在血管壁沉积而发生动脉硬化，降低血液中胆固醇的浓度，改善血管壁的弹性，对于防治心脑血管疾病有非常好的作用。因此，马齿苋也被称为是护心菜。

牛蒡含有丰富的胡萝卜素、蛋白质、纤维素、铁、菊糖及人体所需的多种维生素及氨基酸，是一种营养价值极高的根茎类植物，有助于增强人体免疫功能。牛蒡肉质根含有丰富的营养价值，形状颇似人参，因此有"东洋参"之说。

芦笋营养丰富，被公认为是一种低热量、高营养的保健蔬菜。芦笋中含有天门冬酰胺、多种甾体苷类化合物，可增进食欲帮助消化，对水肿、心血管病等有一定疗效，其中天冬酰胺酶对治疗白血病、防治癌症均有特殊疗效。

紫背天葵是一种风味独特极富营养保健价值的高档蔬菜，鲜嫩茎叶和嫩梢中的维生素C含量较高，还富含黄酮苷成分，可有效减少血管紫癜。因其嫩茎叶富含造血功能的铁元素、维生素A、黄酮类化合物及酶化剂锰元素，又具有活血止血、解毒消肿等功效。

总之，蔬菜是人们日常饮食生活必不可少的食物，从现代营养学的观点来看，蔬菜能够达到"新鲜、美味、营养、药用"，起到药食同源、防病祛病、强身健体的食疗作用，是其他食物不可代替的。

三、蔬菜的食用禁忌

1. 蔬菜的毒性

有的蔬菜具有毒性，生吃容易中毒，表3-3-2列出了常见的容易中毒的蔬菜及解毒方法。

表3-3-2　蔬菜毒性一览表

蔬菜	毒素	发病机制	解毒方法
四季豆	皂素	未煮熟时，其中皂素会强烈刺激消化道；另四季豆中海油亚硝酸盐和胰蛋白酶，可刺激人体的肠胃，使人食物中毒，出现胃肠炎症状	煮熟煮透
木薯	亚麻仁苦苷	木薯块根富含淀粉，但新鲜块根毒性较大，且其茎叶也含有毒物质。若摄入生的或未煮熟的木薯或喝其汤，都有可能引起中毒	一般浸泡6天左右可去除70%的毒素，再加热煮熟，即可食用
菠菜	硝酸盐	极易富集硝酸盐，在人体内微生物作用下，会转变为亚硝酸盐	煮熟烧透，切勿生食
木耳	叶林类光感物质	生吃新鲜木耳后，可引起日光性皮炎，严重者出现皮肤瘙痒、水肿和疼痛	煮熟烧透，切勿食用新鲜木耳
黄花菜	秋水仙碱	秋水仙碱是无毒的，但经过胃肠道的吸收之后会氧化形成毒性很强的二秋水仙碱，会刺激肠胃，出现嗓子发干、胃灼热、干渴、腹痛、腹泻等症状	煮熟，水泡
青色西红柿	龙葵碱	食用未成熟的西红柿，口腔感到苦涩，重则出现中毒现象	食用成熟的西红柿
发芽的土豆	龙葵碱	发芽的土豆也会产生大量的龙葵碱，食用后易中毒	切勿食用发芽的土豆
腐烂的生姜	黄樟素	腐烂的生姜会产生大量的黄樟素，食用过量会增加癌症的发病率，尤其是肝癌	适量食用生姜，并多吃新鲜果蔬，降低黄樟素的致癌率

2. 被污染蔬菜的毒性

目前我国蔬菜中的主要污染物是农药残留、硝酸盐、重金属等。

（1）农药是目前生产品种最多、使用量最大、能引起强烈中毒反应的污染物，严重时会引起头晕多汗、全身乏力，继而出现恶心呕吐、腹痛腹泻、视力模糊等症状。长期进食被农药污染的不合格蔬菜也会产生慢性中毒，影响人的神经系统等。

（2）蔬菜是易富集硝酸盐的食物，若在人体内被还原成亚硝酸盐，导致人体缺氧，引起高铁血红蛋白症，亚硝酸盐还可引发消化系统癌变。有研究表明，烹饪的蔬菜存放时间延长，其亚硝酸盐含量明显增加，所以，切勿食用烹饪后隔夜存放的蔬菜。通常硝酸盐积累顺序为：叶菜类＞根菜类＞葱蒜类＞瓜果类＞豆类＞茄果类。

（3）蔬菜中重金属主要来源于工业"三废"的排放、含重金属的化肥、农药和城市垃圾。有毒重金属主要指铜、锌、镉、铬、铅，若在人体中长期积累会给人类健康带来严重的潜在威胁。

此外，生物污染问题也开始引起重视，但只要不生食蔬菜或在食用前充分洗净，烹调过程便可杀死微生物，因此，这类污染对人体的危害基本可以避免。

3. 其他食用禁忌

未腌透的菜含有亚硝酸盐，因此不能食用。勿食用发黄的白木耳，因它含黄杆菌素是致癌物质。马齿苋凡脾胃虚弱，腹泻人忌食。豆芽质嫩鲜美，营养丰富，生食会出现恶心、呕吐、腹泻、头晕等不适反应。胡萝卜忌与酒同食，可在肝脏中产生毒素，引起肝病。苦瓜性寒，并含有奎宁，孕妇和哮喘病患者不宜多吃。

任务二　蔬菜的功用

一、蔬菜的保健作用

由于蔬菜的营养价值很高，当前，蔬菜的保健价值越来越被人们所重视。许多研究表明，蔬菜摄取不足是慢性疾病的重要成因，甚至与多种癌症的成因有关。传统中医十分推崇"药食同源"的说法，认为利用蔬菜治病是食疗中一条宝贵经验。

1. 抗癌作用

蔬菜的抗癌功效一直是各国科学家研究的热点。早在1995年，美国生物学家就发现，多吃花椰菜的人患肠癌、肺癌的风险会小得多；而英国科学家则证实了西兰花的抗癌功效。番茄富含番茄红素，能预防和降低前列腺癌、乳腺癌等癌症的发病率，对胃癌、肺癌也有预防作用。十字花科蔬菜中含有的硫苷葡萄苷类化合物，能够诱导体内生成一种具有解毒作用的酶，预防癌症的发生。此外，胡萝卜能降低肺癌患病率，大蒜则能预防结肠癌。最近，日本国立癌症预防研究所的科学家，对蔬菜的抗癌功效进行了更全面详细的研究，从高到低排出了20种对肿瘤细胞有明显抑制效应的蔬菜，分别是熟红薯、生红薯、芦笋、花椰菜、卷心菜、芹菜、茄子、甜椒、胡萝卜、金针菜、荠菜、番茄、大葱、大蒜、黄瓜和白菜。由此可见，蔬菜的确是抗癌高手。

2. 解毒作用

清热解毒的蔬菜一般都是一些富含维生素且性质偏凉的，如黄瓜、苦瓜、丝瓜、番茄、绿豆芽、海带等，其中有些还含有高达98%的水分，能增加口腔中唾液的分泌量，达到生津止渴、清热解毒的作用。清热解毒的蔬菜还有润肠通便、健胃消食、利水消肿的作用，特别适合经常熬夜容易上火，以及"三高"人群。另外，苦味蔬菜中含有丰富的苦味素、氨基酸、生物碱、维生素及矿物质，能起到很好的清热解毒作用。

3. 益脑强身作用

有研究发现，多吃西兰花、菠菜等十字花科或绿叶类蔬菜有益于老年人大脑。另外，大多数菇类含有人体不能合成而又不可缺少的8种必需氨基酸，如香菇、蘑菇、竹笋等酪氨酸、蛋氨酸和苯丙氨酸含量较多，杨树菇、冬菇等含赖氨酸较多，能活化神经细胞，提供大脑灵活性，提高智力，增进记忆。莴苣、大白菜、马铃薯、大豆、豌豆等富含铜，可防止贫血，有利骨骼和脑发育。"常服山药延年益寿"，山药含脂肪较少，几乎为零，能预防心血管系统的脂肪沉积，阻止动脉过早发生硬化，还可增加人体T淋巴细胞，增强免疫功能，延缓细胞衰老。

4. 降压安神作用

豆类蔬菜中的大豆、毛豆、黑豆等所含的类黄酮、异黄酮、蛋白酶抑制剂、肌醇、大豆皂苷，对降低血胆固醇、调节血糖、减低癌症发病及防治心血管、糖尿病有良好作用。苦瓜也是糖尿病患者的理想疗效食品，因其含有苦瓜苷、苦瓜素、类蛋白活性物质、类胰岛素活性物质等，具有降脂、降血糖的作用。葱蒜类蔬菜富含二丙烯化合物、甲基硫化物等植物化学物质，有利于防治心血管疾病，还有消炎杀菌等作用。南瓜同样有减轻糖尿病的作用，多食可有效防治高血压和肝脏病变。芹菜营养价值和药用价值高，有明显降压降脂的功效。

5. 美肤瘦身作用

蔬菜是我们每天都需要补充的，是十分绿色健康的瘦身减肥食物。蔬菜中含有大量的纤维素，容易产生饱腹感，以减少其他食物的摄入，而且食用后增加了肠道的蠕动，有利于代谢。有利于瘦身的蔬菜主要有黄瓜、白萝卜、芦笋、茄子、冬瓜、绿豆芽等。

多食用蔬菜还可以改善肌肤状况，让肌肤更加白皙水嫩，具有一定的美肤功效。现代研究发现，白萝卜含有丰富的维生素C，有很好的美白功效。芦笋富含硒，能抗衰老和防治各种与脂肪过度氧化有关的疾病，使皮肤变得白嫩。胡萝卜富含果胶物质，豌豆含有丰富的维生素A，均有润泽皮肤的作用。豆芽可以防止雀斑、黑斑，使皮肤变白。丝瓜能润滑皮肤，防止皮肤产生皱纹。

6. 药用蔬菜的保健作用

药用蔬菜兼具营养价值和药用价值，近年来备受城市居民推崇。我国药用蔬菜资源丰富，分布广泛，适应性强，但大多属于野生状态，目前已经出现多种人工栽培品种，如蒲公英、薄荷、菊花脑、藿香、费菜、食用百合、铁皮石斛等。每一种药用蔬菜都有它们独特的药用保健价值，如板蓝根是一种常见的中药材，具有清热解毒、凉血利咽等功效；桔梗具有宣肺祛痰、利咽、排脓之功效；蒲公英嫩苗及嫩叶可生食凉拌、可炒可煮汤，具有清热解毒、消肿散结的功效。

7. 芳香蔬菜的保健作用

所谓芳香蔬菜，就是气味芬芳或含有辛香物质的可食用并具有一定药用价值的蔬菜。目前国内外已开发利用的品种有：紫苏、罗勒、百里香、迷迭香、柠檬草、薄荷、艾蒿，以及作为调味品的葱、姜、大蒜、花椒、八角、茴香、肉桂、芫荽等。新鲜的紫苏叶具有抗生性，可治疗流行性感冒、咳嗽和恶心。山葵的辛辣味有强杀菌和杀虫的作用，还可促进淀粉性食物的消化，防止食物中毒，亦可预防蛀牙。薰衣草花中的汁液可促进上皮细胞的更新，对痤疮有很好的疗效，花茶可治疗焦虑症、头痛头晕、肠胃气胀、口臭等病症。

二、蔬菜的观赏作用

蔬菜除了食用和保健价值之外，还具有很强的观赏特性。观赏蔬菜的色泽鲜亮，外形别致，极富情致，给予人们的审美感受与一些花卉相比毫不逊色，随着农业科技不断进步，当前市场上又出现很多赏食兼具的蔬菜新品种，如七彩菠菜、彩叶莴苣、袖珍南瓜、五彩椒等（图3-3-1）。

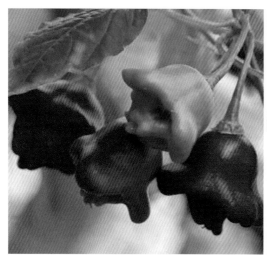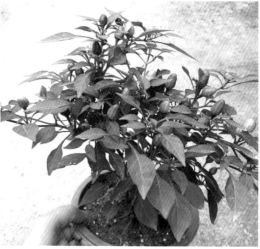

图3-3-1 五彩椒

观赏蔬菜是指色彩艳丽、风味独特，集观赏性、实用性于一体，具有优雅的株姿、奇特的外形、绚丽的色泽，适合室内绿化和家庭种养的一年生或多年生的草本或食用菌，可当作微型盆景。

观赏蔬菜种类繁多，按观赏部位分类，可分为观根茎、观叶、观花、观果、观子实体等类型。

1. 观根茎类蔬菜

观根茎类蔬菜指人们食用蔬菜根或者茎的部分，其颜色丰富形状各异，且富含营养成分，如樱桃萝卜、五彩胡萝卜、彩色红薯、七彩马铃薯等（图3-3-2）。因根茎大多埋入地下，可挖掘出或做盆景来观赏。

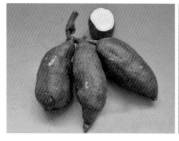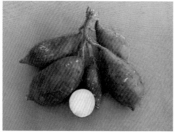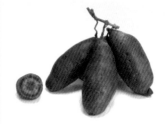

图3-3-2 彩色红薯

2. 观叶类蔬菜

观叶类蔬菜品种十分丰富，观赏部位为叶片、叶球、叶丛或叶柄等，观赏其绚丽的叶色和奇异的叶形，如羽衣甘蓝、紫叶生菜、彩叶莴苣等（图3-3-3）。因植株矮小，生育期较短，适合盆栽观赏。

3. 观花类蔬菜

观花类蔬菜的观赏部位为花，如食用鳞茎的百合、食用花蕾的黄花菜，食用果实的红花菜豆或扁豆等。虽花期不长，但花色五彩缤纷，很适合装扮庭院和阳台。

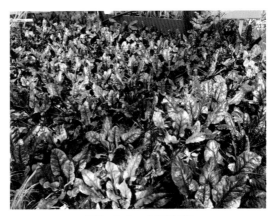

图3-3-3 红叶甜菜

4. 观果类蔬菜

观果类蔬菜的观赏部位为果实，果形或玲珑可爱或奇特别致，果色鲜艳夺目，有的成熟果实还可长期保存赏玩，如樱桃番茄、观赏南瓜、观赏茄子、观赏辣椒等。其中植株矮小的适合阳台盆栽种植，藤蔓多姿的适合庭院栽植。

5. 观子实体类蔬菜

主要指食用菌类，如灵芝不但具有极高的药用价值，通常还做成盆景以供观赏，是价值很高的艺术品。另外金针菇、香菇、羊肚菌等都是很好的观赏类蔬菜。

三、蔬菜的疗愈作用

1. 饮食疗愈

饮食疗愈寓治于食，不仅能达到保健强身、防治疾病的目的，而且还能给人带来感官上和精神上的享受，使防病治病的功效倍增。传统中医历来主张清淡素食，少食肥腻厚味之物，且蔬菜是素食的重要组成部分，为保证人体所需多种营养和膳食平衡，在烹调和食材搭配上也十分讲究科学方法。一些素食疗方有助于某些病症的治疗和康复，长期食用尤为适宜，如木耳炒芹菜具有补血止血、降血压、润肠排毒的功效；薏米红芸豆山药粥具有健脾渗湿的功效；猴菇拌莴笋有利于增加免疫力，辅助治疗胃炎、胃溃疡。

2. 芳香疗愈

芳香疗愈是指通过内服或外用的方法，将植物的芳香物质吸入体内，发挥芳香物质所具有的作用，使人体的生理机能和心理平衡得以恢复，达到身心疗愈的效果。薄荷、紫苏、茴香、百里香等在芳香疗愈中起着重要的作用，不仅散发出沁人心脾的特殊香气，而且还可从这些蔬菜中萃取提炼出芳香精油。

3. 色彩疗愈

也称颜色疗法，基于古印度健康理论，即每一种色彩都拥有自己的特殊能量。色彩的能量通过细胞吸收后会从身体、情感和精神多个层面全面影响着人的健康。蔬菜的各种绚丽的色彩不仅赏心悦目，还能疗愈身心，使人们回归平衡、和谐、宁静（图3-3-4）。实践证明，紫色有助于减轻上瘾症和偏头痛；橙色对治疗抑郁症和哮喘有效果；黄色

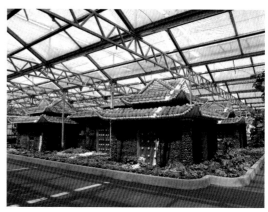

图3-3-4　以色彩缤纷的蔬菜瓜果为素材的景观（小品）

有助于治疗便秘，提高自信心；青色有助于治疗关节疾病和静脉曲张。色彩疗法还经常被用于治疗注意力缺陷、诵读困难症，以及阿尔茨海默病。

4. 栽培体验疗愈

蔬菜栽培体验活动的疗愈作用是通过人们亲身参与蔬菜种植全过程，一方面可以帮助活络筋骨，增加运动量，增强身体协调性，刺激人的触觉、视觉、听觉、味觉、嗅觉等，增强平衡感。另一方面通过蔬菜栽培的过程能让人们感知生命的律动，体验季节的变化、生长周期的变化和大自然生命力的增强。另外，适度的疲劳，可增加体力与促进心脏机能，有效利用时间，增强人与人之间的交流。

蔬菜种植主要包括定苗、整枝、摘心、摘叶、疏花、疏果等操作流程。移栽定苗活动包括菜地土壤测试、菜地整地打垄、移栽定苗与定植水。整枝打杈是蔬菜种植最基本的操作，有利于植株通风透光，避免养分的消耗，减少病害发生，促进根系生长。摘叶是在瓜菜栽培中常将植株下部同化作用能力微弱的老叶摘除的措施。疏花、疏果是在蔬菜采种栽培中，采取疏花疏果措施，以保证植株有一定结果数量，且避免结果数过多而引起的营养不足，加快果实肥大、种子充实，增加单果重，提高果实的整齐度，提高商品化价值。

5. 创意产品疗愈

创意在《现代汉语词典》中的解释是指"有创造性的想法、构思"等。创意是一种艺术的表达与沟通，产品可以和艺术创意结合在一起，但最终是为了沟通，即达到疗愈的目的。创意产品本身的艺术美感及创作过程是人们解压、舒缓情绪的最有效的方法之一，在现代园艺疗法中起到至关重要的作用。蔬菜的创意产品疗愈主要包括营造蔬菜创意景观、蔬菜创意包装制作、创意美食制作，以及DIY手工制作、蔬菜创意衍生

产品，如创意摄影作品、美术艺术作品、工艺品、创意小品（蔬菜卡通造型）等（图
3-3-5）。

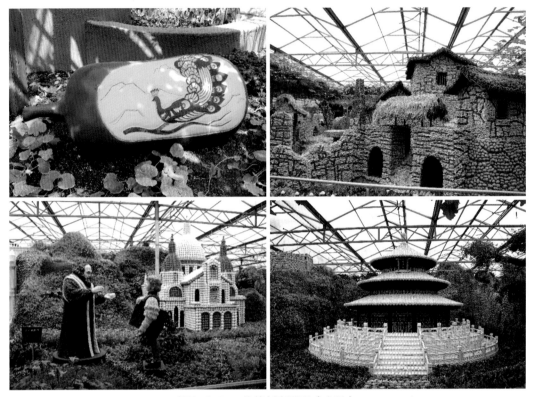

图3-3-5　蔬菜创意景观（小品）

　　蔬菜可代替园艺植物打造创意景观，设计方面注重总体布局、主题风格，以及地
方文化的融入，加上借助园林景观中常见的造景手法，可呈现出更加丰富多变的空间
视觉效果。如中国（寿光）国际蔬菜科技博览会中的蔬菜造型景观利用蔬菜和作物种
子陈设展示，惟妙惟肖，如生姜组成山形造型寓意"海上江山"、蔬菜种子拼制壁
画等。

　　蔬菜创意包装制作、创意美食制作，以及DIY手工制作等活动是在蔬菜创意产品的
制作过程中得到心灵的疗愈，都是一项温和而缓慢的手工操作，可培养人们注意力和创
造力，激发想象力，充实生活，消除空虚感。

　　蔬菜创意衍生产品类型多样化，包括利用瓜果蔬菜作素材的创意摄影作品、美术艺
术作品等，以及利用蔬菜外形作造型的工艺品、主题玩具、文化用品、日用品等，可
满足人们的视觉享受、休闲消遣、放松身心、修身养性等需求。创意小品（蔬菜卡通造
型）在都市及乡村景观设计中应用较多，它们生动形象、妙趣横生，为周围植物景观增
添了乐趣和活力。

6. 传统文化疗愈

蔬菜的种植历史早在远古时代之前，可能比其他作物要更早，种类也较之粮食的种类更多，故有"百谷、百蔬"之称。在《诗经》《王祯农书》《农桑辑要》等历代古籍文献中多次提到"蔬类"，《群芳谱》中的《蔬谱小序》记载："谷以养民，菜以佐谷，两者盖并重焉。"可见，古人对于蔬菜的认识，历史悠久，源远流长。

蔬菜也是诗人常用来描述的对象，作为农业文明的产物，蔬菜诗词同样联系着古代文人的一种哲学观，体现着人们别具一格的生命感悟方式。如诗人陆游《蔬圃绝句》中描述了诗人种植蔬菜等躬耕自食的生活，进行自我形象的塑造，既满足了对田园生活的向往，又丰富了他们的精神世界，突出了其自我实现的人生意义。当今社会的人们也普遍存在亚健康，以及焦虑、抑郁、空虚等情绪，老年人的心理问题越发突出，因此，通过读百菜文化典故、听时蔬"前世今生"故事、悟蔬菜传统文化精神这些方式来陶冶情操、刺激记忆力、减缓压力、增进人际关系和社交能力，是具有综合治疗效果的一种方法。

任务三　蔬菜的园林应用

随着人们对蔬菜求新、求特的需求，一些新型的蔬菜种植方式在逐渐被人们接受，现代都市的庭院、阳台、露台、屋顶，除了美丽的花草植物，渐渐多出可食用的蔬菜瓜果盆栽，不仅令人赏心悦目，而且也为都市人提供更多自产食蔬的体验乐趣。据调查，蔬菜瓜果的园林应用有盆栽观赏、花坛花带、垂直绿化、水景岩石配置、展厅布置等多种应用形式。利用植株色彩、株形、果形等差异制作各种图案造型，增加视觉冲击力或利用现代农业科技手段展示现代设施园艺智能化装备及新品种新模式等，园林应用形式归纳如下。

一、室内盆栽

盆栽的蔬菜是利用其优雅的株姿、奇特的外形、绚丽的色泽和丰硕的果实做成微型盆景来点缀居室，装扮庭院阳台，使周围的环境一派生意盎然。盆栽蔬菜有的单盆观赏，有的利用同种或不同种蔬菜配置成盆栽组合景观来观赏。

由于盆栽蔬菜要摆放于室内，因而植株不宜高大，并且要选择色彩艳丽、形状奇特、观赏性强、观赏期长的观赏蔬菜品种。观果类的品种有彩色甜椒、矮生番茄、观赏茄子、朝天椒、袖珍西瓜等；观叶类的生菜、羽衣甘蓝、薄荷、珍珠菜等；根茎类的樱桃萝卜、胡萝卜等。

二、阳台（露台）蔬菜

阳台（露台）蔬菜是一项有益全民的休闲生活方式，零距离的新鲜和安全有机是助推阳台（露台）蔬菜走俏的两个重要因素，更重要的是在新冠肺炎疫情防控常态化的环境下，它代表都市人一种新的生活方式的转变，完全满足了人们对乡野田园生活的向往，以及对有机蔬菜和生态生活的需求。阳台绿化应用多采用盆栽，布置形式有悬垂式、花架式、藤棚式和综合式等。

用蔬菜做阳台绿化可以美化香化家庭环境，补充城市绿化，减少污染，缓解夏季高温强光，净化空气，降低噪声。在阳台（露台）栽培蔬菜还能够满足新鲜安全营养蔬菜的自给自足，更重要的是其栽培过程，如浇水、追肥、整枝绑蔓、翻盆换土、收获采摘等十分有趣，可使生活内容更充实，更有助于舒筋活血，预防、减轻或治疗疾病，对增强人们体质是有益的。

适合阳台（露台）种植的蔬菜包含周期短的速生蔬菜，如小油菜、青蒜、油麦菜；收获期长的蔬菜，如番茄、辣椒、韭菜、芫荽、葱等；节省空间的蔬菜，如胡萝卜、萝卜、莴苣、姜；易于栽种的蔬菜，如苦瓜、姜、葱、生菜、小白菜；不易生虫子的蔬菜，如番薯叶、芦荟。

三、庭院蔬菜

院落作为一种传统的建筑空间形态，蕴含着传统的价值意义和文化内涵，它反映的是人们对土地的眷恋，是将再现的自然植入现代生活方式中，是居住文化的一种积淀。目前在欧美等发达国家，人们在庭院内种植各种观赏蔬菜是十分常见的，而国内发展较为缓慢，种植品种稀少，形式较单一。

庭院种植方式多种多样，可大致分为露地种植模式和保护地设施种植模式两种，还可以和其他作物形成菜—菜、菜—粮、菜—果、菜—药等套种模式，以及综合种植模式。

庭院蔬菜露地种植模式是指在庭院露地通过不同蔬菜之间进行套种、轮种或间种等方式的庭院经济模式，适合空间大、未进行硬化的庭院。选择种类时，要兼顾观花、观叶、观果种类，并且采用园林艺术化的设计手法，配置出简洁明快、自然大方的景观效果。种植设计包含以下几种形式：

（1）点式。即采用零星点缀式的种植模式，可以突出整个院落的特色亮点，同样也可以绿化院落狭小的角落空间，多采用色彩亮丽的观赏蔬菜。

（2）带式。即条带式布置的种植模式，可以采用多种观赏蔬菜混合栽、间隔栽、套种栽等。

（3）面式。即整片进行栽植，以自产食用功能为主，可以是点式地扩大，也可以形成主题型菜园的精华。

庭院蔬菜保护地设施种植模式是指为收获提早或推迟采收时间，或者有其他特定目的，在不适合蔬菜既定生产的季节，采用人工设施，创造出适合蔬菜生产的条件，形成超自然蔬菜生产的庭院经济模式。生产设施有塑料大棚、地膜覆盖、日光温室等，目前遮阳网、遮虫网等也被应用到庭院蔬菜生产之中。保护地设施种植种类一般为反季节蔬菜品种，可以根据生活习惯和经济能力选择，最常见的设施蔬菜典型搭配有丝瓜、西瓜、西葫芦、菠菜间套作，黄瓜、芹菜、番茄、草菇立体种植等。

四、屋顶蔬菜

屋顶绿化是当今社会一个新兴时尚的绿化产业，屋顶花园是目前应用最为广泛的一种屋顶绿化形式，不但降温隔热效果优良，而且能美化环境、净化空气、改善局部小气候，还能丰富都市立体景观，补偿建筑物占用的绿化地面，大大提高了城市的绿化覆盖率。但屋顶绿化也受到建筑固有平面和建筑结构承重的制约，是一项难度大、限制多的园林绿化工程。若能很好地将屋顶绿化与蔬菜种植结合利用，采用观赏蔬菜来替代园林植物，能够凸显以下几个优点：

（1）种植观赏蔬菜可利用无土栽培以代替屋顶绿化所需的同等厚度的壤土层，从而大大减轻屋顶承重，也免去因屋顶荷载不够而产生的安全问题。

（2）屋顶绿化用观赏蔬菜代替园林植物，避免植物根系侵入防水层，破坏房屋屋面结构，因其独特性，可以季节性地更换、交叉种植，同时很好地中和各种腐蚀。

（3）由于屋顶环境比较恶劣，比如太阳辐射强，升温快，骤冷骤热，昼夜温差大等，所以需要根据各类植物生长特性，选择适合屋顶生长环境的耐寒、耐热、耐旱、生命力旺盛的蔬菜品种，最好选择袋栽苗、盆栽苗，以保证成活。

五、社区菜园

社区菜园是当今都市农业引入现代社区的一种备受青睐的新模式，尤其是全球性突发公共卫生事件频发的大背景下，人们更加关注与我们息息相关的社区空间利用和治理。利用闲置土地打造城市菜园，自耕自种观赏蔬菜，不仅为社区景观环境增添了不少韵味，还能拉近邻里关系，同时推动社区居民参与社区治理，提高整个社区的居住质量。在社区，栽种植物的种类可丰富多样，观花类、观果类、观叶类或者香辛类均可。社区可以定期开展蔬菜种植文化交流活动，建立一个互动平台，对提升居民的认同感、归属感和幸福感也有很大帮助。

六、蔬菜专类园

专类园是通过精心设计在一定空间范围内展现同一种类植物的景观效果，供游人观光游赏、科学研究或科普教育的园地。蔬菜专类园是指专门种植某一类蔬菜或某一种功能的观光园区。根据蔬菜专类园的功能分为蔬菜科技示范园、蔬菜种质资源展示园、蔬菜文化博览园、蔬菜盆景园等。

蔬菜科技示范园是一个集展示示范、科研孵化、科普教育、交流培训、种苗繁育等于一体的多功能蔬菜科技示范基地，是当地蔬菜产业对外展示交流的重要窗口，也是现代农业科技运用到蔬菜种植中并为观光科普科学研究服务的一种应用形式。如寿光蔬菜高科技示范园、江苏省海水蔬菜科技示范园、南京普朗克有机田园等。该类型园区既是蔬菜优良品种高效绿色生产示范基地，还综合运用国内外农业高新技术和设施设备，同时又具有观光农业旅游景区的功能。

蔬菜种质资源展示园是一个蔬菜优质品种资源、蔬菜作物野生近缘种及野生种的资源开发共享平台，是当地的蔬菜种质资源库，主要用于蔬菜种质资源保存、展示与评价、种子繁育更新，以及科普教育等。该类专类园的重要的意义就是对于蔬菜资源的保护、新品种的开发、引种和驯化，达到观光旅游和开发保护并举的目的。

蔬菜文化博览园主要以蔬菜文化为主线，或结合中华传统文化、农耕文明，或地方特色文化、民俗文化，融观赏性、科教性、艺术性、互动性为一体，一般以建室内智能化温室的形式利用国内外蔬菜的优良品种、稀特品种来打造主题鲜明、惟妙惟肖的文化主题景观，具有品种展示、观光休闲、科普教育等多项功能。如重庆潼南菜博园，能让游人在上万平方米的智能温室中体验"蔬菜＋文化＋科技"的无限魅力。

蔬菜盆景园其实是由盆栽蔬菜发展而来，即盆景蔬菜，既可观赏又可食用，是目前市场上十分受追捧的产品，所谓的网红爆款商品。目前朝天彩椒、樱桃番茄、羽衣甘蓝作蔬菜盆景素材的市场前景十分广阔。蔬菜盆景园是将蔬菜盆景与无土栽培、各种花卉混搭配置，再运用园林造园的艺术手法将各种瓜果蔬菜盆景精心布置于园内，营造出新奇别致的夺人眼球的景观效果。

七、城市绿地

蔬菜在城市绿地中的应用形式主要有花坛、花境和垂直绿化等。

蔬菜花坛一般是按照一定的图案设计，以自然式或者特定规则式栽种同期生长的多种蔬菜或不同颜色的同种蔬菜，以发挥群体美的景观效果，常见的形式有模纹花坛、花丛花坛、立体花坛等。适合于构建蔬菜花坛的蔬菜一般会选择植株高度比较一致、具有观赏性的花或叶的蔬菜，比如五彩苋、紫叶生菜、花叶苦苣、黄花菜等。特别是在冬季，利用较耐寒的羽衣甘蓝不同品种来布置花坛，既能弥补冬季自然景观凋敝的缺憾，又给人带来勃勃生机和对美好生活的憧憬（图3-3-6）。

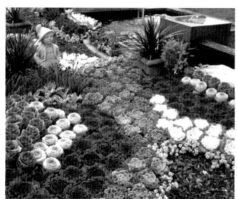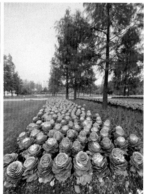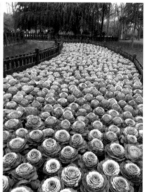

图3-3-6 羽衣甘蓝花坛、花带

蔬菜花境是指利用蔬菜以带状自然式栽植在树丛下、绿地边缘、道路两旁及建筑物前，即运用可食用又具有一定的观赏价值的蔬菜营造的花境，是一种园林应用形式。设计此类花境对观赏蔬菜的品种、花色、花期、高矮等都有一定的要求，以体现色彩美、群体美、季相美，一般可选择豌豆、蚕豆、叶菜类、甘蓝类、白菜类和茄果类蔬菜。如将野豌豆、羽衣甘蓝、观赏野芫荽、罗勒兰香等自然种植在乡间小路的两旁，更能增加乡村野趣和自然田园氛围，成为乡村休闲旅游一道亮丽的风景线，吸引更多的游客。

垂直绿化最多的应用形式就是在房前屋后搭棚建廊种植爬藤蔬菜，是传统农家生活的真实写照。而如今也广泛应用到城市绿化中，是指对有一定高度的长廊、栅栏、花格、墙体、棚架等采用缠绕类的攀缘蔬菜进行垂直绿化，多选择攀缘能力强、形状奇特、生长速度快、病虫害少等特点的植物。如红扁豆、红花菜豆、豇豆等豆类蔬菜和瓠瓜、南瓜等瓜类蔬菜等，不但丰富了空间绿化效果，还具有一定经济价值，极富休闲趣味，在庭院和社区中应用较多（图3-3-7）。栝楼（瓜蒌）、丝瓜因其卷须可吸附在墙面石壁上，因此，常常用于墙面、石壁的绿化中。葫芦类也是优良的垂直绿化材料，多用于棚架、拱门、凉廊、庭院等的绿化，目前是在农业观光园和社区中最常见的蔬菜绿化景观，供游客遮阴及观赏。此外，还可用盆栽的观赏生菜、乌塌菜、红叶甜菜等来进行立柱式绿化，也能起到立体空间上的美化效果。

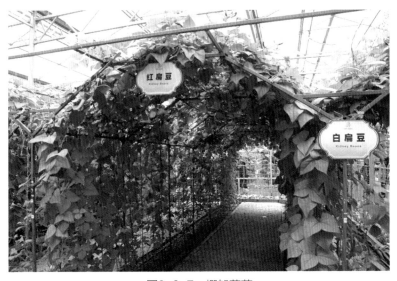

图3-3-7　棚架蔬菜

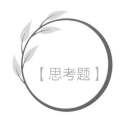

【思考题】

1. 蔬菜的营养价值有哪些？

2. 蔬菜的保健作用有哪些？

3. 蔬菜如何体现在园艺疗法中的疗愈作用？

4. 蔬菜在园林中的应用形式体现在哪些方面？

5. 蔬菜栽培的园艺疗法的流程是哪些？

项目四　中草药在园艺疗法中的应用

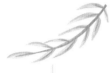

【知识目标】

- 掌握常见的中草药植物及其特性。
- 掌握中草药在园艺疗法中的应用方法。

【能力目标】

- 能够运用中草药开展园艺疗法相关活动。

任务一　中医药文化与理论认知

一、中医药文化概述

扁鹊开创了望、闻、问、切理论，奠定了中医诊疗基础。华佗刮骨疗毒为中医外科鼻祖、葛洪立中医传染病学，药王孙思邈，医圣张仲景，药圣李时珍……无数先辈大家成就了今天的中医药文化。中医药文化是中华民族传统文化的重要组成部分，是中医药所创造的物质财富和精神财富的总和，是中华民族几千年来认识生命、维护健康、防治疾病的思想和方法体系。了解中医药文化思想有助于我们在园艺疗法中更好地了解中草药植物的应用原理。

中医药文化不仅是中华民族长期的生活实践，从中对健康疾病摸索的成果和经验总结也折射了对世界价值观的认识，这种价值观的形成来源于对生命价值观的认识、健康养生的理念、诊断诊疗的方式等知识和医疗养生体系。

中医药文化内容中蕴含了人与自然观，以及哲学辩证思想，遵循天人合一的理念。

中医理论中阴阳五行是核心体系，就是人体内的阴阳五行形而上与形而下的关系，也是精气神与肉体的关系，提出调和阴阳、形神共养、协调内脏、疏通经络，以及体综合调理观。

1. 阴阳学说，互生互长

中医药学中阴阳学说是养生平衡的核心观点。"阴阳"是中国最早的哲学思想，早在春秋时代就有关于阴阳学说的记录。最初的阳指白天太阳能照射，温暖明亮的状态；阴指晚上的寂静寒冷的状态。随着不断地实践人们总结出昼夜长短的变化、一年四季的更替、动与静、明与暗、冷与热都是自然界规律的体现，阴阳就是人们总结四时、气节运转规律抽象化总结而来，阴阳学说是自然万物变化的结论，而自然万物也是遵循阴阳变化的结果，进一步使"有形化为无形"，并应用到医学、气象、农业、军事等领域。

中医药学中，将人体看作一个整体，内部是阴阳平衡的状态，如果阴阳失去平衡身体会生病导致其他亚健康等慢性病。《黄帝内经》中提到"是故圣人陈阴阳，筋脉和同，骨髓坚固，气血皆从"，从中可以看到中医通过阴阳调和的理论，调理阴阳，平衡人体的阴阳关系，从而达到气血顺畅。中医强调人体阴阳属性与人体内部机能与外部环境的关系，通过人体自身和外力的作用来调控和平衡人的生命状态。

2. 五行学说，相生相克

中国古代的"五行学说"认为世界上的一切事物，都是由木、火、土、金、水五种基本物质之间的运动变化而生成的。同时，还以五行之间的生、克关系来阐释事物之间的相互联系，认为任何事物都不是孤立的、静止的，而是在不断的相生、相克的运动之中维持着协调平衡。五行学说渗透到中医药学，说明人体生理功能和病理变化，以及人与外界的联系，对中医药学的形成和发展也有重要影响，五行学说在医学中的应用将五脏分为五行，以五脏为中心，木（肝区）、水（肾区）、金（肺区）、土（脾区）、火（心区），水生木，木生火，火生土，土生金，金生水；金克木，火克金，水克火，土克水，木克土，五脏之间相互制约、相互联系，五行平衡、五脏调和才能维持人体健康和气血，这也充分体现了中医完整人体观的思想。《黄帝内经》中还根据五行养生理论提出将人的体质、体型、病症、状态对应归纳为金、土、木、水、火五种不同类型中，根据体质选择不同的养生方式，采用对应的食补方法对症下药，也可以通过提供自然养生的景观环境来达到治愈效果。

3. 经络学说，精脉合调

经络学说是中医理论体系的重要组成部分，源于远古，服务当今。基于经络学说可以知晓和研究五脏六腑与人体生理功能和病理变化的关系，它是中医临床诊断观察和长期医疗实践的结果。《黄帝内经》是记载经络学说内容最多最完备的典籍。经络分为经脉和络脉，是人体组织结构的组成成分，经络学认为经络系统连接身体各个器官并组织人体内部各个功能器官协调，为人体提供能量，维持人体正常生理活动，而所有的人体机能的活动又必须依靠经络输入气、血、精液，贯穿全身脏腑组织。中医对经络的运用主要在病理、诊断和预防治疗方面的作用，根据经络循环路线和反映于体表的现象来感知判断内部脏腑的病理现象。《黄帝内经》载："经脉者，人之所以生，病之所以成，人之所以治，病之所以起。"而经脉则"伏行分肉之间，深而不见，其浮而常见者，皆络脉也"，并有"决生死，处百病，调虚实，不可不通"的特点，故针灸"欲以微针通其经脉，调其血气，营其逆顺出入之会，令可传于后世"。由此可见，经络学说对中医基础理论与针灸学术的发展，均具有十分重要的意义，同时，经络学与阴阳五行学说相辅相成，通过经络气血原理协调阴阳，使人体机能维持平衡。

二、中药理论概述

中药学是研究中药的基本理论和各种中药的品种来源、采制、性能、功效及临床应用等知识的一门学科。中药按其自然属性分为植物药、动物药和矿物药三类，其中植物类药材最多，使用也最普遍，所以古代相沿把药学称为"本草"。

1. 中药的起源与发展

秦汉时期，我国诞生了最早的药学专著——《神农本草经》，全书共收载药物365种，采用"三品分类法"，是现存最早的药学专著，系统地总结了汉以前的药学成就，为中药学的发展奠定了理论基础，被尊为药学经典著作；魏晋南北朝时期陶弘景所著的《本草经集注》载药730种，首创药物自然属性分类法；隋唐时期出现了第一部官修本草——《新修本草》载药844种，首创图文对照的编写方法，是我国、也是世界上最早的药典著作；宋代官方组织修订了一些本草书籍，但最具代表性的是宋代名医唐慎微编纂的《经史证类备急本草》，载药为1 500多种，并附方3 000余首。它保存了宋以前大量的药学资料，是我国现存最早的完整流传下来的综合性本草，北宋还设立了国家药局；明朝时期李时珍所著的《本草纲目》，全书52卷，约200万言，载药1 892种，其中新增药374种，它不仅是一部药物学专著，其内容还涉及植物学、动物学、矿物学、冶金学、地质学、物理学、化学，以及天文学、气象学等，是中医药学术的集大成之作；集古今药学成就之大成、集中反映现代中药学科发展的当代药学著作是《中华本草》。20世纪90年代全国中药资源普查资料表明，我国目前的中药资源种类达12 807种，其中植物药11 146种，动物药1 581种，矿物药80种。

2. 中药的药性和作用

中药学以人体为观察对象，对药物作用进行的概括和抽象，将中药的性能总结为四气（性）、五味（味）、归经、升降浮沉、有毒无毒（毒性）等。四气的阴阳属性中，寒凉对应阴，温热对应阳；五味的阴阳属性中，辛、甘、淡对应阳，酸、苦、咸、涩对应阴，升降浮沉的阴阳属性中升浮对应阳，沉降对应阴，但是，也有一些药物升降浮沉的特性不明显，而有的药物则存在二向性，一般而言药物升降浮沉的特性由其性味和质地决定。中药防病治病也离不开阴阳理论，利用中药的药性，能够祛邪去因，扶正固本，协调脏腑经络机能，从而纠正阴阳偏盛偏衰，使机体恢复到阴平阳秘的正常状态。"寒者热之，热者寒之""疗寒以热药，疗热以寒药"也正是利用药物的阴阳属性来对患者进行阴阳调和的例子。

三、养生文化概述

养生文化是指在长期的生活实践中，人们创造的有关养护身体和生命物质文化和精神文化，包括传统养生和现代养生文化。我国的养生文化有着数千年的历史，传统养生文化突出的有道家、儒家、佛学的养生观点，而中医药养生是传统养生文化中的一个重要部分；现代养生方式和文化种类则更加多样化，自然环境、园艺康养、运动健身、文体疗养、音乐疗养等都是现代养生的方式。园艺疗法中的中医药养生思想是传统养生和现代养生结合的产物。

1. 传统养生文化观

儒家、道家、佛家是我国中医传统养生文化主要代表。儒家养生是一种"以心为本"的养生体系，提倡以人为本，以礼为先，重身心兼修，它的最终目的不仅是为了"健"而且还为了"寿"和"道"，孔子提出"知者乐，仁者寿"的养生主张，孟子"善养吾浩然之气"，也强调通过陶冶道德情操以养生。道家的养生观是一种自然之道的养生观，推崇"清净无为""返璞归真""顺应自然""贵柔"等主张，道家的养生思想对医学的阴阳学说和人与自然一体的整体观念有一定的影响。佛教认为，养生最大的是养心，心养好了，身也好了。中国传统的养生观念基本都是遵循自然发展规律，中国传统的"四季养生法""十二月养生法""十二时辰养生法"等也都体现了这一思想。

2. 现代养生文化观

随着医学技术及人们对自然、自身认识的深入，医疗保健和生活观念也在不断向前发展，现代人在追求高生活品质的同时，开始注重文化生活和生命的质量，讲求休闲高雅的过程，休闲养生成为一种时尚。

3. 中医药养生思想

中医养生学是中医关于人体生命养护的理论原则和经验方法的知识体系，是在阴阳学说、脏腑经络、天人合一、遵循自然及整体观等理论的指导下因时、因地、因人提出膳食养生、起居养生、锻炼养生等观点，其养生思想植根于中国传统文化。中医养生遵循阴阳五行生化收藏之变化规律，运用调神、导引、四时调摄、食养、药养等方法颐养生命、增强体质、预防疾病，从而达到保养身体、减少疾病、延年益寿的目的。《黄帝内经》有载："上工治未病，不治已病，此之谓也。"《黄帝内经》中的养生之道可以表达为：法于阴阳，顺应自然；饮食有节，谨和五味；起居有常，不妄作劳；调畅情志，形神和谐。中医中的主要思想是：未病先防和既病防变，从这个角度来看，整个中医学就是广义的养生学。

中药养生是中医养生的组成部分，二者相辅相成，互相促进，中药养生的整体观体现在中药成分的药效上。中药不仅可以通过其药理作用实现治疗疾病的有益效果，还能利用其毒性小、副作用少的特点，用于调理身体、延年益寿。到明清时期中药养生发展到鼎盛时期，内容创新也颇多，对中药养生的理论进一步完善，补益健身的方法和配方也越具体。

中医的理论是辨证论治的方法，从系统论出发辨别患者的疾病状态，用药也不是直接用于对症点上，而是基于中医五行相生相克和阴阳平衡的理论从相互关联且不适当的疾病状态调理到正常的功能状态，从根本上达到使疾病痊愈的目的。《素问·四气调神大论》说"阴阳四时者，万物之终始也，死生之本也。逆之则灾害生，从之则苛疾不起"，则强调养生应该顺应自然，理解中医药中阴阳调和的思想，四季不断交替，春夏为阳，秋冬为阴，要因时之序提出养生方法，可预防疾病的发生，地理环境的差异也要求我们顺应地理自然。

除此之外，"治未病"也是中医养生理论中最具影响力的理论之一，中医认为自然和社会中的人都要受自然界的影响，因此未病先防成为主要应对措施，可以从合理饮食、内外兼修的适度运动、中药调理、药膳食补入手。现代的研究表明，经常保持心态平衡和稳定的情绪能使免疫力提高，此外中医的针灸、推拿有助于活血化瘀，经络顺畅，降低致病因素，达到强身健体的作用。

现代养生的理论和方法多样，运动健身、休闲康养、健康膳食，以及回归自然是主要的四个方面。研究显示，经常运动能增强心血管系统功能，提高消化系统，改善神经系统和呼吸功能；养生贵在养心，情志养生是核心，休闲康养旅游作为新的养生方式成为现代人追求放松压力最受欢迎的类型。

我国自古以来就有"药食同源"的理念，中医认为药补不如直接食补。食补也要遵循中医养生观念，顺应季节，不同的季节讲求不同的食补材料，如夏季易燥，心生火，可食用偏寒性食物；冬季易寒，寒容易潮，多吃温补食物，如羊肉、牛肉等。食物是维持生命机能的物质基础，在中医药思想指导下通过合理的药膳搭配不仅补充人体所需的营养，还能调节人体亚健康状态。

古往今来我们一直认为人与自然的发展史是人类社会的发展史，人是自然界的组成部分，也是自然发展的驱动因素之一。国外学者研究表明：体验和欣赏自然景色对于缓解压力有显著效果，每天多看些自然植物可以减轻患者的心理压力，加速康复；待在安静的自然环境中会引起心理和情绪的变化，可以有效减少负面能量，缓解肌肉紧张、放松心情。

而园艺疗法也是一种回归自然，复健心灵的自然疗法。在园艺疗法中，对自然环境的营造是根据对象需求来营造不同的养生景观类型，通过"师法自然"、阴阳五行平衡理论、整体观和适度原则等从根本规律上去寻找适合维持人体健康的因子，因为这种外在的景观平衡在园艺疗法中也会影响人体的内在平衡。

任务二　园艺疗法中常用的中草药植物

中草药是我们国家独特的文化，中草药植物则成了园艺疗法融入中医特色的最佳载体。中草药植物以草本居多，尽管多数植物单株形态较小，但其花、叶、果都具有美感，也有着多样的色彩、气味和形状。园艺疗法中常用的中草药植物不仅要利用其观赏特性，但更重要的是它们的药性。结合园艺疗法的五感体验，可将园艺疗法中常用的中草药植物分为视觉类、嗅觉类、味觉类三大类。

一、视觉类中草药

许多中草药植物仪态万千，通过不同颜色、不同形态的具有观赏价值的花叶，提供不同的视觉效果。从形态上来看，千姿百态的植物通过不同的组合搭配形式能给人新鲜之感；从色彩上来看，鲜艳夺目的暖色调，令人欢欣鼓舞、精神振奋；清幽安静的冷色调，给人静谧祥和之感；中性色配以暖色给人以醒目雅致之感。

1. 观花类

观花类的中草药植物除了其根茎等部位具有药用价值，用作观花也有一定的观赏价值，最常见的就是芍药和牡丹，除此以外，桔梗、石竹、蒲公英、紫菀、铃兰等都有较高的观赏价值，表3-4-1列出了常见观花类中草药植物的功效及园林适用场景。

表3-4-1　常见观花类中草药植物的功效及园林适用场景

植物名称	功效	适用场景
赤芍	清热解毒，活血化瘀，用于热毒过盛，目赤发斑，外伤及月经不调	花坛、花境、林下花海
石竹	清热通淋，用于小便不利	花坛、花境
半枝莲	清热解毒，凉血止痛	片植
红花酢浆草	清热解毒，活血消肿，可用于咽肿牙痛，跌打损伤	花境、地被
三色堇	活血镇痛、止痒，可用于跌打损伤和皮肤病	花境
兰花	气味芳香，可止咳降逆，用于肺虚久咳，腹胀吐泻	室内、林下花海
萱草	清热凉血，活血通经，可用于血热出血，月经不调	花境、片植
射干	清热解毒，祛痰，利咽	林下地被、片植
铃兰	强心，利尿	花境、室内盆栽
月见草	祛风湿，活血排脓，生肌止痛	花境、片植
虞美人	镇咳、止泻、镇痛、镇静等	花境、片植
百合	养阴清热，滋补精血	花境、片植
金银花	清热降火、降低血脂、保护肠胃、提高免疫	片植、室内盆栽

2. 观叶类

观叶类的中草药植物叶形和叶色具有一定的观赏价值，吊竹梅就是一种常见的观叶类中草药植物，它的叶片颜色丰富而且形状似卵形，上面为紫绿色并且夹杂着银白色，中部和边缘有紫色条纹，下面为紫色，它是一种观赏价值极高的观叶植物，它的全草均可入药，味道甘、淡，而且药用价值极高，可以清热利湿、凉血解毒，经过多年的中医研究证明，它具有显著抗肿瘤作用；它的叶和茎的煎剂及水提物对离体回肠有兴奋作用；用它的水提物灌流时有舒张血管的作用。表3-4-2列出了常见观叶类中草药植物的功效及园林适用场景。

表3-4-2　常见观叶类中草药植物的功效及园林适用场景

植物名称	功效	适用场景
吊竹梅	清热解毒、凉血止血、利尿	地被、室内盆栽
紫苏	解表散寒、行气和胃、理气安胎、解鱼蟹毒	地被、花境
天门冬	养阴清热、润肺滋肾	花境
地肤	补充营养、清热解毒、利尿通淋	片植

3. 观果类

观果类的中草药植物主要观赏果实，为小乔木或灌木。常见的植物有山茱萸、朱砂根、山楂等。表3-4-3列出了常见观果类中草药植物的功效及园林适用场景。

表3-4-3　常见观果类中草药植物的功效及园林适用场景

植物名称	功效	适用场景
山茱萸	消炎抗菌、降血糖、益肾固精	片植
朱砂根	解毒消肿、散瘀止痛、祛风除湿	片植
山楂	消食健胃、活血化瘀、收敛止痢	庭院
佛手	和胃止痛、化痰止咳、疏肝理气	室内盆栽

二、嗅觉类中草药

在我国传统医学中有"芳香开窍"理论，清代中医王清任认为"鼻通于脑，所闻香臭皆归于脑"。芳香类药物辛香走窜，归于心肺两经。中医理论认为芳香类植物的挥发物质可通过作用于中医理论中的心经，从而醒脑开窍，有芳香解郁和缓解精神疾病之功用。现代的芳香生理心理学研究发现，有些芳香植物释放的低浓度α-蒎烯可抑制交感神经的兴奋，使人体趋于放松；如快乐鼠尾草挥发物让人放松，对于神经紧张、虚弱、恐惧等身心症状有缓解的作用；薄荷的气味能疏肝解郁、兴奋中枢神经系统，对人的想象力有良好促进作用；如百里香具有舒缓、镇定神经，提神醒脑功效；香艾草是最著名的芳香开窍中草药之一，用途广泛，除能够散寒除湿、温煦气血，调整机能外，也具有镇静、安神等作用，民间常用香艾草叶制成馨香枕头用以促进睡眠。而嗅觉类的中药草植物在园艺疗法中的应用主要就是利用中草药植物本身产生的气味（精气）来治疗疾病。芳香植物不仅可以通过吸入的方式起到治疗疾病的作用，还可以经过加工，通过按摩、贴敷、熏蒸、足浴、滴鼻等方式起作用。"香佩疗法""香花诊室""花木医院"等都是利用了中草药的嗅觉功效。近年来，有学者从已报道的具有抑菌功能的芳香中草药植物中筛选出了薄荷（*Mentha haplocalyx*）、迷迭香（*Rosmarinus officinalis*）、艾叶（*Folium artemisiae argyi*）、柠檬香蜂草（*Melissa officinalis*）和薰衣草（*Lavandula peduncula*）等5种植物，并就其精气和精油对金黄色葡萄球菌和乙型溶血性链球菌做抑菌效果进行了测定，实验表明五种芳香植物精气对乙型链球菌的抑菌效果较好，最大抑菌率达到 22.8%，对金黄色葡萄球菌的抑菌效果不甚明显，该实验结果表明芳香中草药植物对于改善由细菌引起的气管炎病症具有一定的可行性，可证明在园艺疗法中，芳香中草药植物对于改善由细菌引起的气管炎病症具有一定的可行性。还有研究对不同组合的草本芳香植物的不同功效进行了研究，研究表明，芹菜、柠檬香蜂草、罗勒、迷迭香等植物组合有较好的降压作用，而不同比例的薰衣草、迷迭香、薄荷等植物组合有很明显的安神作用。表3-4-4列出了常见嗅觉类中草药植物的功效及园林适用场景。

表3-4-4　常见嗅觉类中草药植物的功效及园林适用场景

植物名称	功效	适用场景
薰衣草	安神助眠、美容养颜、抗菌消炎、健胃止痛	花境、室内盆栽
百里香	祛风止咳、健脾消食	花境、室内盆栽
鼠尾草	利湿清热、美容养颜、抗菌消炎	花境、室内盆栽
薄荷	发汗解热、疏肝理气、利咽止痛、止痒	地被、室内盆栽

三、味觉类中草药

中国中医学自古以来就有"药食同源"（又称为"医食同源"）理论。这一理论认为：许多食物既是食物也是药物，食物和药物一样有一定的治疗保健作用。所谓药食同源，在园艺疗法中，主要指可以直接食用或者具有保健功效的植物，很多中草药植物就属于这个范畴，比较常见的有部分芳香植物和有功能保健型的中草药植物。例如罗勒既能利用其芳香的属性用作观光，也能直接用作烹调或者蔬菜食用，药食共用的茼蒿所产生的挥发物有降压、补脑的作用。表3-4-5列出了常见味觉类中草药植物的功效及园林适用场景。

表3-4-5　常见味觉类中草药植物的功效及园林适用场景

植物名称	功效	适用场景
迷迭香	镇静安神、提神醒脑、消毒杀菌	花境、室内
莳萝	促进风味	花境、室内
罗勒	消暑、解毒、去痛健胃、益力添精、通利血脉等	花境、室内

任务三　中草药植物在园艺疗法中的应用

中草药植物有着多元的属性，通过合理的搭配使用可以营造具有愈疗型的景观，结合园艺疗法和相关的中医理论来实现最佳的治疗功效。园艺疗法中一般会使用中草药植物的哪些属性，怎样更好地应用这些植物？

一、应用原则

中草药植物的种类数量众多，在进行园艺疗法时，对治疗的时间、身心机能都有要求，因此，必须选择正确的植物。

1. 因地制宜

（1）选择容易管养的中草药植物。尽量选择耐病性、耐虫性、耐热性、耐寒性等长势较强的中草药植物，这样的植物容易成活，在种植的过程中人更容易有成就感。

（2）选择生长周期短的中草药植物。选择发芽、生长、开花、结果在短时间内发生的植物，这样每一个环节植物都有不一样的形态特征，从而能让人从每一个新的环节有新的体验。

（3）选择容易加工的中草药植物。选择能加工、易加工的中草药植物，可以让患者通过简单的工艺制作，对中草药植物进行加工，用于饮食或手工艺品的制作，在加工环节中尽量以生态自然为主。

2. 因人而异

（1）避免选择能致敏的植物。有的植物中含有过敏的抗原，能够引起过敏，成为植物性过敏素。有的食用后会过敏，有的仅吸入就会过敏，因此在选择时要尽量避免种植能引起过敏的植物。

（2）根据人群对症种植。针对园艺疗法的不同的受众群体来选择不同的中草药植物，比如在医院、疗养院等寂静的空间，可以使用薰衣草、栀子花、薄荷等药用芳香植物；在应用中草药芳香植物的时候还应该了解植物在各种环境下的气体挥发的性质，进行合理搭配，应该配置不多于3种植物气体的芬芳，主体气味的芬芳起到主要药疗的作用，其他气味的芬芳起到辅助作用。

二、应用路径

1. 观赏

园艺疗法中，人们通过观赏中草药植物的形态和颜色来获得不同的视觉感受，给人带来启迪和向往，通过营造色彩丰富、主题突出的景观，在园艺疗法中结合色彩疗法能增强人的免疫功能，有悦目、舒心、健体之功效。从形态来看，由于中草药植物的形态多数较小，因此单株的观赏价值不如连片成规模的种植方式。花海景观一直备受人们青睐，利用中草药花卉打造的花海景观不仅有观赏价值，也具有很高的经济价值（图3-4-1）。中草药花卉不仅可以结合地形来营造花海景观，还可以利用多数中草药植物耐阴的属性做林下的景观，采取花药兼做模式，地下生长药材，地上观赏花卉，药材种植和花卉旅游有机结合，进行林下药用花卉既不影响原有树木的正常生长，又可以充分利用剩余空间，创造二次经济价值。

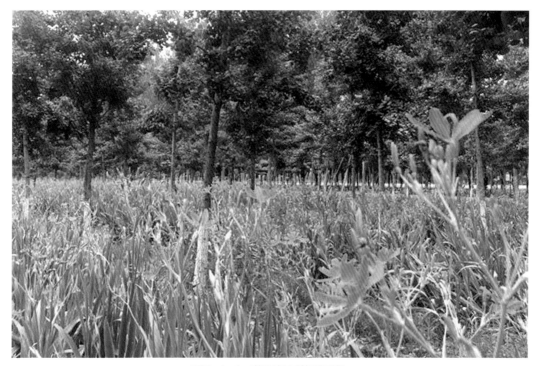

图3-4-1　药用射干花开景观

植物的景观从颜色来看，利用中草药植物的颜色可以进行园艺治疗。试验证明，浅蓝色的鲜花对于高热患者具有良好的镇静作用，紫色的鲜花可使孕妇心情愉悦；赭色的鲜花对低血压患者大有裨益，绿色的花叶能吸收阳光中的紫外线，减少对眼睛的刺激，能增强视力。而从中医的角度来看，植物色彩方面：暖色属阳，暗色属阴，根据植物色彩选择合理的五行方位、季节表现；东、西、中、南、北分别对应不同的色彩、季节，达到五行相生。对于中草药植物景观，根据使用人群问题症状来选择具有某类药效的植物结合不同颜色的视觉体验，设计的中草药植物景观。例如，紫色有镇定心神、平衡心智的作用，在针对阿尔茨海默病患者设计的园艺疗法场所中，可以多种紫色花系列的中草药植物，利用园艺植物刺激患者五官，激活神经系统网状结构，增强中枢神经系统活动水平，并影响神经内分泌系统，协调大脑皮层各部分与脑干网状结构之间的关系，从而改善患者的认识功能。

除了室外种植，庭院绿化、盆栽和阳台绿化都可以根据种植者的需求来挑选合适的中草药植物营造不同的景观。

2. 食用

我国食疗养生文化的历史可追溯到 4 000 年前，药膳食疗的发展，与"药食同源""医食同宗"一脉相承，有共同的文化，药膳的形成与发展，是我国先民在寻觅食物、辨别药食的生活中形成的。食药互补是通过饮食调节来达到抗衰老、防治疾病的目的，例如藿香是高钙、高胡萝卜素含量的野蔬品，也含较高的植物蛋白、纤维素及矿物质，嫩叶芽和花序都可食用。在欧美国家无论是主食面包还是饭后的甜点，无论是煎烤还是烹调，都喜欢加入有芳香味的蔬菜。现在很多研究显示，植物性饮食对人体大有裨益，因此，食疗也可以引入园艺疗法中。除了食用，现在都市人在饮品方面的需求也很多，具有保健功效的饮品也备受年轻人青睐。中草药植物中大多数具有芳香属性的都可以用作采食，这些植物加入食谱或者冲泡花茶，均能产生味觉治疗效果。例如薄荷的全草都可以入药，感冒、发热、喉痛、头痛等症都可以用薄荷泡水喝；金银花泡水能宣散风热、清解血毒，缓解头昏头晕、口干作渴等。

3. 体验

体验景观倡导亲近自然，在园艺疗法中的体验主要指围绕园艺疗法中的中草药植物进行的活动，相对于观赏和食用，是一种主动的保健方式。通过参与中草药植物营造的体验活动，对人体的心理状态和大脑皮质有良好的调节作用，体验的形式多种多样，包括中草药植物的种植、采集、加工、制作等环节。

园艺疗法的应用主要体现在园林景观和操作性活动上，园艺操作活动借由实际接触和运用园艺材料，维护美化植物、盆栽和庭院，通过接触自然环境而纾解压力、复健心灵。

（1）种植和管理。园艺劳作中包含了四大健康因子：活动身体的结构和能量因子，激发心理作用的因子，植物自身的生命力带给人力量的因子和使行为和动作持续下去的因子。在园艺疗法中，患者观察了植物从抽芽到开花结果，最后枯萎，化作肥料，滋养新生命的过程，会产生对生命的体悟，从而解开心结，以一种更积极的心态去面对疾病，从而达到心身一起康复的终极目标；对于自闭症儿童，种植中草药植物在感受种植快乐的同时，还能提升自闭症儿童的社会交往能力、注意力及释放压力、舒缓情绪。种植中草药植物时，要将园艺疗法融入中医特色，运用中医的思维，在中医辨证的基础上，有选择性地种植中草药，寒性体质者种植热性的中药，气机不畅者种植芳香的中药等。除此之外，种植中草药植物的患者可以一起养护管理植物，互相分享园艺用具和收获的药材，促进交流，提高综合的社交能力。

（2）加工和制作。在园艺疗法中提倡引进一些创意活动，刺激及发挥参加者的创意潜能。对于中草药植物来说，围绕中草药植物的加工能设计很多创意性的园艺活动。这些创意活动的灵感，来自我国古代对药用植物的利用，我国古人很早就有使用香囊的习惯，先秦时代《诗经·尔雅·释器》中提道："妇人之帷缡，谓之"，到唐代从胡杲《七老会诗》中"凿落满斟判酩酊，香囊高挂任氤氲。"可看出当时香囊使用的广泛。周代古人五月采摘兰草，盛行以兰草沐浴、除毒之俗。至今，每逢端午节人们常用香艾、菖蒲沐身洗头，以防止疫病滋生。现代园艺疗法中可以融入中草药植物特性开展相应的园艺活动，例如，识别不同中草药植物的特性，利用不同功效的中草药植物来制作花草茶、防疫香囊、香枕等，或者根据不同的功效来调香制香，结合冥想、沐浴等来获得身心的安宁，也可以将中草药植物的根茎根据自己的想象进行制作，使其成为兼具保健功效的艺术品（图3-4-2）。

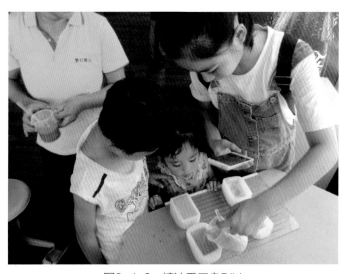

图3-4-2　精油手工皂DIY

三、应用实例

将园艺疗法与药草园结合，使人在游赏之时达到园艺疗法的目的，缓解当代都市人的身心压力，改变亚健康的状态。

【实例一】2019年世园会"百草园"

百草园的设计灵感来自"阴阳五行"，将世园会百草园分为木、火、土、金、水五个区域，把中医中的"草""药"和"方"概念，巧妙地融入中草药的实物种植、标本展示与药方配伍当中。百草园以"草"为脉，呈现中草药源于自然、合于人文，成于药材的演变过程；以"药"为本，展示全国各地丰富的道地药材和药用植物；以"方"点睛，体现中医方药的独特魅力。

百草园由一元广场、仁合悬湖、百草芊山、杏林暖春、厚德公孙、乐草广场、道地药苑、呦呦蒿园、沙漠云裳、荟珍馆和音药方舱等景点组成。"百草芊山"是由神农尝百草的故事设计而成的。山上将按照季节的变化陆续种植5—9月的药用植物，如菘蓝（板蓝根）、楼斗菜、射干、百日菊、桔梗等。形成了原生态药用植物大花园，漫山遍野百花盛开。

【实例二】北京密云紫海香堤香草庄园

北京紫海香堤香草艺术庄园是一个综合型的香草园，它位于北京密云古北口镇境内，距北京市中心约120千米，与中国长城之最——司马台长城毗邻，项目占地面积约20万米^2。

通过植物散发的芳香可以加强人体在嗅觉、听觉方面的体验，植物的花、果、枝、叶等所挥发出的芳香气息使人对植物界有了全面认识，同时陶醉在花香世界中，心情舒畅，达到防病治病的效果；整体规划是因地制宜，平地上种植香草、坡地上保留原有林地，形成了较为丰富的景观层次，汤水河流经其中更增加了场地的生动性。园区的建筑物与芳香植物景观配合，打造出或乡野田园或欧式浪漫等不同主题。项目虽然宣传以种植薰衣草为主，但是从现场调研和图片资料来看，主要的花海景观区种植的植物为蓝花鼠尾草和柳叶马鞭草。其他景区的芳香植物有香茅、麦秆菊、日光菊、一串红、薄荷、紫苏、大丽花、细香葱、波斯菊等草本类植物。

【实例三】崇明东滩瑞慈长者社区实例

项目位于崇明东滩生态化和可持续发展建设示范性区的样板启动块。基地东沿颐湖路、南临东滩大道，西达广慈路，北侧与规划活跃成人社区隔湖相望。总面积6.8公顷、景观面积约 4.9公顷。项目借鉴美国CCRC成功案例的经验，优化中西方文化差异性细节，设计中充分融合普通居住社区与养老医疗机构的规划设计特点，使住户在享受东滩美好的自然生态环境之余更能得到社交、休闲、康健疗养、娱乐、餐饮等全方位、高品质的生活起居服务，达到怡情养性、延年益寿的目的，打造中国式长者社区典范。

瑞慈长者社区植物景观由外向内，体现稳重大气向精细雅致的过渡，通过对不同年龄段老人的心理与行为诉求，对植物空间类型、绿化设计尺度、植物体量、人的观赏视距等加以量化，注重植物空间的可识别性、交流互动性、私密性及植物观赏的艺术性、园艺活动的无障碍性，这有助于老年人寻找幸福感、场所感、信任感及安全感。

社区内共有五个运用"阴阳五行学说"结合植物色彩学营造的养生花园，分别位于由建筑围合形成的宅间绿地内，设计利用人的身体部位与五行的对应关系进行植物配置，如研究植物的品种、色彩、大小等，同时巧妙结合色彩学调动老年人的情绪，促进身心健康。常言道："属木益肝宜东方，属火置南健身心。属土养胃中央放，白花放西性属金。属金植物能疗肺，吸烟植物肺常新。属水摆北生势旺，花蓝叶黑能补肾。"遵照五行方位确定五个园子的位置，在"玉兰、丁香、金桂、月季、梅花"这些植物元素中汲取精髓，创造出与五行、色彩、康体功效、季节景观贴合的五种主题景观。

植物的芳香能够调动人的嗅觉和味觉，使人们能够多种感觉、全方位地欣赏、感受环境景观，植物散发的香气以花香、果香最为吸引人，花的芳香种类繁多，一般可分为浓香、甜香、清香、淡香，以及幽香。设计将浓香的白兰花、甜香的桂花、清香的茉莉、淡香的玉兰、幽香的迷迭香设置在组团绿地内的小径两侧，阵阵香气断断续续、隐隐约约地传来，帮忙调节老人的情绪。

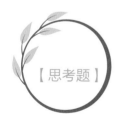

【思考题】

1. 园艺疗法中的中草药和普通中草药有哪些区别和联系？

2. 如何选择园艺疗法中的中草药植物？

3. 谈谈未来中草药在家庭园艺中的应用前景。

项目五　茶在园艺疗法中的应用

【知识目标】

- 了解茶树的植物学分类、茶树的形态特征。
- 了解有关茶疗与茶养生的理论知识。
- 了解常见的茶叶种类、特点及其品饮方法。
- 掌握茶树种植环节与园艺疗法的关系。
- 掌握茶叶加工、交易、消费环节与园艺疗法的关系。

【能力目标】

- 准确识别茶树，区分真茶与假茶。
- 能够将茶的种植、加工、交易、消费环节应用到园艺疗法中。

任务一　茶的基础知识

目前，茶是世界性饮料，在世界三大无酒精饮料（茶、咖啡、可可）中位居首位。从2020年起，每年的5月21日被联合国设立为"国际茶日"。世界上有60余个国家引种了茶树。茶树主要分布在南纬16°至北纬30°，最南端生长在南非，最北端生长在俄罗斯。全球有160多个国家和地区接近30亿人喜欢饮茶。

一、茶树的植物学分类

茶的学名为*Camellia sinensis*，在植物学分类中地位是植物界（Regnum vegetabile）、种子植物门（Sperma tophyta）、被子植物亚门（Angiospermae）、双子叶植物纲（Dicotyledoneae）、原始花被亚纲（Archichlamydeae）、山茶目（Theales）、山茶科

（Theaceae）、山茶亚科（Theaideae）、山茶族（Theeae）、山茶属（*Camellia*）、茶种（*Camellia sinensis*）。

二、茶树的形态特征

茶树的树型有灌木、小乔木、乔木三种类型。灌木树高一般在1.2米以下，没有明显的主干，分枝较密，分枝部位多靠近地面。小乔木树高一般在1.2～3米。乔木树高一般在3米以上，有明显的主干，分枝部位高。茶树的树冠由于分枝密度、角度的不同，分为直立状、半直立状、披张状三种。

茶树的叶片有椭圆形、卵形、长椭圆形、倒卵形、圆形等形状，以椭圆形和卵形最多。成熟叶片的边缘有锯齿，一般为16～32对锯齿。叶片的叶尖有急尖、渐尖、钝尖和圆尖四种形状。茶树的叶型有大叶种、中叶种、小叶种3种类型。叶片长的可达20厘米，短的仅5厘米。叶片宽的可达8厘米，窄的仅2厘米。茶树的成熟叶片，叶脉呈网状，有明显的主脉，由主脉分出侧脉，侧脉又分出细脉，侧脉与主脉呈45°左右向叶缘延伸，到叶缘2/3处呈弧形向上弯曲，并与上一侧脉连接，组成一个闭合的网状输导系统，这是茶树叶片的重要特征。茶树的嫩叶背面长有茸毛，一般称作"毫"，是鲜叶的细嫩、品质优良的标志，茸毛越多，表示叶片越嫩，这也是茶树叶片的主要特征。一般从嫩芽、幼叶到嫩叶，茸毛逐渐减少，到第四叶叶片成熟叶时就没有茸毛了。这些都是区别真茶与假茶的重要特征。

三、茶的发现与利用

相传炎帝神农氏首先发现并且利用茶叶。史书记载"神农尝百草，日遇七十二毒，得茶（茶）而解之"。神农氏发现茶叶具有解毒功能，于是教导人们开始利用茶叶，随后逐渐产生了食用、药用、饮用等多种利用方式。

西汉时期，文献中开始有茶的记载，中国茶叶历史进入信史时期。从晋代开始，道家、佛家与茶结缘。道教教徒与佛教教徒都以茶养生，以茶帮助修行，甚至道教视茶为养生的仙药。茶与社会生活关系愈加密切，茶艺萌芽，茶文化酝酿。

唐代，茶文化形成。茶圣陆羽（733—804年）专门为茶写书——《茶经》，开篇第一句话就说"茶者，南方之嘉木也"，指出茶树是生长在中国南方的一种美好的树木。《茶经》里写采茶"在二月、三月、四月之间"，制茶时有"采之、蒸之、捣之、拍之、焙之、穿之、封之"共七个步骤，所制之茶有"粗茶、散茶、末茶、饼茶"等四种形式。

现代科学研究也表明，中国西南部是茶树的起源中心。茶树喜欢温暖湿润气候，适宜的生长温度为20～25℃。气温10℃以上时，茶芽开始萌动。茶芽和叶片可以制作茶叶；茶籽可以榨油；茶树材质细密，可用于雕刻。茶树生长分为幼苗期、幼年期、成年期和衰老期，树龄可达数百年至上千年，经济年龄一般为40～50年。

茶叶分为基本茶类和再加工茶类。基本茶类包括六大类，分别是绿茶、红茶、黄茶、白茶、黑茶、青茶（乌龙茶）（图3-5-1至图3-5-6）。再加工茶类是以各种毛茶或精制茶再加工而成的，包括花茶、紧压茶、萃取茶、香味果味茶、药用保健茶及含茶饮料等。除了茶叶，还有不是用茶树叶片加工的但是习惯上也叫作茶的"非茶之茶"，比如菊花茶、绞股蓝茶、人参茶、桂花茶、桑叶茶、金银花茶、胖大海茶等。

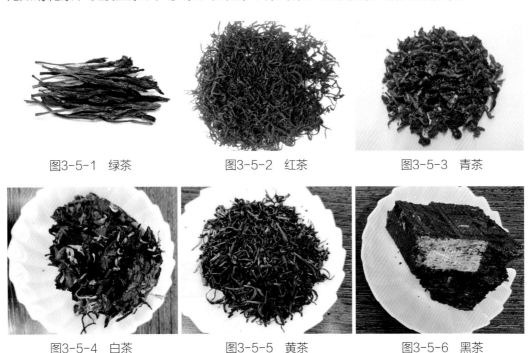

图3-5-1　绿茶　　　　　图3-5-2　红茶　　　　　图3-5-3　青茶

图3-5-4　白茶　　　　　图3-5-5　黄茶　　　　　图3-5-6　黑茶

四、茶疗的形成与发展

唐代茶圣陆羽所写的《茶经》是世界上第一部茶叶百科全书，书中明确茶最适宜"精行俭德"之人，饮茶具有保健功能。诗僧皎然（约720—803年）《饮茶歌诮崔石使君》诗云"一饮涤昏寐，情思舒朗满天地。再饮清我神，忽如飞雨洒轻尘。三饮便得道，何须苦心破烦恼。……孰知茶道全尔真，唯有丹丘得如此"，提出"三饮悟道"，首倡"茶道"，并且指出道家最早的仙人丹丘子深谙茶道能够保全人的真性。刘贞亮（？—813年）说茶有"十德"：以茶散郁气，以茶驱睡气，以茶养生气，以茶除病气，以茶利礼仁，以茶表敬意，以茶尝滋味，以茶养身体，以茶可行道，以茶可雅志。由此可见，唐代时期茶文化、茶道正式形成，茶疗养生的内涵更加丰富而具体了。

卢仝（约795—835年）在《走笔谢孟谏议寄新茶》（又称"七碗茶歌"）诗中说"一碗喉吻润，二碗破孤闷。三碗搜枯肠，唯有文字五千卷。四碗发轻汗，平生不平事，尽向毛孔散。五碗肌骨清，六碗通仙灵。七碗吃不得也，唯觉两腋习习清风生。蓬莱山，在何处？玉川子，乘此清风欲归去。"形象生动地描述了饮茶从第一碗到第七碗的过程及其产生的功效，润喉止渴，解除孤闷，激发文思，宽大胸怀，醒神益体，净化心灵，犹如成仙，层层递进地展现了茶疗养生作用，虽然有些夸张却能让人信服。

唐代著名医学家陈藏器（约681—757年）说"诸药为各病之药，茶为万病之药"，几乎成了茶疗学说的至理名言。宋代大文豪苏轼说"何须魏帝一丸药，且尽卢仝七碗茶"，也高度肯定了茶的防治疾病作用。难能可贵的是，饮茶不仅可以清心悦神、强身健体，又因其具有文化性而可以陶冶情操、修身养性，所以让人祛病延寿、身心健康。现代科学研究也已证实，茶有清热生津、利尿解毒、降脂减肥、提神益思、抑菌消炎、清肝明目、开发心智等诸多养生保健功效。如今，茶疗越来越受到关注，涌现了《中国茶疗》《茶疗法》《茶疗药膳》等大量茶疗专著。有关组织与专家倡议建立茶疗研究机构，搭建茶疗交流平台，构建茶疗学科体系，培养茶疗专业人才。

中国是世界上茶类最丰富的国家，茶树种植面积第一，茶叶产量第一。在中国各地，茶园风景优美，茶厂各具特色，茶城数量众多，茶馆富有地域风情，茶博园与茶博馆星罗棋布。茶园观光、茶厂游学、茶博馆参观、茶馆体验等，都是很好的茶事疗法实证体验方式（图3-5-7、图3-5-8）。

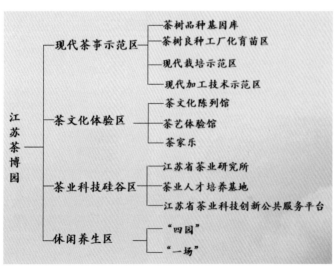
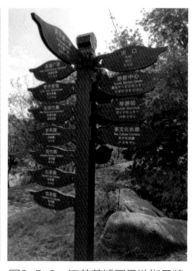

图3-5-7　江苏茶博园规划　　　　　　　图3-5-8　江苏茶博园导游指示牌

任务二　茶树种植环节在园艺疗法中的应用

中国有江南、华南、西南、江北等四个茶区，分别有浙江、福建、安徽、江苏、江西、湖南、湖北、四川、云南、广西、广东、海南、河南、陕西、山东、甘肃、台湾、西藏、上海、重庆等20个省（区、市）种植茶树，生产茶叶，茶园面积约4 400万亩（亩为废弃单位，1亩=1/15公顷≈666.67米^2），占世界总面积的60%，位居世界第一位。在茶树种植环节，以茶山、茶园等为载体，实现园艺疗法。

一、茶树种植环节的基本情况

人们常说"高山有好茶，名山产名茶"，又常说"好山好水出好茶"。高山、名山空气质量好，负氧离子含量高。负氧离子是带负电荷的氧气离子，被誉为"空气维生素"，主要通过神经系统及血液循环对人产生作用，有利于身心健康（图3-5-9）。陆羽《茶经》里说"山水上"，高山、名山自然环境优美，不仅茶树长势良好，鲜花、小草，以及其他植物也都滴翠流芳，还有清洁甜润品质为"上"的山泉水。更不用说，还有千形万状的岩石、神秘奇怪的山洞、忽隐忽现的云雾……，确实令人赏心悦目。在茶山、茶园里，可以开展登山、观光、手工采茶制茶、观摩机械采茶、欣赏大棚栽茶、科学种茶等活动（图3-5-10），能够收到诸如视觉疗法等园艺疗法的良好效果。

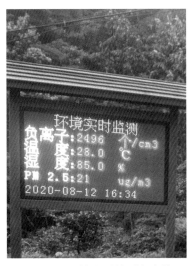

图3-5-9　环境实时监测生态茶园

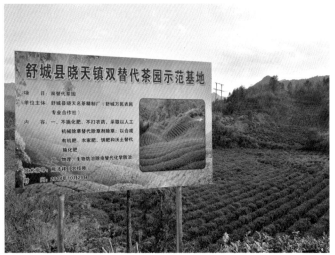

图3-5-10　科学种茶示范茶园

　　中国美丽的茶山、茶园很多。有的茶园面积大，被称为茶海。安徽省宣郎广茶业总公司十字铺茶场，茶园2.1万亩，面积大，集中连片，曾经是全国规模最大的国有茶场（图3-5-11）。随着中国产茶省区大力发展茶业，贵州省湄潭县打造出目前世界上连片面积最大的中国茶海景区，茶园面积4.3万亩，地形地貌多为低矮山丘，依山顺势种植茶树，间植樱花、紫荆花、红叶石楠等风景植物。园区内建有观海楼，登楼远眺，蓝天白云下，绵延起伏的茶海环绕四周，红花、白花、红叶、绿叶相映成趣，犹如美丽的自然山水画卷。茶海广阔壮观，空气清新飘香，色彩迷人醉心，景观引人入胜，让人真切感受到身心惬意（图3-5-12）。

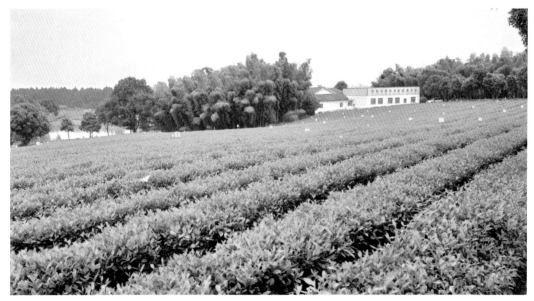

图3-5-11　安徽省宣郎广茶场

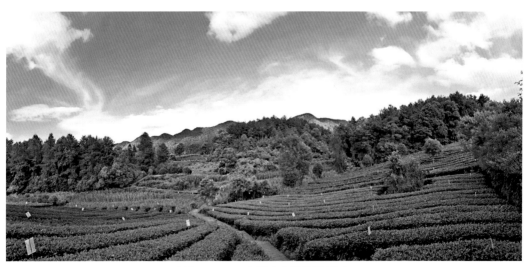

图3-5-12　贵州省中国茶海景区

2007年，原国家林业局、福建省人民政府、海峡两岸茶叶行业协会、海峡两岸（三明）林业博览会组委会等部门联合，开展"首届海峡两岸最美生态茶园"评选活动。专家组亲历全国（主要是福建及台湾地区）的茶园，按照"无公害"与"绿色生态"等有关标准，评选出安溪桃舟铁观音生态茶园、优山有机茶场、三和有机乌龙茶基地、华祥苑有机茶园、祥华双秋有机茶场、中闽魏氏生态有机茶园基地、感德铁观音生态茶园、永安天宝岩公司茶园、大田云韵茶业公司茶园、尤溪绿尔香茶业公司茶园等10个最美茶园。

2015年，中国农业国际合作促进会茶产业委员会发起评选"中国三十座最美茶园"和"中国十佳茶旅路线"。河南省鲲鹏岭有机茶园，河北省佰京茶园，广东省松岗嶂绿色生态茶园，江苏省淳青茶园，湖北省木耳山生态茶园，安徽省猴岗生态茶园，陕西省玉皇观茶园、东裕茗园共2个，山东省祥路碧海生态茶园、日照浏园生态有机茶园共2个，贵州省九堡十三湾茶园、贵州仙人岭茶园共2个，福建省向荣名峰山有机茶观光园、南靖县黄土坪茶园、将石茶场共3个，广西壮族自治区龙云山有机茶园、圣山茶园、仙池茶园共3个，江西省新佳茶园、修水县大椿乡绿茗茶场、修水县眉新茶业有限公司生态基地共3个，湖南省云上茶园、玲珑王万亩茶叶观光园、辰龙关十里茶廊、英妹子梳头溪茶园基地共4个，浙江省苍南县五凤茶园、莫干山横岭生态园、石颐茶场高山茶园、陈宅现代茶园、奉化市南山茶场共5个，合计有14个省30座茶园被评为"中国最美茶园"。江苏省宜兴阳羡茶产业园，贵州省凤冈茶海之心景区，广西壮族自治区百色—龙云山有机茶园，浙江省德清县莫干裸心茶旅二日游，福建省我在安溪有棵茶树—铁观音茶文化体验游，陕西省东裕枣园生态茶园—樱桃沟风景区，四川省米仓山茶叶文化产业园—米仓山、中国南丝绸之路—蒙顶茶乡风情游路线共2条，安徽省祁门县精品茶旅路线、中国红茶之乡祁门祁红博物馆—祁红古村落共2条，合计有8个省10条"中国十佳茶旅路线"。

此后，连续多次举办全国性的或者是区域性的"最美茶园"和"最佳茶旅路线"评比活动，政府高度重视，企业积极参与，社会大力支持，网民踊跃投票，先后评选了大量美丽的茶园和优秀的茶旅线路，有力地促进了"茶+旅游"产业新模式发展（图3-5-13、图3-5-14）。有些茶山、茶园已经发展成为正规的旅游风景区。例如，重庆茶山竹海，位于重庆永川区城北2千米处，国家AAAA级旅游景区，国家级森林公园，除了2万亩大型连片茶园，还有5万亩浩瀚竹海，形成茶竹共生的罕见景观。森林覆盖率高达97%，是"天然氧吧"。茶山竹海有桂山茶园、青龙茶园等三大连片茶园，有金盆竹海、竹海迷宫等六大连片竹海。2003年，张艺谋在拍摄武侠巨作《十面埋伏》电影时，选择茶山竹海的扇子湾竹林为国内唯一外景拍摄地。茶山竹海景区开发了"森林野趣二日游""生态休闲二日游""心灵净化之旅""电影美学之旅"等旅游项目。有田坝子古墓、天子殿、薄刀岭等景点，有中华茶艺山庄、翠竹山庄、金盆湖度假酒店、茶竹天街等酒店，以及40余户旅游定点农家乐。薄刀岭是渝西最高峰，海拔1 025米。游客登千层茶山，游万亩竹海。可以品尝茶水豆花、绿茶排骨等茶系列，以及竹燕窝、竹笋炒腊肉、竹筒饭等竹系列特色菜品。可以参与采茶、制茶、制陶、篝火晚会、摄影等娱乐活动，欣赏民族茶俗与茶艺表演，饱览历史文化古迹等。茶山竹海成为理想的避暑、赏雪、旅游、度假、疗养胜地（图3-5-15、图3-5-16）。

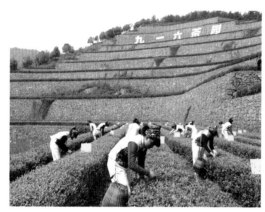

图3-5-13　舒城县九一六茶园

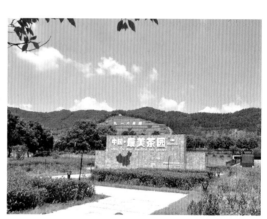

图3-5-14　中国最美茶园

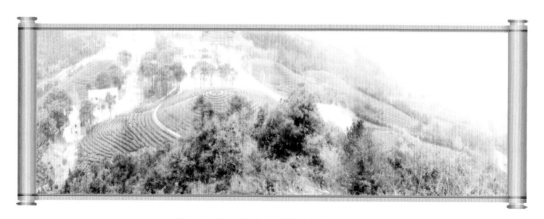

图3-5-15　重庆永川茶山竹海全景图

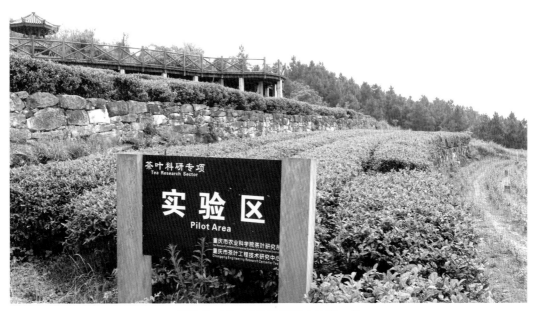

图3-5-16 重庆永川茶山竹海一角

二、茶树种植环节的园艺疗法实施

休闲观光茶园具备观光功能、游览功能、采摘功能及园艺操作功能等特性，是园艺疗法最好的承载体。在规划与建设休闲观光茶园时，融入园艺疗法相关理论，充分发挥两者优势，为人们打造一个回归自然的空间，通过开展茶树种植、茶园观光、茶乡旅游等活动，从认知、心理和生理等方面，对人体身心健康发挥调节作用，让人们放松心情，释放压力，实现人与自然的和谐统一。

1. 园艺疗法茶园的规划与建设目标

园艺疗法茶园主要发挥两个作用，一是"积极参与劳作"的园艺疗法，二是仅仅"感受和欣赏"的景观治疗。当然，可以将两者结合起来，建成后能够实现四个目标，即可识别性、可参与性、有益健康和亲近自然。

可识别性是让人知道有这样一个茶园，容易找到，容易进入，容易记住，容易使用。设计不复杂，目的就是让人放松。

可参与性是为使用者提供各种类型的空间，比如一个人徘徊、逗留、思考的环境，或者与家人、朋友相处的私密空间，或者满足茶园内举行不同规模活动的场地需要。

有益健康是指有刺激身体运动、促进身体健康、可进行适度锻炼的专门场地；有可以散步、休息、减压，令身心健康的舒适场所；为儿童提供包括玩耍在内的活动空间；专项医疗茶园应有相应的检测或诊断设施。

亲近自然指的是要选择优质品种的茶树，给参观者带来视觉、触觉、嗅觉等感官刺激，营造返璞归真的自然环境，提升感官与心理的健康。

2. 园艺疗法茶园的规划与建设原则

保留茶园场地的自然特色，比如原有的大树、各种形状的石头、溪流、山川、岩洞等，对一部分人是有直接治疗作用的。比如有水的区域，空气清新，负氧离子含量要高于其他区域，可以起到镇静、催眠、镇痛、降低血压、改善心肺功能等作用。水景有静水、流水、落水、喷水等几种形态，适合营造不同形式的景观。设计时应合理利用场地原有资源，或者进行巧妙的改造，与园艺疗法茶园的整体风格协调。

通过地形、植物等简洁的空间分隔方式，实现空间多样性，打造个性化的空间，比如有历史感、有文化氛围的空间，宁静而具有独立感的空间，绿色、开放的空间，欢乐、喜庆有节日气氛的空间等。安置舒适的座椅、遮阴避雨的设施，让人很好地休息。设置活动体验区，如野外烧烤区、野营区、茶叶采摘区、温室茶园等，提供亲戚朋友相聚的场所，提供实践操作和活动机会，增强社会性和参与性，通过运动、活动、劳动减缓压力，通过交流情感放松心情。

茶文化是中国优秀传统文化的重要组成部分，将茶文化与其他传统文化相结合，营造具有明显特色的园艺疗法茶园。舒适、安全的茶园环境是实现园艺疗法的基本条件。邀请医疗、保健、心理治疗等专业人士参与设计、建设与管理，使得园艺疗法茶园具有科学性，能够可持续发展。

3. 茶树种植环节园艺疗法的具体应用

茶树有绿色、紫色、白色、黄色等多种色彩，有大叶、中叶、小叶等多种叶型，有灌木、小乔木、大乔木等多种树型，在不同生长阶段呈现出不同状态。茶园里面种植这些茶树，游客亲自参与整地、栽培、修剪、除草、施肥等活动。茶树的色彩和自然形态都会激发感官感受，产生心理和生理方面的变化，改善人的精神状况，比如冷色调具有镇定、降压作用；暖色调易让人兴奋，激发积极向上的热情。

茶树繁殖除了种子有性繁殖，还有扦插、压条等无性繁殖，还可以采用无土栽培等现代化技术，或者结合管道栽培等形式，利用茶树的不同高度，实现立体种植，展现空间层次感，让人体验茶树形态美，以及现代科技美。

茶园活动空间布置为开敞性，或者一半开敞性一半私密性，或者完全私密性，满足多元化需求。茶园开展运动量较小的活动，有助于消除紧张和缓解疲劳，起到安定情绪的作用。比如采摘茶叶、分拣鲜叶等活动，可满足人们的体验需求。集体性的茶园活动，还有利于提升人们社会交往能力。

任务三 茶叶加工环节在园艺疗法中的应用

中国有大约7万家茶叶初制加工厂，茶叶年产量约260万吨，占世界总产量的45%，位居世界第一位。在茶叶加工环节，以茶叶加工厂、制茶坊等为载体，实现园艺疗法。

一、茶叶加工环节的基本情况

中国茶叶种类多，相应的加工工艺与方法也多，因而茶叶加工厂、制茶坊也各具特色。例如，绿茶主要通过杀青、揉捻、干燥三道工序制作而成，形成干茶绿、汤色绿、叶底绿的"三绿"特征。红茶主要通过萎凋、揉捻（揉切）、发酵、干燥四道工序制作而成，形成红汤、红叶的"二红"特征。黄茶主要通过杀青、揉捻、闷黄、干燥等工序制作而成，形成黄汤黄叶的"二黄"特征。青茶（乌龙茶）主要通过晒青、做青（摇青、晾青）、杀青、揉捻、烘焙等工序制作而成，形成"绿叶红镶边"的特征。白茶主要通过萎凋、烘焙等工序制作而成，不炒不揉，形成灰绿白毫的特征。黑茶主要通过杀青、揉捻、渥堆、复揉、干燥等工序制作而成，形成色深发黑的特征。除了这六大基本茶类，还有各种各样的再加工茶类，其加工工艺各不相同，采用的加工机械也不同，因而茶厂的设计与布置也不相同。同一棵茶树的叶片，通过不同的工艺可以加工出不同类型的茶叶，其实质是化学变化与物理变化的科学规律在发挥作用。在中国茶向外国传播的初期，外国人不了解其中的科学奥秘，也闹出了不少笑话。比如，瑞典植物学家卡尔·冯·林奈（Carl von Linne）于1753年在《植物种志》中最先给茶树定名为*Thea sinensis*，意思是中国茶树。但是林奈并没有来到中国，而是多次委托来中国的船长、瑞典东印度公司的董事顺道帮其带回中国的茶树标本和茶籽。林奈只是按照自己的猜想，解释说红茶是用红茶树的叶子做的，绿茶是用绿茶树的叶子做的，却不知道聪明睿智的中国人能把同一棵茶树的叶子做成不同类型的茶叶。

在茶叶加工厂、制茶坊参观与游学，目睹茶叶由植物叶片变化成饮食产品，亲身体验劳动的辛苦与欢乐，并且在实践中学习科学知识，了解科学道理，确实是有意义的一番经历。早在1977年，中国台湾的天仁茶业公司就将制茶厂设计成开放式工厂，把制茶过程全部公开。工厂的两侧安装大片落地窗，游客从两边走道行走时，可以一览无余整个生产流程。公开生产过程，让游客亲眼看到工厂清洁明亮，地上铺有垫布，茶鲜叶上面还罩上纱布，制作过程干净卫生，逐步在顾客心中树立起天仁茗茶良好的品牌形象。

如今，为了让社会大众了解制茶过程，放心买茶喝茶，中国大陆有些茶叶加工厂也别出心裁地设置一道透明的玻璃墙，让参观者不必进入加工车间，不用担心会不会干扰工人干活，就可以清清楚楚地观摩制茶过程，亲眼看到鲜叶变为成品茶的整个过程，不仅非常直观地获得了视觉享受，还能够马上品赏新茶获得味觉享受，自然就心满意足了。例如，安徽省黄山市一家"无行政区划分冠名"企业谢裕大茶业股份有限公司，在杨村茶厂建有多条大型数控自动化、清洁化黄山毛峰生产线。游客上到二楼，透过玻璃墙可以看到一楼几条长长的生产线，工人们在干什么，茶叶在生产线上如何运转，都清楚可见（图3-5-17）。再如，安徽省黟县弋江源茶业有限公司，在一楼设置茶叶制作车间，在二楼与三楼设置分拣、包装、检验、品鉴、储藏、网络销售车间。游客通过专门的参观走廊，就能把整个过程看个清楚明白（图3-5-18）。

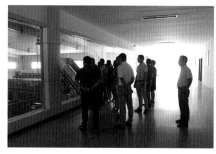

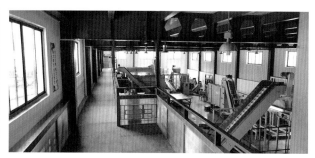

图3-5-17　谢裕大茶业可参观生产线　　　　图3-5-18　弋江源茶业可参观车间

有些茶叶企业还开辟了专门的空间，设置制茶坊，配备炒茶锅，让游客亲自参与制茶过程，尤其家长和孩子可以一起动手参与活动，在学习专业知识，体验专业技能的同时，有效地培养了亲子关系。例如，安徽省石台县西黄山茶业有限公司，建立了西黄山茶博园科普示范基地（图3-5-19），种植了98个茶树品种，分别是石台富硒茶、黄山毛峰、祁门红茶、安吉白茶、安溪铁观音等名茶的主要鲜叶来源，并且在每个品种旁边都竖立了一块标识牌，详细介绍品种特征，方便游客辨识。这里已经成为石台县青少年校外活动中心，是青少年劳动实践基地，也是旅游研学基地。游客、学生、家长和孩子都可以亲自动手采摘茶鲜叶，然后到茶园旁边的制茶坊里，在专业师傅教学示范下学习动手制作茶叶，最后品尝自己的劳动成果。

许多茶叶传统制作技艺具有历史价值、经济价值、社会价值、生态价值、文化价值，有的已经被列入国家级、省级、市级、县级非物质文化遗产，由认定的传承单位和传承人予以传承与发展。为了保护和传承茶叶非物质文化遗产，有些传承单位与传承人专门开辟了制茶体验馆，定期或者不定期地开展活动。例如，黟县石墨茶传统制作技艺是安徽省级非物质文化遗产，黟县弋江源茶业有限公司是代表性传承单位，董事长李明智是省级代表性传承人，经理李诗涵是市级代表性传承人。该公司建立了弋江源有机茶手工制作体验馆作为专门的传承场所，李明智与李诗涵面向广大游客和青少年学生，按照传统制作技艺要求多次开展了传承活动（图3-5-20）。

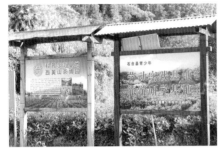
图3-5-19　西黄山茶博园科普示范基地

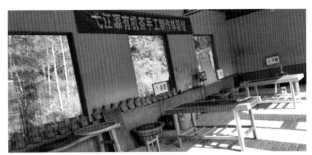
图3-5-20　弋江源有机茶手工制作体验馆

二、茶叶加工环节的园艺疗法实施

近年来新兴彩色花园、芳香花园、加工作坊等，通过色彩、香味、视觉等刺激感官，让人感受自然与生活的美好。园艺疗法在茶叶加工环节的应用，发展手工制茶观光旅游是重要途径之一。手工制茶观光旅游，是以观光、休闲为目的而兴起的一种旅游形式，集茶叶生产、旅游观光、购物休闲于一体，成为现代观光农业的重要组成部分。游客通过采摘茶树鲜叶、杀青、萎凋、揉捻、闷黄、发酵、干燥等不同茶类各具特色的手工操作过程，将旅游与茶叶科学技术、文化知识融合起来，形成新型的旅游项目——手工制茶观光旅游。

手工制茶观光旅游为游客提供亲自加工茶叶的机会，感受茶叶发生物理变化和化学变化的过程，体验劳动的乐趣，满足了旅游者求知、求新、求乐的心理需求。茶叶的芳香物质种类多，香气类型丰富，有的具有安神、镇静等作用，可以刺激人体嗅觉，调节生理机能，在一定程度上预防或者控制疾病。

手工制茶观光旅游能够丰富青少年的学习与生活，增强青少年的动手实践能力，也为父母和孩子之间的亲子交流提供了新的途径。例如，让父母和孩子共同制作一款名茶，向孩子讲述名茶的历史、文化、故事，共同完成传统文化的体验，领悟传统文化的内涵。青少年在体验乡间野趣的同时，掌握了中国茶叶科学技术和文化知识，有效地实现了茶文化传承。青少年从劳动实践中获得了成就感，陶冶了情操。亲子活动有利于青少年健康成长。手工制茶观光旅游是亲子活动的一个重要方式，能使父母和孩子体验到合作、成功和快乐，促进父母与孩子之间的沟通和交流。

利用茶叶加工厂、制茶坊，开展手工制茶观光旅游，帮助人们缓解压力、放松心情。将茶叶加工厂、制茶坊建设成开放场所，使其具有制茶过程观摩、游览功能、参与制茶过程等特性，成为实现园艺疗法的有效载体。

任务四　茶叶交易环节在园艺疗法中的应用

据统计，中国已有300多家专业性大型茶叶市场，并且呈现出茶叶市场分布日益广泛、数量日益增多、规模日益增大的趋势。在茶叶交易环节，以茶博城、茶叶店、茶包装、茶具等为载体，实现园艺疗法。

一、茶叶交易环节的基本情况

西汉辞赋家王褒《僮约》写有"烹茶（荼）尽具""武阳买茶（荼）"，这是中国历史上最早的茶具、茶叶市场的记载。武阳在当今四川省眉山市彭山区，于西汉时期就有了专业的茶叶交易场所。唐宋时期，中国茶叶交易市场形成了产区初级市场、中转集散市场、北方承销市场的结构。明清时期，不仅有国内市场，还形成了国际市场。

今天，在中国许多城市，无论是产茶地区，还是不产茶地区，一般都建有较大规模的茶博城与茶叶交易中心。除了全国性大型茶叶市场外，大街小巷上还零星分布着许许多多的茶叶店和茶具店。人们置身其中，可以熟识各种茶叶，观看茶叶包装，了解茶具历史，欣赏工匠技艺，学习传统文化。

唐代陆羽首次将茶具系统化，采茶、制茶、煮茶、饮茶用具一应齐全，将每个茶具的材质、规格、装饰等内容都写进《茶经》中。尤为重要的是，茶具不仅是具有使用功能的工具，而且是承载茶道思想与茶文化精神的媒介。以陆羽设计的风炉来说，使用功能是烧火煮茶，但是风炉还有三个足，一个足上面写"坎上巽下离于中"，坎是水卦，水在上。离是火卦，火在中间。巽是风卦，风在下。风吹火旺，火煮水沸。如此设计，寓意要想煮得好茶，必须做到顺应自然，金木水火土五行相生而不能相克。一个足上面写"体均五行去百疾"，意思是人的身体要阴阳平衡、五行协调才会健健康康，百病不生。现在有些人晨昏颠倒，黑天白夜不分，生物钟混乱，难免引发疾病。一个足上面写"盛唐灭胡明年铸"，意思是在唐朝平息安史之乱后的第二年，陆羽铸造了风炉。陆羽本来可以直接写上具体时间，但是却用了如此的方式，来表达爱国情怀，安史之乱终于平息，百姓生活又得到了安宁，欢喜之情尽在几个字之中。由此可见，一个茶具风炉，陆羽仅在三个足上写了21个字，就传达了如此丰富的哲学思想和人生追求。更不用说还有其他诸如此类的设计。古人云，形而下者谓之器，形而上者谓之道。器以载道。茶具本来是"器"却也能承载"道"，因此中国茶文化能够上升至"茶道"。

不同时代的饮茶方法、审美思想各不相同，茶具因而也各有特色。唐代流行煎茶法，茶具的特色可以概括为"南青北白"。南方的越窑青瓷，北方的邢窑白瓷，是当时最为流行的茶具。宋代流行点茶法，因为斗茶需要，黑瓷茶具尤其是黑釉盏最受欢迎。建盏，也称建阳盏、兔毫盏、兔毛盏、兔褐金丝盏，在当时最为流行。明清以来流行泡茶法，最有代表性的茶具是"景瓷宜陶"。瓷器以瓷都——江西景德镇最有特色，陶器以陶都——江苏宜兴紫砂陶最有特色。景德镇瓷器茶具明如镜、白如玉、薄如纸、声如磬，工艺水平高超。宜兴紫砂茶具最宜泡茶，不仅仅具有功能美，更是形成了集诗、书、画、印于一体的紫砂文化，享誉世界（图3-5-21）。唐代有七大名窑之说，宋代有五大名窑之说，当然，中国有特色的茶具也并不局限于这些名窑产地。如今，国家提倡弘扬传统文化，传承文化遗产。茶具制作技艺亦在其中，也得到了有效的保护、恢复与发展。像福建省建阳区烧制的建盏，这种黑釉盏不仅在古时候宋代流行，而且现在也风靡世界。像汝瓷，产于河南省汝州市，不仅在宋代是"五大名瓷"之首，现在也已经是中国国家地理标志产品，流行一时（图3-5-22）。在茶具店里，尤其是建盏、汝瓷、景德镇瓷器、宜兴紫砂壶等专卖店里，不仅可以选购自己喜欢的茶具，更可以欣赏艺术之美。除了茶具店，还有茶具博物馆。例如，江苏省宜兴市建有中国宜兴紫砂博物馆，里面收藏和展示了大量紫砂茶具作品，可以了解紫砂壶制作工艺流程，开展文化艺术交流。

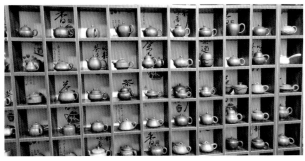
图3-5-21　紫砂茶具

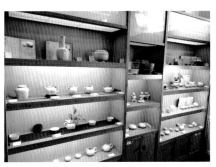
图3-5-22　陶瓷茶具

茶博城、茶叶交易中心不仅可以开展茶事活动，实际上还具有其他多种功能，有的犹如旅游景点。以安徽省合肥市为例，华夏国际茶博城、江南茗茶城是目前两个最大的茶叶交易中心，里面有茶叶店、茶具店、茶叶包装店、茶文化传播机构、茶服装专卖店、茶书画艺术品专营店等，从多方面丰富了百姓生活。华夏国际茶博城位于合肥市东南部（图3-5-23），江南茗茶城位于合肥市西北部（图3-5-24）。来自全国各地的茶叶企业、茶商、顾客在此经营生意，交流信息，购物交友。有的商户还别出心裁，让顾客亲自设计茶具定制加工，或者让顾客动手参与茶食品制作，或者让顾客参加益智游戏活动……有了亲和力，有了收获感，自然受到众人好评。

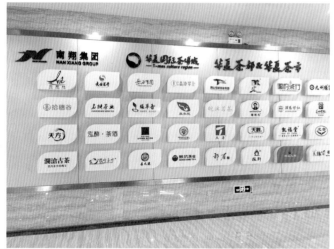

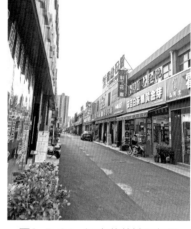

图3-5-23　华夏国际茶博城局部图　　　　图3-5-24　江南茗茶城局部图

茶叶博物馆、茶文化博物院近年来日益增多。比如安徽省已经建成了祁门红茶历史文化展览馆、谢裕大茶叶博物馆、徽州茶院、中国松萝博物馆、黄山市工艺造型茶博物馆、中国松萝茶文化博物馆、黄山太平猴魁博物馆等多家茶叶博物馆。例如，谢裕大茶叶博物馆位于安徽黄山市徽州区，2008年4月建成对外开放，是安徽省首家茶文化博物馆。该馆徽派风格，总占地面积3 500米^2，收藏了徽州各种民间传统制茶工具、毛峰茶文化历史书籍等，集黄山毛峰创始人谢正安及黄山毛峰茶的发展史、谢裕大产品的制作工艺展示、茶道表演、品茗于一体，展现了徽州文化和徽州茶文化（图3-5-25）。

谢裕大茶叶博物馆是黄山毛峰和中国茶文化传播的重要载体，通过丰富翔实的收藏展品和历史文献、文物，运用符合现代人审美意识的陈列形式与手段，借助历史文物、茶书、茶经、茶画、茶技、茶艺等，展示了黄山毛峰茶的起源、发展、演变，以及谢正安历经艰辛、数年耕耘试验后，终于创制出具有独特样式与品质的毛峰茶，闻名天下后，被人们誉为"黄山毛峰第一家"。该馆不分周末或者节假日，每天8:30—17:00都正常开放。配有专职讲解员，讲解不收取任何费用。如果是30人以上的团体参观，需要提前预约（图3-5-26）。

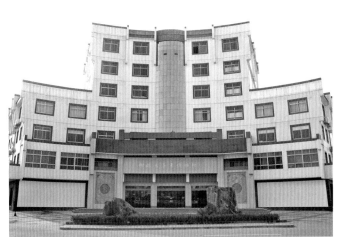

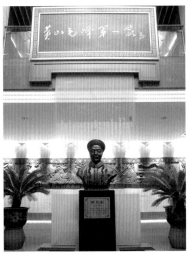

图3-5-25　谢裕大茶叶博物馆全貌　　　　图3-5-26　谢裕大茶叶博物馆大厅

　　如今，谢裕大茶叶博物馆在不断发展升级。2020年，国家AAAA级风景区谢裕大茶博园建成（图3-5-27），形成谢裕大茶文化博物馆（图3-5-28）、黄山茶树种优质资源保护园、高效双茶示范园、黄山特色山珍种植园，以及立体循环养殖园的"一馆四园"格局。以茶为载体，具有旅游、休闲和度假等功能，成为全方位茶文化体验区、旅游目的地。

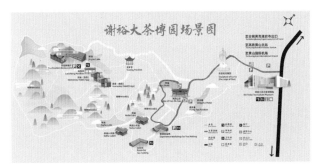

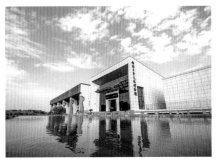

图3-5-27　谢裕大茶博园　　　　　　　　图3-5-28　谢裕大茶文化博物馆

二、茶叶交易环节的园艺疗法实施

　　茶叶既是物质产品，也是文化符号。茶叶被古人称为瑞草、仙草、灵草，具有多种营养成分，有些成分具药效，可以药用、食用、饮用。难能可贵的是，茶叶在人们长期利用过程中，形成了茶文化、茶道。茶禅一味、廉美和敬、和静雅、俭清和静等精神思想，让人们从茶中获得了心灵宁静与精神升华。

紫砂壶、建盏、青花瓷等茶具也是茶文化的载体，是人造艺术品，种类繁多，颜色各异，造型优美，集诗、书、画、印于一体，传达出艺术性，兼具实用和鉴赏价值，可以调节情绪，引导人积极向上。有关茶具的书籍，从多个角度介绍茶具的历史文化、工艺特色、使用方法、收藏价值、鉴赏学问，内容丰富，图文并茂。阅读这些书籍，既能汲取知识，又能享受艺术。

茶叶包装不仅具有保护茶叶品质的基本功能，也是展现茶文化的重要载体。中国茶叶种类数不胜数，不同茶区生产的茶叶具有不同的文化内涵，因此茶叶包装运用书法、绘画、纹饰等多种元素广泛，既体现传统文化，也反映现代风格。包装的材质已经多样化，纸质、金属、木质、玻璃、陶瓷等材质包装应有尽有。茶叶包装本身也成了艺术品，成为传播茶文化的有力辅助。

茶博城里容纳了茶叶店、茶具店、茶叶包装店等多种实体店面，因而能够发挥多种功能，通过物品展示、科普宣传、免费品饮、动手操作等多种方式，让人们从中学习茶叶、茶具、茶文化知识，掌握茶叶、茶具等品质特征与鉴赏技能，从而既有生理健康上的收获，也有心理健康上的收获。

任务五　茶叶消费环节在园艺疗法中的应用

目前，中国有17万家茶馆，分布在全国大、中、小城市。在茶叶消费环节，以茶馆、茶餐厅等为载体，实现园艺疗法。

一、茶叶消费环节的基本情况

茶叶可以饮用，也可以食用，尤其是茶树鲜嫩的芽叶。茶叶食用的传统至今在局部地区保留，如客家人的擂茶、苗族和侗族的油茶、基诺族的凉拌茶。现代科学研究证明，茶叶内含物质丰富，主要有茶多酚、咖啡碱、氨基酸、色素、维生素、酯多糖、矿物质、芳香物等八大类。茶多酚（包括儿茶素、黄酮类物质）有抗氧化、清除自由基、抗菌抗病毒、防龋齿、抗癌抗突变、除臭、抑制动脉粥样硬化、降血脂、降血压等作用；咖啡碱有兴奋中枢神经、利尿、强心的作用；多糖有调节免疫功能、降血糖、防治糖尿病的作用。由于茶叶具有多种保健功效，因而人们以茶养生。不仅中国人饮茶、吃茶。日本人也是如此，甚至发挥到了极致。"茶膳"是一种传统性膳食，就是添加了茶叶的各种"日本料理"。米饭中放茶叶，酱汤中泡茶叶，油炸品中添茶芽，蛋羹中加茶叶，炸蔬菜、炸海鲜、蒸鱼、烤肉撒茶粉，餐后上茶冰激凌，或上茶糕点、茶酸乳……除了"茶膳"，日本还有许多茶食品，如茶面包、茶饼干、茶年糕、茶馒头、茶挂面、茶豆腐、茶糖、茶酒、茶果汁等。除了食用外，利用包括茶叶本身和从中提取的儿茶素、黄酮类化合物等有用成分制造生活日用品也出现了热潮，如沐浴剂、香波、漱口液、手纸等护理用品和化妆品，室内用的防虫剂和除臭芳香剂，电冰箱中使用的防氧化剂等。

茶馆在唐玄宗开元年间出现。唐代封演《封氏闻见记》记载"开元中……自邹、齐、沧、棣，渐至京邑城市，多开店铺，煎茶卖之。不问道俗，投钱取饮。"邹是山东邹县，齐是山东临淄，沧是河北沧州，棣是山东惠民，还有很多城市，都有卖茶的店铺。宋代商品经济有了进一步发展，大量人口拥进城市，茶馆兴盛，扮演了各种社会角色。宋代茶馆讲究经营策略，精心布置装饰，根据季节卖不同茶水。宋代茶馆功能很多，喝茶聊天、品尝小吃、谈生意、做买卖、艺术表演、行业聚会等。点茶、挂画、焚香、插花在宋代成为密不可分的"四般闲事""柴米油盐酱醋茶"七个字在宋代成为习惯用语，成为老百姓"日常开门七件事"。

中国茶文化具有"廉、美、和、敬""和、静、雅"等精神思想，对人有熏陶教化作用。千百年来，茶馆在人们生活中是不可或缺的重要场所。人们以茶养心，品尝养生茶餐，欣赏茶艺表演，观看斗茶比赛，参加茶文化讲座。茶馆、茶餐厅等是开展这些活动的理想场所。

2011年，中国茶叶流通协会、中华合作时报社公布"2009—2010年度全国百佳茶馆"评选结果。北京老舍茶馆、上海湖心亭茶楼、浙江湖畔居茶楼、四川顺兴老茶馆、广东荔花村茶艺馆、湖南大河茶馆、安徽陆和村茶馆等100家茶馆成为全国百佳茶馆。2013年，中国茶叶流通协会、中华合作时报社不仅公布了"2011—2012年度全国百佳茶馆"评选结果，新增了100家全国百佳茶馆，还公布了浙江安吉第一滴水茶艺馆、福建易安居古堞斜阳茶室、江苏挹翠轩茶苑、陕西渭南水中天茶府、河南瓦库茶艺馆、江西泊园茶馆、湖北荆州鸿渐茶艺馆、浙江杭州青藤茶馆、云南丽江平湖秋月茶馆、上海秋萍茶宴馆等10家茶馆为"2011—2012年度全国十佳特色茶馆"。中国茶馆发展得越来越好，越来越有特色（图3-5-29）。例如，北京老舍茶馆，位于北京市西城区前门西大街正阳市场3号楼，始建于1988年，以老舍先生名剧《茶馆》命名，因"老二分"大碗茶名闻四方，现在已经发展成为集书茶馆、餐茶馆、茶艺馆于一体的多功能综合性大茶馆。老舍茶馆不仅提供各类名茶品饮、四季茶艺（《春》《夏》《秋》《冬》）、长嘴铜壶茶艺、工夫茶艺，还有京剧、曲艺、杂技、魔术、变脸等民族艺术演出，更有北京传统风味小吃、宫廷细点和京味佳肴茶宴。老舍茶馆已经接待过几十位外国元首与两百多万中外游客，成为展示民族文化的"窗口"和沟通国际友谊的"桥梁"。

上海秋萍茶宴馆，是中国首家茶宴馆，长期研究开发茶菜茶食。1994年，推出了第一套经典茶宴"西湖十景"。2004年，秋萍茶宴馆又推出了"经典古诗宴"。茶宴用茶叶做调料，形成"五味六色"的显著特征，即酸、甜、苦、辣、咸五味，红茶、绿茶、青茶、黄茶、白茶、黑茶六色。茶宴发挥茶的香、韵、味、形、性，已经创制出多道艺术菜肴，比如上海本帮茶宴、三味功夫汤、素八锦、爆鳝丝、油爆虾、松鼠鳜鱼、八宝酱、祁门红烧肉、草头圈子，都不含酱油、不含味精，所有菜品的茶色都是茶叶本身的颜色。秋萍茶宴馆负责人刘秋萍女士，被人们誉为"中国茶宴第一人"，认为茶是君子，君子成人之美，所以茶可以让菜升华，但是绝不喧宾夺主，因此所有的茶菜里面茶只是调料，而看不到茶的叶片。茶宴吃出自然，吃出健康，吃出茶文化，成为中国饮食佳话（图3-5-30）。

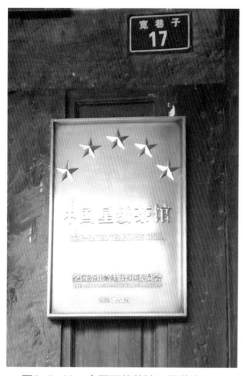

图3-5-29　全国百佳茶馆可居茶介

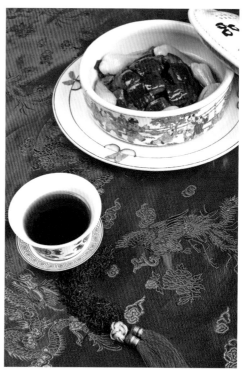

图3-5-30　秋萍茶宴馆茶菜

二、茶叶消费环节的园艺疗法实施

现代茶馆、茶餐馆为消费者提供了休闲、交友、会客的好去处，让人们在优雅的环境、轻松的气氛中获得放松自我、交流感情的愉悦享受。茶馆、茶餐馆是服务性组织，消费者多是寻求一种体验和感受来满足精神需要。开展体验式营销是茶馆、茶餐馆的重要营销特色，以顾客体验为导向设计一系列活动，让顾客通过视觉、听觉、嗅觉、触觉和味觉体验起到园艺疗法作用。

举行茶艺表演。茶艺注重表演者的仪表、仪容、仪态，精心布置环境，配合优美的背景音乐，悦耳动听的解说，以规范的形式来表现泡茶、饮茶的审美追求，充分调动顾客的感官体验。也可以在茶艺表演的同时，安排茶艺教学，让顾客参与茶艺操作，更加深度地融入消费环境。

茶艺，是饮茶生活的艺术化，是艺术性的饮茶，是中国各族人民在长期饮茶实践中形成的一门艺术。晋代杜育《荈赋》记载有"水则岷方之注，挹彼清流。器择陶拣，出自东瓯。酌之以匏，取式公刘。惟兹初成，沫沉华浮。焕如积雪，晔若春敷"，生动地描绘了选水、择器、煎茶、分茶、品茶的饮茶艺术，象征着茶艺萌芽、茶文化萌芽。唐代陆羽《茶经》完整地记载了煎茶茶艺，象征着茶艺形成、茶文化形成。宋代流行点茶茶艺，明清以来流行泡茶茶艺。

茶艺包括人、茶、水、器、境、艺六个要素，可以从这六个方面去欣赏茶艺表演体现的美学。人美，并不是强调人的外表要有多么美，而是要符合礼貌、礼节、礼仪等方面的要求，做到形象美、行为美、语言美、心灵美。茶美，古人曾说茶有真色、真香、真味，强调欣赏茶的外形、香气、颜色、滋味之美。水美，水有软水、硬水之分，软水有益健康，硬水不宜饮用。陆羽《茶经》指出"山水上，江水中，井水下"，强调好水具有清、轻、甘、活、冽的品质特征。宋代苏轼《汲江煎茶》诗云"活水还须活火烹"，不仅强调活水，更需要活火烹煮，强调柴薪的选择与烧火的火候。器美，无论是紫砂陶、瓷器，还是玻璃杯、金属等各种材质的茶具，都要清洁卫生，既要有功能美，也要有艺术美。"景瓷宜陶"，各具其妙，瓷器密度高，陶器密度低，适宜冲泡不同的茶类。但是，瓷器之美，陶器之美，却又有共同的欣赏理论。境美，环境有自然环境、人工环境、专设环境之分，都有清、静、雅等方面的要求。环境陶冶人，茶艺表演需要营造安静祥和的品茶环境。艺美，强调动作美、语言美等，一举一动整齐划一、连贯流畅、富有节奏，解说词悦耳动听、语句优美、寓意美好。

茶艺表演，按照主泡茶具可以分为壶泡法、盖碗泡法、玻璃杯泡法等几种形式。玻璃杯适合冲泡名优茶，可以欣赏茶叶在水中舒展、沉浮的动态舞姿。盖碗之茶盖寓意为天，茶碗寓意为人，茶托寓意为地，象征着天、地、人三才合一。紫砂壶具有保温性能好、传热缓慢、吸附茶香、隔夜不馊等特点。茶艺表演寓教于乐，配合着背景音乐、插花、点香、字画等元素，让参与者领略人之美、器之美、茶之美、水之美、境之美、艺之美，陶冶情操，修身养性。

茶艺表演，一般分为备器、择水、取火、候汤、习茶几个环节。不同形式的茶艺表演，习茶过程各有不同，基本上包括藏茶、取茶、赏茶、泡茶、分茶、奉茶、品茶等一些过程，但是具体操作方式因不同形式的茶艺表演而各有不同（图3-5-31至图3-5-36）。

1998年，中国国家劳动和社会保障部将茶艺师列入国家职业大典。2001年，国家劳动和社会保障部颁布《茶艺师国家职业标准》。2005年，安徽农业大学、广西职业技术学院首先在中国高校中设立全日制茶艺高职专业。华南农业大学、云南农业大学、四川农业大学、福建农林大学等高校也先后在茶学本科专业中设立茶艺、茶文化方向，更有许多高职院校、中职学校设立了茶艺专业。社会上也有不计其数的组织和机构开展茶艺培训工作。

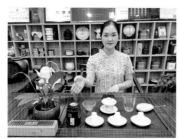
图3-5-31 备器

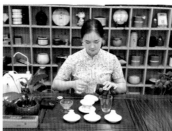
图3-5-32 取茶

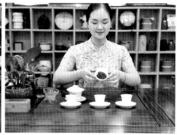
图3-5-33 赏茶

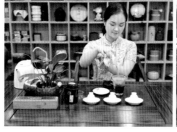
图3-5-34 泡茶

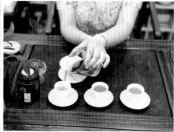
图3-5-35 分茶

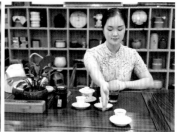
图3-5-36 奉茶

如今，茶艺职业技能大赛是国家级一类赛事，已经成为风靡全国的热门赛事，每年都有许多地区举办茶艺技能大赛。一般而言，茶艺比赛有全国性的、区域性的等不同的范围与级别，最高级别是国家级比赛，简称国赛，比如说面向中职学校的学生就有"中华茶艺"国赛。其次是省级比赛，简称省赛，类似的还有市赛、县赛等多种类型的茶艺技能比赛。开展茶艺培训与学习，举办与参加茶艺竞赛，都有利于推进知识型、技能型、创新型劳动者大军建设。

表演民间艺术。引入民间艺术，表演具有地方特色的节目，比如苏州评弹、河北梆子、天津相声、四川变脸、安徽黄梅戏等，增强顾客对特色艺术的视听体验。

品尝新产品。参与是体验的前提。茶馆或者茶餐馆推出新产品，让顾客亲身体验，对新产品的味道和质量做出评价，不仅可以活跃气氛，也使顾客对新产品留下深刻印象。

宣传和普及茶文化知识。越来越多的消费者不满足于了解零星的茶文化知识，而是希望掌握更系统的茶文化知识。因此茶馆、茶餐馆在经营过程中要注意宣传和普及茶文化知识。

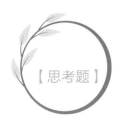

【思考题】

1. 茶树叶片有什么主要特征？

2. 基本茶类有哪几种？

3. 茶有哪些保健作用？

4. 茶在哪些方面能够实现园艺疗法？

5. 茶艺表演有哪些注意事项？

6. 如何发挥茶文化博物馆的茶疗作用？

模块四

项目实证策划与规划设计

项目一 园艺疗法应用医院规划设计

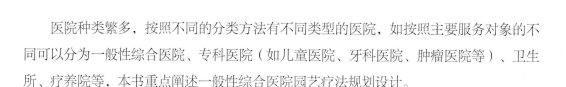

【知识目标】

- 了解医院主要人群及其需求。
- 掌握医院景观构成要素。
- 掌握医院外部环境设计要点。

【能力目标】

- 能够运用医院景观构成要素特点进行医院外部景观环境设计。

医院种类繁多，按照不同的分类方法有不同类型的医院，如按照主要服务对象的不同可以分为一般性综合医院、专科医院（如儿童医院、牙科医院、肿瘤医院等）、卫生所、疗养院等，本书重点阐述一般性综合医院园艺疗法规划设计。

任务一 医院人群与景观要素

一、医院人群需求分析

1. 患者需求

患者包括门诊就医患者、住院患者，以及到医院体检的老人、婴儿、孕妇等就医人群。而基于患者病情的轻、重、缓、急情况，又大致可以分为一般患者和危重患者。一般患者指的是到门诊就医和住院进行治疗、行动方便、自理能力较强的患者，这类人群在康复需求上表现为需要安全、干净、舒适的环境，多样的户外活动场地和与人交流的空间等。在此类人群的康复性景观营造中主要考虑：新鲜的空气、适宜的光线、舒适的温度和湿度；安全无障碍的步道设计；方便休息、观赏风景和聊天的场所；能够隔离传染病源安全的独立空间；以及营造充满艺术美的景观环境等。

危重患者表现为生命的体征不稳定、行动不方便的特点，大部分时间需要卧床休养。危重患者对康复性景观的需求度低于一般患者，但在营造康复性景观时也要考虑到其身体脆弱和心理敏感的特点，设置能够通过窗户远眺绿色的植物景观，在植物的配置上也要避免使用危害性植物。

如果患病者为儿童，则要重点分析儿童独有的特征。如儿童在患病期间，虽然生理功能下降，但喜好玩乐的需求却仍需得到释放，游戏、结伴玩耍、交谈等社交娱乐活动仍需满足。另外，儿童的心理特点表现为多种负面情绪叠加状态。对医院陌生环境的恐慌、疾病带来的身体不适、对陌生人的害怕等种种情绪往往会导致儿童产生抵触、反抗表现，这就需要将环境打造得更具亲和性、趣味性，营造温馨舒适的氛围，利用熟悉环境的刺激，抵消儿童内心的部分负面情绪，从而产生心理康复作用。

2. 患者家属需求

患者家属是患者最亲密的对象，承担着照顾患者和缓解患者不良情绪的责任，并且是患者的精神支柱。此类人群的户外活动多围绕患者开展，具体表现为陪伴患者散步、观赏风景、晒太阳等。另外，患者家属由于家人有疾病困扰，也承受着较大的心理压力，良好的医院户外空间能够缓解情绪的低落。对于患者家属而言，户外空间中的标识系统是必不可少的，可以增加空间的可达性和可知性，另外还需要提供多样化等候休息和交流的空间，为探访提供较为方便的场所。

3. 医院工作人员需求

医院工作人员中与患者接触时间最长的是门诊医生、住院医师和护士。医院工作人员因工作属性和工作节奏，导致工作压力大，精神紧绷，其中医护工作人员又常常受到患者情绪和态度的影响，需要情绪的释放和缓解。户外空间是医院工作人员获得放松和暂时离开工作的空间，工作人员可以利用休息时间段到户外休闲。因此，在针对医院工作人员的空间营造中，选址尽量选在距离工作区邻近的位置，并且设置相对独立和私密的空间。

二、医院景观构成要素

结合医院的整体环境，以及在外部环境中使用者的活动特点，医院康复景观构成要素主要侧重的有植物、水系、铺装、构筑物等。叶佳等将景观构成要素分为物质要素、形态要素两大类。

1. 植物

植物景观是康复景观中最主要的表现形式，对康复治疗具有显著效果，不仅能够对患者的康复起到积极作用，且对院内空间的划分起到有效作用，应根据具体的植物属性，进行不同疗法的植物配置，充分运用植物疗法辅助患者的康复。其中值得推荐的是芳香疗法，研究表明植物香味对人的情绪有一定的影响，由于植物中含有启发思维、改善睡眠，以及促进血液循环的芳香物质，如酮、酯、醛等，因此芳香疗法具有治愈疾病、保健身心等医疗辅助效果，医院中可以采用芳香植物的治愈功能。

对于医院康复环境来说，在植物的选择上不仅要考虑四季有景的美观效果，还应考虑选择具有一定康复保健功效的植物，例如抑制细菌类、提神醒脑类、舒经活络类植物在医院外部环境中的应用，根据前面章节提到的中国传统中医理论中"阴阳五行"与植物联系起来，营造可以滋养五脏的保健型植物群落，将植物器官的药用价值或植物的代谢产物与阴阳五行联系在一起，从而达到调节五脏的效果，对于患者的康复起到助益作用。因此，在进行综合医院的康复景观设计时应考虑不同植物的康复功效，同时利用植物的色、香、形态等为使用者营造出符合其康复需求的医院外部环境。

2. 水体

水是康复景观中必要的康复元素之一，是生命、舒适、愉快的源泉，绝大多数的场地或者景观有了水景的存在会使得人们对此处格外地偏爱，水景能够增强人造景观的灵性，是非常重要的康复性资源，是现代综合医院环境中必不可少的元素。

在医院具体的水景设计中，应考虑到不同人群对于不同类型水景的喜爱程度，如儿童、青少年偏爱跌水、喷泉等动态形式的水景，动态的水景是生命活力的象征，从形式到声音都比较能够吸引人的注意，能够赋予人视觉、听觉上的双重享受，在医院环境中观赏动态水景也有助于消除不安的情绪，促进使用者之间的交流与互动。

成年人或老年人则喜爱平静柔和的水景，静态的水面能够使人的情绪得到平复和舒缓。相对于面积较大的动态水景，静态水景通常以水池的形式呈现，尺度不宜过大且数量不宜过多，应给人以舒适、亲切的感觉，静态水景使整个医院环境变得宁静而深远，营造出适于冥想的氛围。例如位于美国的埃斯肯纳茨医院的康复花园设计中医院主入口的一个长方形水池，宁静的水面底部暗藏着喷泉管口，使得水灵动鲜活起来，这种有趣的设计方式给不同的人们带来不同的欢乐，让人们沉浸其中，极具治愈性。

3. 道路

散步是深受患者喜爱的活动之一。因此步道设计对患者的康复有直接影响。在医院康复环境中的散步方式主要有两种，一种是以健身活动为目的，需要为此类使用者提供一个平缓、洁净、清晰的道路，铺装应防滑、防水、防眩光，接缝处平滑无缝，并且设置有足够的休憩设施，丰富多层次的景观环境；另一种则是以静思冥想为目的的，除了和前者相似的特点之外，更多是以"S"形曲线和环形路线为主。

医院中的步道设计要考虑适用人群的多样性，包括行动不便需要乘坐轮椅进行活动的患者，设计时要考虑轮椅的尺寸，道路的宽度要保证轮椅通行和转弯。还要考虑到身体虚弱者、老年人及小孩的特点，道路的坡度不宜过大，坡道的两侧需要设置扶手等。

4. 小品

医院小品主要包括标识系统、休息设施、雕塑等。

标识系统有引导、疏通的功能，不仅让医院户外空间具有良好的可知性和可达性，而且有体现医院服务理念和展现医院文化的功能。一套完整、统一和人性化的标识系统可以方便患者就医，提升患者的就医感受。标识系统设计中应遵循设计简单、导向明了、醒目突出的原则，方便患者获取信息。

休息设施有座椅、桌子、亭子等，同时具备装饰功能、景观组织功能和精神文明价值等功能。医院空间中的座椅设计要符合人体的坐姿和人体工程学理论，在座椅上设计扶手方便身体不便者使用。座椅的位置尽量摆放在前方空间开阔、视野好、方便人们观赏景色的位置，座椅背后可设置绿篱作为屏障，或者将座椅摆放在大型乔木下，提供天然的遮阳伞。

雕塑在康复性景观中起到画龙点睛的作用，赋予医院空间环境轻松、愉悦的氛围，因此在雕塑小品的选择中一定要选择寓意正面，给人以积极印象的作品。可以进行艺术化创造，引发患者的思考和冥想，增加大脑思维活动。

5. 形态要素

医院康复景观中的形态要素主要有形状、色彩、尺度、肌理与质感等。研究表明，人们在观察事物时，首先产生视觉反应的是色彩，其次为物质的形状、肌理等。不同的色彩能带给人不同的心理感受，在医院康复景观环境中对不同色彩的景观元素予以合理地应用，能有效地帮助患者缓解情绪并且辅助其康复。在康复景观中应以明确、简单的形状为主，不宜出现复杂、奇怪的形状。不同使用者有不同需求，有些人也希望有能使人感到安静的空间；有些人则是渴望与人交流。因此，在康复景观设计时就需要将场地尺度对人的需求的影响考虑其中。肌理是指物体表面的纹理、质感等，分为自然肌理和人造肌理。康复景观中的自然肌理主要有植物、水体、山石等，创造肌理主要有铺装、设施的材料等，在康复景观环境中不同的肌理会给人不同的心理感受，应避免使用一些表面粗糙但有光的材料，可以多运用一些平滑的且反射率较低的材料，会给人一种平静感，表面粗糙无反光的材料，会给人一种生动的感觉。

任务二　医院外部环境设计

医院外部环境主要限定为医院用地范围之内及医院建筑之外的环境，是医院整体环境重要的一部分，与医院内使用者包括医护人员、住院患者，以及临时来访者的日常息息相关。良好的景观环境对患者的心理状况、身体恢复情况及医护人员的工作效率都有很大的影响。

一、外部环境分类

参照克莱尔·库伯·马库斯在《康复花园：治疗益处与设计建议》中提出的关于医院外部环境的景观类型，分类如下。

1. 景观前院

位于医院的大门附近设置景观绿地，一般由花卉、绿篱、草地或树木组成，具有园林布局和要素，以观赏为主，间或具有人流和车流的分流作用，不具有使用功能。

2. 观赏或步入花园

观赏花园对于一些用地紧张的医院来说，可能是院内仅有的绿地，该类花园具有观赏性并且能够投入使用，将花园引入有限的医院土地资源中，应该在满足使用者能够进入观赏之外，可以从室内观赏到花园内部的美景，充分发挥院内绿地的复合功能。

3. 中心绿地

中心绿地是医院的核心绿地，也是医院人流量较多的聚集地，一般设置在较为安静、背风向阳的地段，或者通过景观的手法有效地隔绝噪声等。医院中心绿地不同于一般的城市中心绿地，没有太大的高差变化，而且受到院内交通等很多因素的限制，在设计时应在保证医院基本功能的前提下，充分依托原有地形，因地制宜地给使用者创造一个供其休憩、散步、锻炼的外部空间，让他们沉浸在鸟语花香、山石林泉的自然环境中。

4. 广场

广场空间指医院中以硬质铺装为主的使用率相对较高的户外场地。场地使用便捷，总体视线开阔，广场主要植物为灌木、少量乔木或者在种植器中的花卉等，对于行动不便的使用者也较为便利。我国大部分医院都设计有广场，但总的来说缺少植物配置和水景设计，造成夏季广场温度过高。

5. 疗愈花园

疗愈花园是医院为康复而设置的花园空间，这类专门强调为康复而设计的环境能够起到康复的心理作用，这类花园在欧美国家使用较多，在我国则刚刚起步。

6. 屋顶花园与屋顶平台

随着现代综合医院整体品质要求的不断提高，医院在场地有限的情况下，屋顶花园和屋顶平台充分利用医院竖向空间，是医院室内外空间密切联系的很好的方式，最大程度上服务医院内使用人群的需求，屋顶花园一般分为可游憩和不可游憩两种，基于屋面条件的限制，铺装材料多选用生态木，种植层多选用轻质的复合种植土，可游憩屋顶花园绿植以浅根系花灌木为主，不可游憩屋顶花园绿化仅以易维护覆盖性好的植被为主。

二、外部环境设计要点

总结国内学者关于医院外部环境设计研究，提出要点如下。

1. 营造多样化的空间和场所

营造良好的医院户外空间环境时，应将满足患者、患者家属、医院工作人员的就诊、治疗、探望和工作的行为需求置于首位。在设计时要充分考虑功能使用的要求，使空间合理化、安全化、舒适化；还要根据使用者的活动规律来处理好空间关系和空间大小等要素，以及配置必要的功能设施。

根据医院不同使用者对空间的私密程度划分为开敞性空间、半开敞性空间及私密性空间。为需要参与人际交往等娱乐活动的人群提供开敞空间，设置一些健身运动设施及场地、休闲及娱乐广场等，通过沟通、交流来放松身心。对于需要安静休息的人群，为他们营造具有领域感和归属感的私密性空间。同时还可设置一些半开敞空间以满足各类人群不同心理的安全需求，为使用者提供亲和、舒适、积极向上的就医环境。

私密性空间的营造主要通过边界限定、下沉的设计手法等为使用者营造供其独处、冥想、静思等需求的场所。其中边界限定为主要营建方式，可利用植物、廊架、矮墙构筑物等进行空间上的划分。康复景观中的私密性空间的营造除了需要考虑空间边界要素等方面外，还可利用微地形的划分方式既保持空间的领域感、私密感，又能与其之外的空间保持连续性、整体性。

道路空间是开敞空间中重要的组成部分，是连接各个重要节点的枢纽，为了确保院内行人的安全，医院入口与城市道路应设有明确的边界，车行道的路面要低于人行道或者也设置明确的分界线，合理的交通组织能从根本上杜绝人车混杂，给人以安全感。同时需设置尺度适宜、层次丰富的重要节点空间，满足人员自由交往的需求，可以在此类空间中适当设计一些引人注目的设置，如雕塑、小品、丰富的水景、座椅、运动器材等，通过拉近人与自然的距离间接拉近人与人的距离，以这样的形式鼓励人们多进行社会交往。

半开敞空间则是介于私密与开敞空间，相对而言也是富有变化的空间，空间敞开度小，视线不完全受阻，此类空间主要设置在临近医院建筑周边或适宜中小尺度空间，时而能透过稀疏的枝叶看到场地以外的风景，因此，在植物的选择上一般偏向于较为高大的植物。

2. 营造生理层面的五感体验

视觉上，针对医院外部环境的康复景观的视觉设计可以从植物的色彩运用、小品铺装等设施的色彩运用几方面进行，植物色彩是外部环境中视觉感受的主体，无论任何季节，绿色植物都是外部环境设计中的主角，为主基调，其他颜色作为点缀。夏季可以种植冷色系植物，冷色系在视觉上亦有退远、增加空间纵深感的视觉效果，因此在空间狭小的外部环境中也可以选种，春秋季可选用暖色系植物，会给人温暖的感觉，能强烈烘托出春秋季的氛围。另外，在环境设施色彩上的选择应控制与整个外部环境协调一致，暖色调用于外部环境的出入口、道路交叉口、小品等设施上，令人醒目、易识别，使人容易产生亲近感。

嗅觉上，医院中往往弥漫着消毒水、医药用品的味道，会影响患者的情绪，产生不良的心理反应，而怡人的香气能为患者创造一个舒适的就医环境。因此要尽量选择芳香类植物，具有抗菌、净化空气、清醒头脑的效果，产生一种镇静、提神等保健作用。同时根据风向确定植物方位，植物都有着自身独特的气味，借由风的吹动形成一个弥漫了植物香气的天然疗养空间。

触觉上，触觉感受是人们最直观的体验，在患者有可能接触到的部分尽可能使用触感舒适的材料，为了确保使用者在室外环境中的舒适性，对于可接触到的植物的选择必须要小心谨慎，避免种植有毒或者带刺的、能够引发过敏的、易于散落浆果、根系裸露在外等的植物，保持园路尽量平坦防滑等。

3. 遵循人性化设计理念

在医院户外空间中要坚持"以人为本"的思想，遵循人性化的设计理念。人性化的设计要求能在最大程度上迎合和服务使用者的行为方式，为患者提供便捷，使患者感到舒适。因此，在医院空间中要一切以患者为中心，满足其生理和心理的需求，考虑医院服务的特殊性和面向人群的多样性，其户外空间还要满足使用者的无障碍和快速可达性的需求。

无障碍的设计可以保证快速可达性的实现，在医院户外空间规划设计中，需要考虑在人流量和车流量较多的情况下，都能快速便捷地到达门诊、急诊和住院部的入口等，各个出入口也均应设置无台阶的坡道。此外，机动车道和非机动车道及人行道要做到互不影响，道路的宽度和各个出入口要考虑轮椅和病床的进出，道路铺装材料选择防滑防眩光的材质。在无障碍的设计中还要考虑盲人的需求，设置盲道和盲文，在台阶、坡道和斜坡等设置扶手，保障安全。人性化的设计可以为患者、患者家属和医院工作人员带来便利，能促进使用者与空间之间的关系融洽，改善患者就医的低落情绪，提升就医体验。

4. 富有艺术美学的设计

医院的户外空间是面向大众使用的，在景观营造的时候要从患者、患者家属和医院工作人员出发满足其审美需求，符合艺术和美学的相关原则。让使用者通过视觉愉悦调节情绪、调养身心，达到促进健康的目的。在医院户外空间设计中，在遵循节奏与韵律、统一与变化、对称与均衡等美学原则的基础上，通过植物、景观小品中的雕塑等元素来营造。如通过配置乔、灌、草和观花、观叶、观果等不同高度、冠幅和形态的植物，来营造花坛、花境、绿化带等具有艺术和美感的植物景观。

三、医院园艺疗法典型案例

1. 加州太平洋医疗中心

加州太平洋医疗中心坐落于加利福尼亚州的旧金山市，医务人员参与了该医疗中心的景观设计，让最终设计出的景观空间能够满足患者需求。这个康复活动空间包含带有栏杆的坡道、不同材质的步行路面、轮椅高度的花坛、篮球场、移动工作架、长凳、不同的路沿和阶梯高度、入口水景等元素。该治疗中心不仅考虑到患者的生理需求，而且满足了患者的心理需求，给患者提供了一个舒适、宁静、具有园艺疗法特征的治疗环境。

2. 比勒体验花园治疗中心

比勒体验花园位于美国芝加哥，其宗旨是令造园对各种年龄阶段、各种身体状况的人来说都不是挑战，所有人都可以享受花园的乐趣。花园由芝加哥植物园园艺中心主任恩吉和园林设计师杰弗里共同设计。花园内有园艺工具展室、各种悬挂的种植钵、升高的种植池，以及方便触摸的水池、小瀑布、跌水等，各种年龄、各种身体状况的人都能在花园中获得劳作的机会。全园为无障碍设计，患者通过接近这些种植景观能够培养园艺兴趣，同时放松身心，达到更快恢复的目的。

3. 以色列希巴学术医疗中心医院

希巴学术医疗中心医院主要面向心脏病患者，其周边花园旨在为患者提供一个良好的康复环境。花园以"漫步体验是治疗的主要手段"为考虑进行规划设计。建成后，花园内有两条主要道路：一条是从花园一端延伸至另一端的笔直的中心道路，道路两侧设置有雕塑；另一条是穿行于花园内的蜿蜒小路，人们可以沿着小路欣赏花园美景。雕塑花园中的植物营造出一种轻松的氛围，给患者提供了一个放松的恢复环境。

4. 明尼格医院

明尼格医院位于美国堪萨斯州托皮卡市，因其将园艺作为疗法而在当地家喻户晓。该医院将病房建在景观空间当中，以增加整体环境的舒适性。医院定期为病患提供园艺活动，如管理温室内的植物、温室周围的草坪和花坛。植物本身有调节空气、湿度等作用，患者在进行园艺活动的同时，病情也得到了恢复。

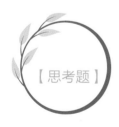

【思考题】

1. 医院的主要人群有哪些，分别有哪些主要特征？
2. 医院景观包含哪些要素？
3. 医院园艺疗法设计的原则是什么？
4. 医院园艺疗法景观设计要点有哪些？

项目二　园艺疗法应用休闲农业园设计

【知识目标】

- 了解休闲农业园的概念及特征。
- 掌握园艺疗法在休闲农业园区规划设计要素的运用要点。
- 掌握园艺疗法在休闲农业园区规划设计中的具体运用。

【能力目标】

- 具备休闲农业园区规划设计要素分析能力。
- 具备园艺疗法休闲农业园区规划设计基本能力。

　　休闲农业园是以农业休闲服务为主要开发内容的现代农业园区，可以帮助人们缓解压力、放松心情，园区具备观光功能、游览功能、采摘功能及园艺操作功能等特性，是园艺疗法非常好的承载体。传统休闲农业一般在园区种植瓜果供游人采摘，设置水塘供游人垂钓娱乐。由于所种植物多为可食用的蔬果，只点缀少量花卉，缺乏对植物的配置设计，视觉美感上难以达到赏心悦目的效果。对于水体也缺乏设计，无论是水体驳岸和亲水平台、廊道的设计，还是水生植物的配置，都比较单一，难以激发游客的参与性。把园艺疗法同相关休闲农业园进行有机结合，在对休闲农业园进行规划设计过程中融入园艺疗法相关理论、理念和要求，充分发挥两者具有的优势，则可以弥补传统休闲农业的不足，丰富休闲农业内容，能使人们从中领略到大自然的美，领略农业的魅力，实现人与自然的和谐统一。因此，将园艺疗法理念运用到休闲农业园中，符合现在人们对休养、体验、观赏、疗愈等的需求，发展基于园艺疗法的休闲农业园意义重大。

任务一 休闲农业园区认知

一、休闲农业园区概念及特征

休闲农业是一种利用田园景观、自然环境、生态资源，结合农林牧渔生产、农业经营活动、农村文化及农家乐生活，提供人们通过休闲增进对农村的体验为目的的新型农业。休闲农业园区是以农业为基础，集农业生产、农业科技展示、农业科普示范、生态餐饮、观光旅游、休闲采摘等功能于一体的综合性园区。现代休闲农业园区具备以下特征。

1. 生态性

园区空气清新、环境优美，是处于喧哗且严重污染城市中人们所向往的地方。而休闲农业园正是以此为前提条件发展起来的，它为人们提供了一个悠闲宁静、回归自然的休闲场所。

2. 参与性

让游客参与到园区的采摘、种植等方面的农业活动，园区提供一定的农业操作用具，促进游客在农业生产实践中，学习农业生产技术，体验农业生产乐趣，真正地了解农业生活。

3. 多功能性

休闲农业所承载的功能不能只停留在以前所包含的农业生产、田园观光、果蔬采摘等活动上，随着园区内第三产业的发展，功能也更加全面多样。休闲农业旅游包括为旅游者提供餐饮、住宿、休闲娱乐、生态文化教育、农事体验、农耕文化展示等多方面的服务。

4. 地域性

休闲农业作为一种实体，包含当地乡土植物的运用、民俗文化的体现和当地居民生活方式的表达。这些内容随着地域的不同而存在差异，并且很难复制。同时也包含当地民俗文化的形成与发展、农业科学技术的研究与运用、农耕技术及与其相关的农副产品加工技术等内容。

二、休闲农业园区主要类型

从休闲农业园区输出功能和产业特点的角度看，主要类型有观光采摘园、教育农园、休闲体验园和综合型休闲农业园等。

观光采摘园是指开发成熟的果园、菜园、花圃、茶园等，让游客入内摘果、摘菜、赏花、采茶，享受田园乐趣。

教育农园又称认知农园、教育农场、自然生态教室，它基于寓教于乐的理念，以展现农业科学知识、农耕历史文化、生物多样性、生态、环保等自然知识和设计动手生产、制作等体验活动为主题元素，兼具农业生产、知识传播和观光休闲娱乐三重功能。

休闲体验园是以提供休闲体验为主的观光农业园区，一般包括田园景色体验、农耕体验、垂钓、购物、运动、住宿等。

综合型休闲农业园是指综合开发利用自然资源和社会资源，合理配置各种生产要素，以高新技术的集约化投入和有效转化为特征，集农业生产、技术推广示范、科普教育、观光休闲等多种功能于一体的观光农业园区。

三、园艺疗法在休闲农业园中的功效体现

研究表明，园艺疗法对参与者的身体健康、心理健康和社会交往活动等产生积极影响，如增加社会参与度、改变健康状况、幸福指数，以及生活满意度。园艺疗法对人体产生的这种恢复性功效在休闲农业园中可以体现在心理性、健康性、社会性与情感性四方面。

1. 心理性功效

植物对人体五官的刺激反馈到神经中枢，可使人们安定心神，在精神上给予人们一定的寄托感与满足感。在休闲农业园中，通过栽培管理作物，可培养责任感，锻炼做事的计划性，对未来充满信心，提高忍耐力与注意力，有助于形成良好的性格。在采摘果实时，则会产生一种特殊的喜悦，可提高自信心，使人们放松心情，陶冶情操。人们在休闲农业园中通过赏花观果、栽培管理、采摘品尝等各类园艺操作活动能够增强心理上的放松效果，提高愉悦度，缓解压力。

2. 健康性功效

休闲农业园内，作物种类丰富，可以提高氧气含量，以及空气中的负氧离子，为人们提供健康的环境，此外，园区内的芳香性植物，具有杀菌、消毒、安眠的作用。研究

发现，嗅闻芳香植物后可以降低血压，改善人们的精神面貌，有助于人们的健康。参与播种、浇水、施肥、翻土等园艺活动，可使身体疲劳，提高睡眠质量，有助于肢体间的协调，锻炼身体。

3. 社会性功效

休闲农业园作为一个缓解压力的公共性开放场所，人们的参与频率相对较高。人们在进行园艺操作时，与他人产生共同话题，增大人与人之间交流沟通的概率，改变人们的行为方式，使人情味与活力得到提升，培养合作精神，降低疏离感，增强美化环境的意识。在一个动态的参与场所，园艺操作活动在提高操作技能的同时，也提高了人们的感知能力，以及社会幸福指数，促进社会和谐。

4. 情感性功效

植物与人之间是一种双向交流的过程，季节、天气、时间的变化和植物的生长，都不能按照人的意愿而发生变化。园艺操作活动除了浇水、除草等这些主体性培育行为外，还要看天气和植物自身的生长，与植物一起"度过"生长期，在接受现实的同时建立关系。在植物的生命节奏中，植物对于人们的浇水、除草、施肥行为，通过开花、结果做出了回应，这种机能能够使人们自我尊重和自我培养。将人们内心深处的愿望，投射到对植物的照顾中，给人带来一定的喜悦感和平静感。

任务二　规划设计内容

一、规划设计理念

休闲农业园规划设计遵循"回归自然，休闲疗养，释放自我，返璞归真"理念，将园艺疗法作为休闲农业园建设的指导思想之一，设计载体为自然环境，根本目的为促进人们的身心健康，实现手段便是园艺疗法，让游客在游览中体会园艺疗法的功效，在园艺活动中忘记烦恼，疗愈身心，得到情感升华，轻松面对未来生活。基于园艺疗法，重点进行视、听、嗅、味、触五感园建设，以及园艺活动与展览区建设，注重人与自然的互动，加强体验感，营造轻松的氛围，注重意境的营造，给人精神慰藉，打造高品质休闲农业园。

二、规划设计原则

1. 舒适安全性原则

舒适安全是进行园艺疗法建设的基本条件，可以减少活动中环境对人的负面影响，人们在这样的条件下能够没有顾虑地参与到活动中。舒适安全的原则包含园艺活动的安全性、便捷性、简洁性，环境的安静性、导向清晰性等。

2. 因地制宜原则

休闲农业园设计中要保持原场地生态可持续，合理开发利用当地资源，因地制宜规划布局，注重对自然景观的合理利用，以自然生态美学为基础，植物以乡土树种为主，对人的身体，以及精神状态有益，通过合理的配置，创造贴近自然的疗养环境，营造美丽而又长效的景观场所，让人们真正体验到自然的魅力，放松心情、抖擞精神、摆脱烦恼。

3. 风格统一原则

尽量使用各种人们熟悉的素材，园区内的各种农作物、植物和相关农业设施，须与园区内部的铺装设计、照明设计、水体设计及景观小品设计等相适应，以激发游客对园区环境的情感共鸣。为满足人们的审美需求，尽量采用绿色环保材料，使园区设计同自然环境保持和谐、相互统一。

4. 增强自然吸引力原则

人具有亲水性，水景形态有静水、流水、落水、喷水等几种，不同的景观形式适合不同的场景，体现不同的氛围。营造宜人的生活休息空间，使人获得归属感，能在其中获得平缓、松弛的享受。此外，注重自然生机的营造，可以带动人们向往积极的生活，缓解消极情绪。

5. 提供社会活动机会原则

社会交往有利于人们情感的交流和情绪的宣泄，在园艺活动场所建设中应根据不同对象所需提供合适的社会活动，使其在交流互动中敞开心扉、宣泄压力、释放自我、充实生活、加强交流，从而达到身心的疗愈。园中设置活动体验区，以便人们互动交流；设计花坛、操作间，有助于实践操作，让游客参与其中达到丰富生活、转移注意力、增进交流的目的。

三、要素分析

休闲农业园区规划设计要素总体上可分为自然要素和人工要素两大类，自然要素主要包括地形地貌、植物、水体、动物、天文气象等，人工要素主要有建筑物、道路广场、生产设施、景观小品等。将园艺疗法引入休闲农业中，主要从植物、水体、空间和设施（人工要素）四个方面进行融合。在植物方面要注重植物色彩、形态、品种的搭配，按照有机生产方式栽培作物，适当栽植芳香植物，把食疗、活动、环境融合起来，达到疗养效果。水体的规划则要从视觉、听觉、触觉多个角度注重为游人打造亲水空间，让人们在欣赏水、接触水的过程中得以放松。人工设施则要在满足不同人群需求的基础上与园区环境相融合，使用环保、绿色及人们熟悉的材料，以激发游客对园区环境的情感共鸣。空间设计则要利用植物、地形等设计出多种开合不一的空间，结合不同的活动，让人们消除紧张、缓解疲劳、安定情绪、释放压力。

1. 植物要素

植物是园艺疗法的基本组成部分，同样也是休闲农业园区的核心部分。植物配置要综合考虑生产、生态和景观上的综合效益，合理安排生产栽培和生态景观植物的比例，生产性植物选择市场前景好、见效快、景观特点突出的品种，要以乡土树种为主，适度增加植物种类。要尤其注重围绕农业植物的巧妙设计来激发人们的感官感受，运用垂直栽培、立体栽培、盆景栽培等多种模式，结合高新技术、现代机械、信息化手段，给游客新奇、刺激的感受，引导游客亲自参与播种、采摘、修剪、烹饪及品尝活动，结合养生文化、传统文化、禅修文化等给予游客全方位的丰富体验，因此要对植物在生长周期方面、景观特色方面、采收特点方面予以充分考虑。此外，还要注意植物在色彩方面、质感方面、气味方面等给人的不同感知，园区应栽种不同种类的植物，如观赏类植物、芳香类植物、触摸类植物、听觉类植物和食用类植物，种的植物应体现其形态美，将传统类型农作物、瓜果蔬菜、各种花卉进行艺术组合种植，以此激发游客的兴趣。

2. 水体要素

水体的规划设计首先要从功能上满足园区生产和景观需要。生产用水形式、面积、位置的设计都应该符合园区分区规划；景观用水在满足欣赏、动静适宜的基础上尽量多开发亲水项目，让游客参与其中。由于水具有流动性，使得整个空间充满动态之美。亲水性是一个普遍特性，对患病的游客更是如此。水体的规划是多种多样的，可以是动态的，也可以是静态的，可以是观赏性的，也可以是游乐性的。无论是潺潺的流水还是静静的湖面，都能起到净化心灵的作用。在休闲农业园中水体还可以作为垂钓、水上游乐的项目载体，在娱乐活动中忘却烦恼，释放压力。

3. 设施要素

设施主要指人工设施，包括建筑物、道路广场、标识系统、生产和景观小品等。在园艺治疗园中设施的选择尤为重要，由于主要面向需要康复的患者，无障碍设施应更加丰富齐全。供游人休息的场所也应适当增加，以便患者在游赏途中小憩。栽培设施也是不可或缺的一部分，建筑物中的栽培设施如温室大棚、玻璃温室等，通过水培技术、雾培技术、基质栽培相关技术等进行种植，采用现代化技术中的立体种植形式，充分利用植物的不同高度，展现出空间的层次感，让游客可以从各个高度去体验植物具有的形态美。新颖有趣的栽培方式能够吸引人的注意力，引导游人亲身体验园艺操作，感受其中的乐趣，从而达到锻炼身体、放松心情的效果，对病情的恢复和精神压力的释放有不错的疗效。标识系统和各种道路系统必须明确清晰，视觉上需简洁明快，以免出现阴暗空间，并选择各种有形元素或无形元素让人产生方向感，对游客起到引导作用。景观小品应与园区主题一致，在满足功能需求的基础上尽量卡通化、趣味化、多样化。

4. 空间要素

休闲农业园区空间设计方面通常为开敞性，或一半开敞性一半私密性，或完全私密性等，开敞的空间给人视野开阔、精神自由的感受，封闭的空间则给人创造私密的交流场所，半开敞空间既能给人自由的感受，又保留了适当的密闭微空间，让人可以进行私事交流。在空间布局时应该充分利用植物、地形和水体等要素，创造形式多样、大小不一的开合空间，合理设计园艺展示区、园艺操作区和休闲冥想区，通过空间整合打造多元化的活动场所，给游客提供接触自然的场所，提供具有运动机会的场所、可进行社交与聚会的场所，以及私密与可控性空间的场所，以满足人们的不同需求。

四、设计要点

1. 视觉设计

植物景观首要的观赏特征就是色彩，具有第一视觉特性。植物随着季节的变化呈现不同的季相效果，让人们感受色彩流动的旋律，体会生命的韵律，给人们带来不同的心理效应，引发联想。不同的颜色有着不同的功效，而植物的世界是色彩斑斓的，人类的生活与植物密不可分。植物的颜色观赏部位分为花色、叶色、枝干色，其中花色最为丰富，叶色最有冲击力，枝干色次之。

研究人员发现，红色具有刺激神经系统的作用，可以增加肾上腺素的分泌，促进血液循环；橙黄色有利于克服抑郁和疲劳，并能改善和消除紧张、犹豫、惊恐的情绪；黄色可以提高人的警觉，集中注意力，增强记忆力，很多交通标志也通常用黄色；绿色有助于消化和缓解眼疲劳，能起到镇静作用，有益于身心放松，自然的绿色对消极情绪和疲劳均有克服作用；蓝色具有平静心气、稳定呼吸、降低血压等作用，还能调理内分泌失衡症状，有助于治疗失眠；紫色可以刺激组织生长，对于消除偏头痛等疾病有一定的效果，另外还可以使淋巴系统趋于正常；银色可医治神经系统、大脑等方面的疾病，但要慎重使用。植物色彩强烈地刺激着视觉神经系统。在园林景观设计中，不同的植物色彩搭配会给人带来不一样的视觉感受，因此色彩搭配非常重要。在休闲农业园视觉园设计中将植物配置放于首位，应用各种植物，发挥其观赏特性，营造丰富的景观，北方做到三季有花，四季常绿，南方则可四季有花。还可设计葡萄架、蛇瓜棚、葫芦架等，充分利用植物造景，形成景观特色，可以有效地激发游客多种感官，使人全方位地感受细节所带来的趣味。

2. 听觉设计

首先运用植物来表现，如飒飒松涛声、沙沙树叶声，主要应用雪松、马尾松、水杉、梧桐、柳、刚竹等植物营造。

其次则可以运用动物声，如鸟叫、虫鸣、蛙吟等，这些声音的点缀让环境充满自然趣味，为游客增添游园乐趣。古今中外对动物声的欣赏层出不穷，蝉唱虫鸣、莺歌燕语，小虫飞鸟发出奇妙之声让声境呈现独特的韵味。

还可以运用人工声，如吹弹乐器的声响，船桨在水面划动的声音，轻柔美妙的背景音乐声、爽朗的笑声等，与其他声音互动形成美妙的交响乐，和谐雅致，提升了声境的质感，让园林景观生动有趣。在听觉园的设计中，播放自然的音乐，让游客们在观赏美景中品味音乐并沉浸其中，忘掉烦恼，放松身心，保持心情舒畅，得到治愈。

3. 嗅觉设计

嗅觉设计可以通过丰富的芳香植物营造，香气能影响人的精神和情绪，改善人的生理和心理反应。芳香植物含有挥发油、香精油、抗菌、抗氧化物质、微量元素、营养物质和天然色素等，可用于提炼天然香精、绿化、香化环境，盆栽观赏，制作香囊。身处芳香植物营造的环境中会感到心旷神怡。许多芳香植物可用来制作美容护肤产品应用于我们的生活中，功能多样。杉树、柏树、冷杉树木，挥发的气味中含有挥发性芳香味道，能清醒头脑、振奋精神。

嗅觉设计要做到春、夏、秋、冬不同季节带给人们不同的香味，让游客感受芬芳满园、沁人心脾。比如春季有樱花、桃花、梅花、白玉兰、贴梗海棠、丁香等；夏季有广玉兰、合欢、紫薇、紫荆、荷花、薰衣草、鼠尾草等；秋季有银杏、香樟、桂花、月季、菊花等；冬季有黑松、腊梅等。

4. 触觉设计

人们最基本最直接的感受是触感，通过皮肤、手、足等触觉器官，可以对物体有真实的感受。自然景物通过触觉传递到内心，引发共鸣，某种意义上实现了人与物同性上的心理认同。关于触觉感知要创造能够接触的氛围和空间，让体验者与植物、水体景观等自然元素有亲密接触的机会，并在有可能接触的地方使用温暖舒适的材料，在触觉园中使用植物花型、叶型各具特色，枝叶具有特殊的手感，或是柔软下垂的，或是形态有趣的植物，要避免种植有刺、有毒的植物。园路可以采用不同材质，铺设各种造型，园路防滑，富有变化，提示区域的变换。

用作触觉体验的植物有多种类型，含笑、杜鹃等植物主要感受花型与质感，枇杷、葡萄、无花果等植物主要感受果型，银杏、马褂木、法国梧桐等主要感受叶型，白皮松、重阳木、紫薇、龙爪槐主要感受干的质地，在触摸植物的过程中感受不同的质感、形态，从而在心里产生奇妙的变化，体会变化的乐趣。铺砖的材质多种多样，鹅卵石铺地，可塑性强，美观别致，游客在游览的同时还能按摩脚底，活络经脉，是健身铺装材料的一种；园中人流较少的区域，铺植草砖或者石条小路，增加游客观赏的情趣；木质铺砖主要用在水景边缘，给人以古朴自然的感觉。

可以设置立体花墙，采取木制构架，中间留有网格或平台，放置可触摸的植物，供游客们近距离地触摸、观赏，感受植物的叶型、花型、质感等，满足游客的好奇心，加深体验感，获得满足感，令游客心情愉悦。立体花墙周围可以种植枇杷、鸡爪槭、腊梅、蜀葵等植物，营造优美的景观，可以感受枇杷叶的质地、腊梅花和叶的质地、蜀葵的花形与质地、鸡爪槭叶形与质地，各种触感不一，可以转移游客的注意力，忘却日常烦恼，放松身心。

5. 小品设计

园区小品一般体型小，数量多，分布广，具有较强的装饰性，对园区景观影响很大。休闲农业园中主要有休憩性、服务性、观赏性园林小品，包括园椅、园凳、园桌、展览及宣传牌、景墙、景窗、门洞、栏杆、花格及雕塑等。

（1）休憩性园林小品：结合环境，设计木材、石材等自然材料制作而成的凉亭、桌子、凳子、树池座椅等，给游客提供休息场所，并且能丰富景观。

（2）观赏性园林小品：在触觉园中设置观赏性较高的花池、花墙，方便游客触摸，驻足观赏，并为园区增添不一样的色彩，增加游玩情趣。

（3）服务性园林小品：在园林中设立指示牌、宣传牌、园灯等服务性园林小品满足游客的游览需求，营造具有亲和力的氛围。

各种园林小品不同的材质、颜色、形状，给人的视觉效果和触觉效果都不一样。小品设置要做好植物搭配烘托氛围，给人不一样的心境。园林小品不仅展示了自身的功能，更重要的是连接了各园区的景观，将各个单元的元素绘成一幅画，从各个角度展现不同的景色，引导游客享受不同的空间趣味。园林小品还可以分隔空间，达到步移景异的景观空间效果。各种园林小品都有其特质，具有观赏价值，在园林中也属于不同的景观，可以营造不同的园林氛围，成就不同的园林气质，丰富园林景观，给游客带来景观变化、美观享受、触感体验、艺术熏陶。

五、典型案例

1. 卫辉市上枣庄休闲农业园区

上枣庄休闲农业园位于河南省卫辉市安都乡西北部，太行山山脚下，交通条件便利，规划占地面积约36公顷。由河南科技大学张婷婷、杨芳荣等团队设计，旨在通过园艺疗法相关理论指导，规划设计出集农业生产、田园观光、参与体验、休闲娱乐、园艺疗养于一体的多功能乡土特色休闲农业园区。其中园艺疗法区是体现园艺疗法主题的一个园区，在景观营造上主要种植保健类植物是本区的一个特色。园艺疗法区分为植物疗法和园艺操作两部分，植物疗法区保健类植物的选择主要根据中国传统医学中的五行学说，在五行学说的指导下，将五行疗法区分为金、木、水、火、土五个小分区，配置与之相对应的五行植物，分别起到润肺、疏肝、强肾、养心、健脾的功效。

（1）金：代表人体的肺部，选用有益于肺经的保健植物，如白玉兰、罗汉松、青桐、麦冬等。

（2）木：代表人体的肝部，选用有益于肝经的保健植物，如女贞、国槐、樱桃等。

（3）水：代表人体的肾部，选用有益于肾经的保健植物，如樱花、石楠、桃等。

（4）火：代表人体的心部，选用有益于心经的保健植物，如香樟、鸡爪槭、连翘、麦冬等。

（5）土：代表人体的脾部，选用有益于脾经的保健植物，如广玉兰、七叶树、红叶小檗、火棘等。

园艺操作区位于木区和水区之间，主要进行园艺操作活动，通过设置吊篮、立体花墙、触摸水池、触摸花床、浅盘种植床等专用设施，满足不同年龄、不同身心状况的人的园艺活动需求，园内还设置有园艺疗法讲座平台，定时教授一些园艺方面的知识和操作技术。

2. 青青家庭农场

青青家庭农场于2010年建成，位于泰安市岱岳区良庄镇，占地面积约为13.5万米^2，是一家集种苗培育、蔬菜种植、观光采摘、科普教育及休闲农业于一体的现代生态农场。山东农业大学的武倩倩、郑成淑等设计团队以"回归自然，亲近自然"为主题，以园艺疗法理念为设计底蕴，以植物的五感刺激、多样化的园艺操作形式，以及户外休闲冥想空间为设计基调，与休闲农业园的观赏、参与、娱乐、生态等特点相融合。提供多尺度、多类型的活动空间，以满足游客不同的心理需求，建成游客回归自然的生态空间、感受传统文化的精神家园和放松身心的休闲胜地。

园区的规划设计主要分为三种设计类型，参与性设计、五感体验设计、冥想空间设计，参与性设计主要包括：农事体验区、观光采摘区、文化活动区，以及中心服务区，感官性设计主要包括感官花园区与园艺展示区，冥想性设计主要集中在休闲冥想区。五感的体验有助于人们情感的释放，区域主要分为五个地块，以形成不同的植物意境美，主要以植物的感知，季相的变化为主，游客通过感官感受环境的积极影响，大脑接收信息并通过内分泌系统来调节免疫来促进健康。

视觉区，主要以黄山栾、垂丝海棠与红花酢浆草形成主要的植物群落，利用不同色彩的电磁波波长来促使腺体分泌激素，从而影响人的生理和心理变化达到调节人体内色谱平衡。听觉区以淡竹为主，辟有竹园，可供游客游憩休息，结合跌水水景，形成不同的听觉效果，达到平复心情放松身体的作用。触觉区以马褂木、红瑞木、萱草为主，让游客感受植物茎叶的不同质感，对植物产生新的认识，改善心情促进交流，达到增进健康的目的。嗅觉区以白玉兰、广玉兰、紫丁香、腊梅、薰衣草等为主，可以产生香气，心理反应加上芳香分子的交互作用得到治疗。味觉区以山楂、石榴、柿等果树类为主，品尝植物果实会使人产生新鲜感。

不同的区域产生不同的感官感受，既相互依赖形成园区的植物景观，又相互独立形成各自的特色。园区内的植物在满足景观的同时，也用来创造多种多样的阴影区和光照区，形成夏季具有较多阴凉、冬季具有较多阳光的舒适性季节景观，提高游客逗留的时间，形成四季有景可观。

不同的研究者和设计者对休闲农业园的设计基于不同理论提出了不同的设计思路，

但都是围绕在满足人们需求，推动休闲农业园更好发展基础上展开的。发展休闲农业不仅是促进农民脱贫致富的有效途径，也是缓解亚健康人群身心问题的重要举措，园艺疗法引入休闲农业园必将引起人们更多的关注，也必将具备越来越广阔的发展空间。

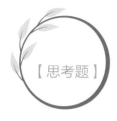

【思考题】

1. 什么是休闲农业，休闲农业具备哪些特征？

2. 园艺疗法运用于休闲农业园区规划设计的四大要素是什么？

3. 如何将园艺疗法运用于休闲农业园区规划设计？

4. 如何设计休闲农业园区的五感园？

项目三　疗养院规划设计

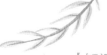

【知识目标】

- 了解疗养院的设计原则。
- 掌握园艺疗法应用于疗养院设计基本方法。
- 掌握疗养院景观设计的要点。

【能力目标】

- 熟练掌握园艺疗法理念在疗养院设计中的应用。
- 熟练掌握疗养院的基本设计思路。

任务一　疗养院基本认知

　　现代科学技术的发展使人们从繁杂的社会劳动中解放出来，劳作负担日益减轻，智能化、自动化、网络化等使人们从事生产生活变得更加轻松与智能。然而，一些现代疾病如高血压、糖尿病、肥胖症甚至抑郁症、自闭症等身体疾病或心理疾病发生率越来越高。长期处于亚健康的生活状态不利于人们的身心健康。这些现代疾病的治疗不能仅仅局限于先进的医学技术，专业化、人性化、绿色化的疗养环境结合园艺治疗也是人们恢复健康、保持积极向上生活状态和心态的主要治愈途径。

　　在现代社会中，人们的生活水平得到了极大提高，生活环境得到逐步改善，医疗机构作为人们健康恢复、心态疗愈的主要场所，使人们对它满足公共需求的能力要求越来越高。这就使得这些医疗机构必须通过不同途径、手段进行提高，如引进先进设备以更新现有的比较老旧的医疗设备，引进医术更好或更强的医务人员，学习掌握先进的医疗技术，优化医疗机构现有的景观环境等，从不同层面满足人们对健康的诉求，体现更为人性化的医疗环境，展现人文关怀。此外，在服务范围上，医疗机构不能仅仅局限于医疗的层面，更应根据人们对现代快生活节奏的需要，全面、系统地升级现有疗愈措施，将医学治疗、康复护理、精神疗愈、人文关怀等服务细致入微地纳入服务行列，向参加疗养的人群提供更为优质的服务。

一、疗养院基本特征

随着医疗体制的改革，康复性医疗模式逐渐被人们所认可，其社会学属性被逐渐挖掘出来，以疗养院为主要载体的疗养模式成为康复医疗的主要阵地。疗养院可分为综合性慢性疾病疗养院、专业性慢性疾病疗养院、康复疗养院、健康疗养院、老年人疗养院五种。疗养院的环境、景观质量是影响疗养效果的重要因素。对疗养院进行规划设计，主要目的是将改善疗养院的外界环境作为整体性综合治疗的基础，景观环境与建筑和谐统一，完善其优美的自然环境。

对疗养院进行规划设计之前，必须对疗养院各种功能需求进行调研分析，至少应满足以下条件：院内空气中含有能够起到预防和治疗病痛效果的疗养因子；具有宜人的景观和安静舒适的整体环境；在包括上述两个前提条件的基础之上，仍需拟定一个收治疗养人员的科学调理制度，并加以实施。

疗养院作为康复性医疗机构，与医院有着较多的不同之处，主要有五个方面。第一，选址要求方面，疗养院一般都会选择设立在具有某种疗养因子的自然环境当中，选址比较倾向于静谧优美的疗养地区，而医院则通常会选择设立在城镇人口相对密集的地区，以便就医。第二，诊疗对象方面，疗养院所收治的人员通常是来此进行调理康复，这类人一般是患有某种慢性疾病，或是职业病、某种特殊疾病等，而医院的收治对象则一般都是患有各种急性病或是代偿功能有障碍的人，这类患者必须要经过入院观察和持续的药物使用，甚至是手术等临床治疗才能恢复健康。第三，医疗配置方面，疗养院内通常都配备有各类生理方面的检查仪器、物理疗法、体育疗法的仪器等，以及适宜使用的天然疗养因子，如矿物质、水、新鲜空气和温暖的阳光等，而医院则需要拥有大量具有不同功能的、能够针对不同疾病的诊疗设备。第四，治疗手段方面，疗养院主要的治疗手段是通过利用环境中的自然因子，并将自然因子、心理建设、医疗技术、生活服务这四大工程的全面调理方法融汇糅合，康复治疗花费时间长，而医院则是通过手术、放射治疗、药物等手段作为主要治疗方法，治疗康复花费时间相对较短。第五，组织管理方式方面，疗养院会定期对疗养人员进行治疗、预防或保健性质的疗养检查，时常组织进行各类的文化娱乐活动和体育活动，而医院中患者多数都坐着或者卧着，偶尔会有小范围的室外身体活动，且医院一般不允许患者随便离开外出。

二、疗养院景观特点

由于疗养院与传统医院、养老院等机构的区别和特殊性所在，其康复性景观设计应秉承安静、舒适、放松、便捷等核心要素，其所营造的康复环境能够带给疗养者身心愉悦、压力缓解、精神放松的感受，达到辅助人们康复性治疗的目的。在城市景观方面，其景观设计能够为美化城市环境、塑造魅力城市提供外在的展示性景观。以园艺疗法为景观设计的基点，可持续发展的具有保健功能、生态功能的植物群落是进行规划设计时需要着重注意的方面，空间氛围营造、疗养植被选择，以及植被间的竞争、循环和共生原理也需要设计者做好规划，以营造具有立体感的和谐、稳定、有序的植被环境。疗养院景观特点应遵循生态性、文化性、特色性和康养性等。

1. 生态性

植物景观具有吸音除尘、降解毒物、调节温湿度及防灾等生态效应，能创造出适合人类生存的生态环境，如何使这些生态效应得以充分发挥，是植物景观设计的关键。在进行疗养院规划设计时，需要在满足人与自然相协调、和谐共处的基础上，深入挖掘自然景观的生态内涵，注重自然资源保护和利用，坚持可持续发展理念，以绿色康养为主要目标，努力做到循环经济、生态理念、自然景观、人类活动的协调统一，使疗养院生产、生态、康养完美结合，使之成为城市生态文明发展的载体。

2. 文化性

在进行疗养院规划设计时，应结合当地自然资源、旅游资源的文化性、原始性和历史性，深入了解当地历史和文化，以文化传承、生态疗养为建设目标，尽最大限度保持当地文化传统的韵味，以中医养生文化为载体，使疗养人群在进行园艺治疗、康养理疗、恢复健康的过程中尽情感受自然景观和文化魅力给人带来的独特感受，避免造成文化冲突和文化污染，影响治疗效果。

3. 特色性

根据疗养院所处地区的历史文化特色和生态环境条件与禀赋，重点抓住疗养院景观构成的特色性、地域性，提炼内涵，注重疗养者的感受，把归属感作为疗养院的主要属性进行打造，配以独具当地特色的蔬菜、花卉、果树、中药材等植物类型，使之兼具特色性、保健性、观赏性、疗愈性等功能。

4. 康养性

康养是区别于普通休闲旅游、保健养生的一种持续性健康养生状态和行为。康复性景观设计的主要特点是以康复疗养作为设计初衷，从康养性原则出发，注重人们的心理和生理统一，通过设计温泉疗养区、生态养殖区、健康生活区等特色疗养分区，以期达到净化空气、舒缓身心、疗愈情绪、缓解压力、身心平衡等目的，最终达到园艺治疗的目标。

疗养院的规划设计应从重视人性与患者感受的角度出发进行景观氛围营造，主要强调精神疗养，与常规疾病治疗有本质区别。疗养院康复景观的营造，除具有基本的自然疗养因子治疗功效之外，还可通过创造生态宜居的疗养环境和氛围，借助形象化、科学化、艺术化的手段营造景观，形成对患者身心有益的疗养场所。

三、疗养院规划设计方式

实现传统医学与景观多元化发展的融合，使得人们对自然因素可以进行重新审视，进而为疗养院康复景观的设计和营造提供便利条件和实施空间，以达到通过景观要素构成、植物配置，使康养环节互相衔接等的和谐统一。疗养院康复设计的设计方式主要有三种，即传统设计方式、植物学或生态学设计方式，以及人性化设计方式，这三种方式由浅入深，通过规划设计的视角，将康复景观设计进行拓展，层次不断加深，角度不断变广。

1. 传统设计方式

该种设计方式是给予传统设计基调的设计理念和方法，通过对康复景观以往设计中的艺术主题、艺术抽象等艺术表达技法、整体景观、花园区域景观等地域特性，以及迷宫、游乐风景林、修道院隐蔽回廊、宗教禅院等历史设计先例进行汇总分析和总结梳理，提炼出康复景观的演变模式。疗养院景观设计师便可通过对传统设计手法的把握，融个人艺术设计理念于其中，借助疗养院所处地区的地域特性、文化传统、历史变革等要素对康复景观设计的细节进行刻画，以达到规划设计与传统基调的有机融合。

2. 植物学或生态学设计方式

这一设计方式需要基于设计者对植物学、生态学，以及植物生态学等多学科基础知识的熟练掌握和运用，秉承生态持续性展现的设计理念，综合药用植物、蔬菜、花卉、果树等多种植物品类尤其是当地的乡土植物，从而对疗养院康复景观进行规划设计，创造低投入、高吸引力的植物景观，适当运用强化或夸大的艺术手法对自然环境属性进行调整，避免碎块状设计，摈弃基于地域文化的块状设计，强化综合性、群落性设计理念，创造性地开展景观设计。就疗养院需要达到的生态持续性而言，其既需要生机勃勃的自然景色和艺术品对人们的潜意识进行刺激，也需要利用具有启发性的书刊、文字或标识牌给人以明显意识的教育；就不同植物品类的作用而言，其既可对人们在康养期间进行医疗教育，更重要的是通过独具匠心的规划设计，给人以恬适的体验环境，以达到园艺治疗的目的。

3. 人性化设计方式

人性化设计方式是将人作为疗养院设计的中心，坚持以人为本的设计理念，注重人的价值体现和主观感受，尊重人性，尊重人们的自然需要和社会需要。该类设计主要是建立在设计师个人设计经验和不断发展探索的基础上，以场所设计、使用者使用功能为基础，充分尊重不同阶层、不同年龄层次人群的审美需求和治疗需要，在尊重自然、尊重历史、尊重文化的基础上，将以人为本的内涵体现到极致，从深层次挖掘人性对自然审美的需要，进而进行综合协调的景观设计。

人性化设计需要充分考虑到人们的实际需求，所创造的景观不仅可满足人们便捷的生活需求，更重要的是能够让参与的疗养者感受到人与景观的融洽、和谐。在进行设计之前，设计师应根据疗养者需求、疗养院需要，与医护工作者、病患进行充分沟通，尤其是医护工作者的医疗经验对初步设计具有精准的指导作用。设计者所创造的景观，应使受试者在环境中感受到自然舒适的治疗氛围，而不是为了适应治疗环境去做额外的心理建设和熟悉环境。

任务二 规划设计要点与案例

基于园艺疗法对康复性景观进行总体设计，应重点从疗养院的主要功能和作用出发。通过使参加疗养的人员参与种植、浇水、施肥、修剪、采摘等园艺活动，提高身体各部位的活动频次，增加身体的灵活性，以达到提高身体素质、尽快恢复身体机能的目的。在调节疗养者心理健康方面，在优美的康复性园林空间进行各种活动，能够疏解疗养者的精神压力和紧张情绪，增加与不同人员交流的空间和机会，通过参加集体活动来减少过多的独处时间，达到心理的满足和平衡。通过精良设计的康复性景观能够引导人们主动在园林环境中进行探索，增加主动进行康复的能动性，提高配合治疗的主观意愿,使人们能够主动地融入环境、适应环境、享受环境,再借助药物、医疗器械等医学手段的辅助治疗作用,达到利用天然疗养因子和现代康复医疗设备使人康复的目的。这种基于园艺疗法的疗养院空间适合不同职业、不同性别、不同年龄层次的人员,适用范围很广。

一、规划设计要点

自然环境对人们的身体、身心健康具有积极的作用,如缓解疲劳、消除紧张的情绪、放松精神等,进行康复性治疗,主要依靠的就是自然环境的整体面貌,这种环境与城市广场中的水体、植物等要素存在差异。实际上,并非所有的自然环境都具有康复性治疗的功能,只有将自然因素纳入疗愈环境,并不断地根据时间的推移做细节方面的变化,才能适应人们对自然的动态变化认识。因此,在进行疗养院景观设计时,应重点关注选址、疗愈空间、色彩、人性化设计等因素。

1. 合理选址

疗养院的建设应符合城乡建设总体规划和疗养区综合规划的要求,宜建在空气清洁、风景优美、具有可利用某种或某几种天然疗养因子预防和治疗疾病条件的地区,同时确保对周围的资源和环境不造成负面影响。疗养院选址应选择交通方便、环境幽静、日光充足、通风良好的区域,并具有电源、给排水条件,便于种植、建园之处,在总平面布置功能分区,注意主出入口和供应入口的设置,为庭院绿化、活动场地等的合理安排提供便利。

2. 环境氛围营造

注重疗养院整体氛围的营造,力求环境氛围安静、闲适、清爽,为疗养者创造一个静谧的康复环境。在进行景观设计时,可通过密植园艺植物来降低外界环境对疗养院的噪声干扰,在进行疗养院总体规划设计时,还可采用下沉式的场地处理方式,创造一个相对独立的疗养环境,给人以较强的领域感,这种方式对外界噪声也有较强的阻隔作用。

3. 交往空间营造

交往空间的营造对减少疗养者孤独感、抑郁感具有很明显的作用,使人们可以通过交往、交流认识自我,引起他人注意。在进行交往空间设计、营造时应注重打造成温馨舒适、具有亲和力、便于沟通交流的环境。

交往空间主要包括放松休息空间、散步空间、趣味滞留空间、沉思或小憩空间、运动健身空间和户外治疗空间。在营造手法上，主要有围合、覆盖、基面、边界、中心界定、诱导等，从而通过不同用途对交往空间进行营造。

4. 自然环境的营造

以绿化为主的自然环境营造是进行园艺治疗的植物基础，以创造优良的绿色疗养环境。一般而言，疗养院的绿化率较高，容积率低，进行设计时更注重自然采光、自然通风、天然建筑材料的使用，以保证良好的室内外环境质量和自然生态绿化，创造舒适宜人、色彩丰富、开阔明亮、富有自然气息的环境空间，缓解人们焦虑、紧张等心理，进行有序园艺治疗。

5. 色彩环境营造

不同色彩给人们带来的视觉感受有差异。对疗养院空间环境进行不同色彩的有机搭配，可消除疗养者对疗养院产生的陌生感和紧张心理，使之可以快速适应疗养环境。在进行疗养院景观设计时，应根据功能分区进行相应的色彩组合搭配，借助不同色彩对人心理、视觉所产生的生理作用，营造舒适宜人的色彩环境。

环境小品，如座椅、诱导图标、垃圾桶等可采用亮丽的色彩，所使用的文字和底色应对比鲜明，各类标志、铭牌应按领域对色彩、字体、尺度、图案等统一设计。

人在浅红色的房间内脉搏加快，易使狂躁患者激动，瞳孔扩大。有报告显示，粉红色安定情绪的效果明显，把一个狂躁的患者单独安置在一间墙壁为粉红色的房间内，患者很快就安静下来，而在内壁为粉红色的空间里，患者心率和血压也有下降的趋势。与红色相反，绿色则可以消除疲劳，使人呼吸减慢，血压降低，但精神病院单调的颜色，容易引起精神病患者的幻觉和妄想。理想的病房中合理应用色彩能起到药物难以替代的作用。热烈的色彩，如橙、黄等暖色系可使人产生积极进取的兴奋情绪和态度，蓝、紫、灰等冷色系则使人安详、退缩和颓废。年老体弱或慢性病者的病区，应以暖色系为主，从而使患者心情愉快，增强新陈代谢机能；年轻躁动或烦躁不安的急性病患的病区，应以冷色系为主，以抑制兴奋度。

6. 人性化的细部设计

细节给人的亲切感、温馨感易使疗养者产生认同感，进行园艺治疗的效果更佳。在进行疗养院景观设计时，要对环境细节进行深入地挖掘和打磨，把最容易使人产生共鸣、情绪波动的细部设计做到完美，从细微处打动疗养者。如注重疗养院的无障碍设计，体现人道主义精神；选择随温度变化不敏感的材料作为座椅材料，避免季节交替产生冬冷夏热的效果；植物高度、座椅朝向、门窗高度和朝向等考虑采光程度，营造舒适的疗养环境。

7. 采光和通风

对疗养院不同的功能分区采光和通风情况应予以统筹考虑，力求使各个空间都能获得充足的自然光照和通风条件，创造舒适的、有益于疗养者身心健康的环境。

在疗养院景观设计中，应把光照质量作为主要因素考虑，结合季节变化中太阳辐射、地面建筑物阴影、地面空间光照程度等因素进行景观要素搭配。此外，还要对建筑的朝向、坐落方位、玻璃窗面积、绿化等要素进行空间逻辑分析，选择自然材料或原木设施，选择反光率低的道路铺装材质，减少眩光产生。

空气质量也是进行疗养院景观设计需要考虑的主要因素之一。通过建筑外形设计、防风带设计、植物配置方式变化等为营造良好的通风环境提供可行性，以提高疗养院内环境空气的洁净度，并可不断补充新鲜空气，控制空气中二氧化碳和细菌的含量。

在疗养院的景观设计中，设计者只有更加注重疗养者和医护人员对社会交往、生产生活等方面的需求，在设计上给人以良性刺激，从需求端进行考虑和规划设计，才能使植物搭配、环境设计、空间布局等要素更加紧密地结合在一起，创造更多的功能需求，以满足疗养者不同的心理需要，使疗养院的人性化设计更趋实用化。

二、典型案例——山西运城盐池疗养院景观设计

盐池疗养院地处晋南盆地腹地，北临盐湖，南依中条山，占地面积约78 050米²，北低南高，南北高差约4米。盐池疗养院北部有运城慧济医院，南侧为运城凤凰谷景区，东西两侧为农田景观。疗养院北望可看到盐湖及运城市风貌，南望可见巍峨的山脉景观。疗养院主要的服务对象为癌症患者、精神病患者、阿尔茨海默病患者、年老体弱者、哮喘及呼吸障碍患者等，以及相关医务人员和患者家属。该设计结合盐湖独特优势，建造出有利于患者康健训练，人与自然和谐相处的人文景观。利用水景结合丰富的植物层次，最大化地提高空气中的负氧离子含量，并设计一系列可与患者互动的景观。

1. 设计理念

因地制宜。疗养院北部靠近盐湖的区域，在设计时规划了黑泥养生坊，养生所用黑泥为运城盐湖区特有黑泥，富含有益于人体的矿物质元素，将黑泥涂抹于身体各个部位，可使矿物质渗入皮肤的毛孔中，有促进皮肤新陈代谢的功效。养生温泉水来自盐湖深层2 121米的地热矿泉水，泉水温度68 ℃，沐浴温泉可促进血液循环，刺激神经组织，防治慢性关节炎，对恢复身体健康有良好的辅助效果。

园艺疗养。该疗养院景观的设计对户外环境进行了合理规划，注重植物选择，有针

对性地营造保健型植物群落。患者可在室外欣赏植株和花园的同时进行栽种、保养、收获等活动，通过色彩、香味、质感、水声等刺激感官，释放压力、舒缓情绪、锻炼身体。在活动中感受四季的变化，享受亲自参与的乐趣与成就感，最终达到对身心辅助治疗和康复的效果。

人景交互。盐池疗养院景观设计中植物或景观设施的设计都按照使用人群的需要来设计。植物不仅具有疗养功效，还能引人玩赏。中心水景区有仿古船可供人们湖上游览。部分景观小品，如昆虫形触摸灯、路旁的喂鸟器等能够与人的感官互动。

2. 景观结构布局

整个疗养院设计参考中国古典园林造园方式，以水为中心，建筑分布四周，设有花卉农田园艺疗养区、四季花带区、叠水中心景观区、茶疗区、生态湿地区、鸟类保护区、盐湖特色养生区，以及分布于各个建筑附近的私密小花园。在满足不同类型的疗养人群需要的同时，注意保护盐湖生态环境多样性，让人与植物、动物和谐相处。

3. 具体设计

（1）道路。考虑到使用人群中很多是借助轮椅或者拐杖等辅助设施来活动，所设计的路面尽可能平坦，有坡度的地方进行缓坡处理。院内主要道路为5米，基本平坦无台阶，在满足消防的同时又有健身功能。疗养院内主要道路可迅速到达疗养区、诊疗区及办公区。次要道路为3米，通向树屋区、田园景观区等次要景观节点。在主入口右侧放置了私家车和大巴车停车位，既方便来访者停车，又为集体出行提供了便利。在入口西侧咨询区内为疗养院专用游览车设置了停车位。

（2）地面铺装。疗养院的使用人群特殊，在路面铺装上采用了有色混凝土、稳定的风化花岗岩，将路面反光最小化，防止路面反光过亮对正在服用特定药物的老年人、患有感官障碍和创伤性脑损伤的人造成影响。沿着主路铺设路肩，让使用轮椅和助步器的人行走更安全，还可防止种植床被雨水冲刷。在路面上设计距离标志。三级路的铺装有多种类型，采用普通鹅卵石进行铺设的道路，有按摩脚底的保健作用。

（3）植物。疗养院中的植物分为保健型植物和盐湖周边特色植物两大类型。所有植物选择杀菌较强的高大乔木、灌木、花灌木、花卉，草坪用五重植物景观进行分层次搭配。

植物设计以中国传统中医学为基础，选择保健型植物，使其能够充分发挥功能，尤其是通过释放纯天然的气体，使人体可以通过呼吸来调节身体，对疏通经络、抑癌抗癌、调理脏腑有着一定作用。疗养院位于盐湖南部，在生态湿地和鸟类保护区中，可以观赏到盐湖特有植物，如盐地碱蓬、盐角草、牛皮消等。由于盐湖土壤遭到强烈盐化，限制了周围植物的生长，但同时也形成了特色植物观赏区，给疗养人群带来不一样的视觉感受，也有一定的生态科普价值。除此之外，盐湖中丰富的藻类和"盐水虫"的出现，吸引了如火烈鸟、天鹅、灰鹤等各种鸟类定居，在疗养院内，不仅可以欣赏独具特色的盐湖植物，还能看见野生鸟类嬉戏，对患者康复有一定的积极作用。

（4）水体设计。盐池生态疗养院景观设计主要以水和植物为主，水景约占整个场地的四分之一，是整个景观的重要组成部分。水景主要分为静态水景和动态水景两个部分，静态水景占很大比例，它能倒映出周围的景色，增加空间层次，同时能够消除噪声。动态水景主要以叠水和喷泉为主，能不断产生和挥发负氧离子，增加周围空气的湿度，更能赋予人们视觉和听觉的双重美感，能够起到舒缓身心的效果。

（5）景观小品。盐池疗养院的景观小品如座椅、灯光设计、公共设施等在细节的设计上充分体现了人性化景观设计。座椅的设计以舒适为主，有靠背和扶手，材料多为木质。除了固定座椅外还为身体虚弱的人提供了可移动座椅，方便支撑着椅子站起来。在餐厅附近的平台为人们提供可移动桌椅，方便户外就餐。所有的路径都有充分均匀的灯光照明，均采用淡黄色柔和的灯光，确保不会直接照射到患者或患者房间，地灯和路灯的设置都在道路外侧，患者不会有绊倒的危险。在靠近建筑物和树木的附近安装电源插座以备季节性照明之用。公共设施方面充分考虑患者需求，如在户外花园附近安装直饮水龙头，并确保户外有洗手间。在一定位置安放急救电话，以备不时之需。在座椅附近安装垃圾桶并定期清洁。

疗养院还因地制宜，为患者及工作人员提供观察野生动物的机会，有鱼池，能吸引蝴蝶的花木，以及放置喂食器吸引盐湖特有的鸟类，都能转移患者注意力，缓解情绪。在院内还为植物设置了标签，标明植物学名、功效等，以此来鼓励人们就此话题进行交谈。

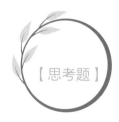

【思考题】

1. 简要说明疗养院设计的基本原则。

2. 疗养院设计的方式包括哪三个方面？分别举例说明。

3. 如何进行疗养院景观设计？

项目四　养老院规划设计

【知识目标】

- 掌握养老院设计的需求。
- 掌握养老院景观设计要点。

【能力目标】

- 熟练掌握园艺疗法理念在养老院设计中的应用。
- 独立进行养老院初步景观规划设计。

任务一　养老院基本认知

一、养老院的概念

人口老龄化已成为一种世界性现象，在今后也成为一种常态，人口格局的变化在绝大多数国家都已发生。我国人口老龄化的时代也在逐渐到来，人口高龄化、空巢化、高失能率程度加剧，自理型、半自理型、全看护型老年人占比越来越多。我国的高龄老人数量增加，社会劳动力减少，社会价值创造、经济发展因缺乏能参加劳动的适龄人口而面临新的挑战。当前青年、中年人生活节奏加快，在工作中必须投入更多的时间与精力，对老人的照料难以尽善尽美，很多老人因缺少子女的陪伴，心理、生理需求难以得到满足，不免会产生孤独感、失落感。

在居家养老和社会养老的选择上，受传统观念的影响，目前居家养老仍占主流，而社会养老则为居家养老的补充。随着人口老龄化，社会养老的比重越来越高，市场需求愈加旺盛，养老市场多元化的局面逐渐形成，这对养老院的数量、服务质量、设施设备完善程度、地理位置选择等都提出了更高的要求。养老院是指专为接待自理老人或综合接待自理老人、介助老人、介护老人安度晚年而设置的社会养老服务机构，设有生活起居、文化娱乐、康复训练、医疗保健等多项服务设施。针对养老这一社会问题，国家相关部门相继出台了多项政策措施支持养老产业的发展，但我们也应清醒地认识到，我国养老院建设仍处在探索阶段，需要全社会共同努力提升养老质量和服务水平，实现多样化养老的目的。

养老院是特指为老年人设置的、提供其集中居住和看护服务的机构，养老院一般设有相应的饮食起居、生活护理、文化娱乐等各项配套服务设施。

二、老年人景观需求分析

养老院的居住主体是老年人，养老院的景观设计应充分考虑他们的需求，融入人性化设计于其中，实现养老院内外部环境与实际需求的有机统一。老年人对景观设计的需求主要体现在生理、安全、社会、尊重、自我实现等方面。从景观设计的角度出发，养老院的景观设计是景观设计学的一部分。景观设计是将各种景观要素进行合理组合与布局，在指定的地块，结合园林设计手法，创造一个具有艺术和人文内涵的场景，养老院的景观设计是以景观设计要素、景观设计方法、景观空间设计理论为指导，结合老年人生理学、心理学和行为学等，把老年人生活的室外环境营造成适合老年人生活的场景。

1. 生理需求

对于老年人而言，随着年龄的增加，身体生理机能逐渐下降，行动能力、身体对外界环境变化的感知能力也逐渐降低，神经系统变得脆弱，对外界刺激的反应速度变慢，肌肉组织萎缩程度增加。因此，在进行养老院设计时，一定要充分考虑老年人对不同区域功能的需求，尽可能从老年人生理机能需求方面进行人性化规划，使空间布局合理，设施设备功能完善，植物色彩搭配科学，尤其多采用带有绿色、紫色、橙色、红色等色彩的园艺植物。

养老院景观设计中植物搭配是满足老年人生理需求的关键点。在景观植物种植上应考虑不同植物在一年中的生长情况，将花、果、叶、树形等元素与四季的交替做到和谐统一，以绿色植物作为背景色植物进行应用，对老年人的视觉和触觉进行刺激。具有保健功能的植物也是养老院景观设计中必不可少的元素，尤其是可增加空气中负离子含量的金边虎皮兰、吊兰、常春藤、月季等植物。此外，铺装材料的选择与使用也至关重要，尽量选择弹性好、防滑的铺装材料，在铺装时注重铺装设计，利用颜色、图案等分辨率高的设计使老年人易于识别。

2. 安全需求

安全问题是养老院设计中需要考虑的首要因素。由于年龄原因，老年人对陌生环境信任程度不高，如果外界环境对养老院带来干扰，更会使老年人的这种信任程度降低。从无障碍设计、人性化设计等方面塑造安全的养老院环境，可消除老年人的不安全感，增加室外空间的使用。

要满足养老院设计中的无障碍通行需求，方便老年人在养老院内通行，就必须从老年人身体尺度和代步工具使用情况两个方面考虑，以形成完整的无障碍通行系统。无障碍设计中要重点关注电梯、走廊、台阶、出入口、楼梯、门、斜坡、扶手等与老年人生活密切相关的地方。

3. 社会需求

人是社会的一员，社会需要反映了人的社会性。人的一生中，一般都会经历退休生活，这段较长的退休生活中，老年人还需要参与社会活动，并在各种社会活动中与其他人产生交流和互动。长期的工作使他们掌握了熟练的技术、丰富的生产经验和实践经验，他们所掌握的智力资源和所蕴藏的指导能力也可为培养新人、促进社会发展贡献力量。此时的老年人也希望得到社会的认可，希望得到伙伴、同事的信任，希望得到家人、朋友的更多关爱，以远离独居的孤独感受和痛苦。养老院作为一个群居生活的场所，通过空间交流场所设计，加强活动空间的开放性，可有效促进老年人在外部空间活动的意愿，增加老年人之间沟通交流的频次和机会，从交谈、娱乐活动等方面获得共鸣或愉悦之感，激发老年人与他人交往的欲望，缓解焦虑、孤独情绪。

老年人对童年生活、家庭生活的怀念之情也是在进行养老院设计时需要考虑的主要因素。在充分了解老人生活背景、地域背景的基础上，在空间营造上可通过设计儿时生活场景、熟悉的外部环境等老年人熟悉的元素，增强归属感。

4. 尊重需求

不同的老年人对环境空间的体验感受、感知和评价由于个体行为差异而不同，在进行养老院景观设计时应首先研究老年人的行为特征，通过征询意见、沟通交流、调查问卷等形式判断景观设计是否符合老年人日常生活的基本需求，在此基础上再进行规划、设计和施工，充分体现景观设计中对老年人的尊重。

要研究老年人的行为特征和需求，需要从老年人的聚集性、地域性、时间性、群体性等方面入手。一些聚集性的活动，如下棋、打牌、唱戏、打太极拳等都是老年人比较热衷的娱乐项目。在空闲时间支配方面，由于教育背景、风俗文化等因素差异，老年人选择的活动也会存在差异，如有人喜欢书法，有人则喜欢参加户外活动。在时间性上，老年人在晴天、一天内的中间时间、春秋外出活动得多。此外，虽然养老院中的老年人都生活在同一个大的空间中，但由于性格、性情差异，有人愿意与其他人一起参加各种活动，有人则更愿意独处，这部分老年人常常会感到失落和孤独。通过分析老年人的行为特征进而进行养老院景观设计显得必不可少。

5. 自我实现需求

自我实现需求是人的需求层次中的最高层级，包括个人潜力发挥、不断自我发展、发挥创造性的需求三个方面，揭示了人的需要的心理规律。老年人退休之后，家庭角色发生了变化，由之前的家庭物质资源提供者转变为消费角色，可能会感觉到个人对家庭贡献的缺失越来越多，渴望被关注和认可，更渴望自己的价值得以体现。这就需要在进行养老院景观设计时充分考虑老年人的自我实现需求，从个人价值最大化体现方面进行思考和设计，增加老年人自我价值实现的被认同感和自我认同感。

任务二　景观设计与营造

一、养老院景观设计要点

中国的人口老龄化速度虽较发达国家慢，但近年来高龄老年人数量迅速增加，老龄化呈现出超前现代化的趋势。中国养老院现状主要有以下表现：公办养老院数量少，一床难求现象比较普遍，很难满足当前需求；私营的养老院数量较多，但管理水平、服务质量、养老条件差异较大；高端养老院价格昂贵，数量少，普通收入家庭难以承受。国内有很多养老院的景观不能满足不同年龄层次老年人的需求，有些养老院在进行景观设计时也忽略了老年人生理、心理对景观的实际需求，空间布局欠合理，公共设施、室外空间、景观布局、道路设计、色彩搭配等不协调、不一致，致使老年人在户外活动的时间减少，能动性降低。国内北京、上海、广州等一线城市的养老院设施相对完善，而很多三四线城市、农村地区养老院经济实力较弱，对室外景观的关注度少，养老功能性减弱。通过比较，国内养老院景观设计应将室内空间营造的手法借鉴到室外空间设计中，将国外优秀成熟的养老社区设计手法运用到国内养老社区建设当中，弥补我国养老院建筑设计和景观存在的设计模式化僵硬、单调的缺陷。

1. 总体布局

养老院的整体设计应秉承经济实用、简洁大气、空间舒适、色调柔和等理念，在立面色调选择上，尽量选择白色或红色等温和的颜色，给老年人以温适之感。在建筑风格选择上，可根据当地风俗习惯、建筑特点、城市文化特点设计，采用现代建筑理念，融合人文关怀因素于建筑设计中，采用复古元素增强老年人在养老空间中的归属感，消除陌生感，以保持自然、闲适、平稳的心态。在空间设计、附属设施配备等方面，应注重实用性，充分考虑老年人身体因素，从房间空间大小选择、床位布置、阳台朝向、日照角度、房间及外部活动空间明朗程度、安全性等方面做好规划设计。

2. 交通流线

在进行养老院总体规划设计时应充分考虑老年人行动便利性、安全性等因素，院内空间实行人车分流措施，按照消防要求配备消防设施，设置消防车行车道，以环形设计为主。所设计车道能使消防车快速、便捷地到达并实施消防操作和施救，保障养老院的消防安全。

3. 平面布局

注重平面布局，将功能性用房与居住性用房按照规划要求进行布局。居住性用房应远离街道，布局在安静的位置，以利于老年人休息，避免外界干扰。公用服务用房、医疗用房、健身活动用房等功能性用房应设置在低楼层。养老院空间秉承宽敞、明亮的原则，所有设施设备均设置明显的指示标志，对有特殊需求的老年人如残疾人设置辅助设施，在保障安全方面设计紧急疏散通道，注重疗养院空间的植物配置和选择，营造园艺治疗的有益环境。

二、养老院景观营造

在养老院环境中，老年人置身不同的空间，个人感受不尽相同，交往空间功能的营造显得更为重要。景观营造是养老院规划设计的重要组成部分，景观环境不仅可供观赏，还可刺激老年人的听觉、嗅觉、触觉、味觉等感官，从不同感官角度给老年人正向、良性的环境刺激，帮助他们消除疲劳、孤独感，提高康复效果。

通过景观营造，可塑造适合老年人的景观观赏空间。通过不同植物类型、不同色彩、不同高度层次的景观植物搭配，创造优美的养老院外部环境，老年人在闲暇时走进室外空间，亲近自然，呼吸新鲜空气，与其他老年人或医务人员闲谈，获得轻松惬意的感受，感受自然的生机和生命的张力。置身于室内的老年人，通过房间的窗户也可望见近处和远处的各种景色，尤其是对于行动有障碍的老年人而言，窗外植物的搭配显得尤为重要。通过植物搭配所营造的景观空间，不论在心理上还是在视觉上，都能给老年人带来较强的安全感，使他们能够积极地参与到室内或室外活动中，增强主观活动意愿。

通过景观营造，可增强对老年人身心的康复效果。绿色的环境和优美的风景对人的心理健康和生理健康恢复有积极的影响，它能给人以静谧、安静的感官享受，对促进血液循环、调节神经系统机能、改善低落情绪、提高免疫力等具有良好作用。老年人在这种绿色空间中进行休养、疗养，可通过举办园艺操作活动、增加交流机会等方式调节身心，他们置身于这种经过精心设计和打造的活动场地中，听鸟语、闻花香、观色彩，呼吸新鲜空气，达到增加感官体验、辅助治疗疾病的效果。

通过景观营造，可将园艺操作活动区域作为老年人主要活动空间进行打造。老年人身体机能的恢复离不开适度的运动和劳动。引导老年人参与园艺植物的栽培管理、养护、收获等各个环节，可以使他们通过园艺操作活动收获成熟的快乐，感知生命的韵律，在感知植物生长的过程中建立成就感和自信心，通过劳动使自我价值得以体现，便于认真、客观地进行自我评价，提升对事物的正确判断力和学习能力。在园艺操作过程中，老年人的紧张和不安情绪可以得到有效缓解，心理得到适度放松，每天进行2小时以内的活动对提高生活质量、保持心理健康有正面影响。在改善身体生理机能方面，老年人可通过修剪、挖土、定植等活动代替以前的骑车、快走运动，从另外的层面达到运动锻炼的目的。

通过景观营造，可增强老年人行动的计划性和活动的主动性。老年人通过在植物生长发育过程中的播种、浇水、施肥、修剪等园艺活动，主动制订每年的生产计划，根据不同季节的变化特点，采取相应的技术措施，进而在园艺操作活动中培养与个人与植物的感情，对自己培育的植物悉心照料，对时间概念的把握更加准确。在此基础上，可逐步使老年人养成对周围植物格外关注的习惯，使他们能够主动参与到美化居住环境的工作中去，如修剪树枝、清扫枯枝落叶等，都能增强老年人保护环境、爱护卫生的意识。

绿色、生态观念已成为养老院景观设计的主要理念，它不仅能体现地域性自然文化景观，又能使疗养院生态格局与植物形成有机的统一。在进行养老院景观设计时，既要充分考虑老年人的精神追求和物质需求，也要考虑植物搭配的科学性、景观设计的人性化和活动场地的功能性，使养老院真正成为老年人生活的乐园，充分体现"以人为本"的设计理念。

发达国家在养老院景观规划设计、建筑设计方面具有较系统的理论和实践经验，与中国相比，这些国家进入老龄化时代的时间更早。美国自20世纪80年代已开始出现老年建筑社区，随着时代的发展，景观设计呈现多样化发展的趋势。它在传统景观设计的基础上，成功将建筑学、医学、景观学、社会学、心理学等学科相融合，以充分体现养老院的功能属性。

三、典型案例——石家庄市晋州安心养老院景观设计

1. 项目概况

石家庄市晋州安心养老院位于晋州市区北部，占地面积28 000米^2，建筑面积16 112米^2。分为敬老院和养护院两部分，有床位260多个，入住率为78%。随着入住人群的多样化和社会的发展，养老院现有的设施已经无法满足老年人的需求。为提高其生活质量和养老院的整体水平，需要将园艺疗法应用到养老院景观中。

2. 区位条件

养老院南邻晋州市湿地公园，有较好的区位环境。但西面为农田荒地，且外环路车流量较大，环境情况较为复杂。院内的老年人要到达湿地公园需穿过外环路，较为危险，作为日常使用的养老院内的景观就显得更加重要。

3. 设计中的难点和重点

安心养老院的景观现状比较单一，设计的难点包括：主要场地都分布在主体建筑前面，建筑周围与道路间无绿地进行过渡；植物配置单一，冬季无景可观；水体部分驳岸过于僵硬，不利于老年人与水体进行互动；运动健身区和道路分区较为杂乱，辅助老年人健身区较为偏僻，与周围环境不和谐；部分用地荒芜，没有充分利用空间；座椅座凳形式单一，数量不全，材质较差。

4. 平面布局

在安心养老院景观设计中，以园艺疗法为指导，结合场地调研现状，进行设计构思。对养老院的出入口位置、道路流线、功能分区、植物配置，以及小品构筑物等进行合理的分配布置，形成了一套较为完整的景观系统。景观设计分为入口区、停车场区、交往活动区、观赏游憩体验区、健身休闲区和园艺活动体验区等。老年人可根据自己的需要，选择不同的活动场地。

（1）观赏游憩体验区。设计形式以水体和植物配置为主，结合道路停留空间进行布置，分为静态观赏和动态观赏两部分。这个区域的水体设计讲求生态环保，给老年人提供可钓鱼的场所。植物配置的感官花园部分主要采用环境治疗，主要目的是刺激老年

人的感官。

（2）健身休闲区。健身休闲区是为老年人提供健身活动和休闲娱乐的场所。健身区除布置一些健身器材外，也需要布置一些有关锻炼知识的宣传栏和模拟雕塑。考虑到老年人的体力状况，健身区周边设有木质座凳，方便休息。植物配置方面采用阔叶落叶的乡土树种，保证冬暖夏凉。

（3）园艺活动体验区。园艺活动体验区分为室内操作体验区和室外操作体验区。室内操作体验区中设置温室大棚进行冬季和春季早期的园艺操作。室外的园艺操作体验分为展览区和操作区，展览区主要在小广场空间进行；操作体验空间分为蔬菜种植区、瓜果种植区和时令花卉种植区。

（4）交往活动区。交往活动区是为老年人提供与他人和外界交流的场所。交流方式分为人与人的交流或人与动植物的交流。在进行植物配置时，以大乔木为主的活动区设置室外棋牌桌、聊天场所等；在植物配置较丰富的场所设置私密空间，为喜欢安静的老人提供单独与植物互动的场所。

（5）步行活动区。步行区是连接各个分区的纽带，同时也是老年人参与步行活动的主要区域。养老院的道路分为三级：一级通道设计主要是连接两个出入口和各个建筑主体；二级道路为各个分区内的主要道路，是老年人在不同分区场所活动参与观赏活动的必经之路；三级道路为观景健身小径，该道路长度比较长，可以为老年人提供充足的步行空间。

5. 植物景观设计

植物的选择以乡土植物为主，抗污染杀菌的植物为辅，同时也要应用关于园艺疗法的保健型植物，不能用有毒、有刺易引起过敏的植物。

（1）观赏植物区和楼前植物设计。观赏植物区的植物设计多考虑植物的杀菌和造景作用，植物配置为乔灌草结合为主，植物种植区在老年人不能涉足的地带，结合有色叶和春花树种丰富景观效果。由于场地限制，楼前植物区的空间较小，植物种植以绿篱类（大叶黄杨、紫叶小檗、金叶女贞）丛植为主，以碧桃加以点缀。

（2）观赏游憩体验区植物设计。观赏休息区的植物设计以观赏区植物设计为参考。植物配置多考虑五官上的体验，植物配置上应更有针对性，更为丰富，植物选择上以乡土树种为主，结合春花树种、有色叶和秋色叶树种，做到四季有景可观。

（3）健身休闲区植物设计。健身休闲区需要一个冬暖夏凉的场所，主要种植树冠大的阔叶落叶树，结合花池和彩色叶树种进行点缀，此外绿地内部多种植松柏类植物，以提高空气中的负氧离子含量，帮助老年人更好地锻炼。

（4）园艺活动区植物设计。园艺活动区以参加园艺活动的植物为主，加入上层框架植物，构成一个比较和谐的种植体系。盆栽内种植可依据园艺活动的需求而定。

（5）交往活动区和步行游憩区植物设计。交往活动区的植物设计，大体上依据观赏游憩空间和健身休闲区的配置而定，该区域内大部分为硬质铺装，周围植物种植以景观类为主，广场内设置种植池和观赏花卉种植池。步行游憩区的植物配置在各个区植物设置的基础上，还应该考虑到行道树的配置原则，即要求冠幅大遮阴效果好，分枝点高，深根性、不易刮倒，无毒无刺的植物。停车区的植物以草坪草和白蜡树为主，有助于吸收汽车尾气。

6. 园林小品及标识设计

养老院中的小品和标识系统除了有丰富环境景观的作用外，还可以帮助老年人分辨位置，锻炼其记忆思维能力。园林小品主要设置在广场和开阔的地带，此部分的小品以传统的农具展览为主，包括石磨、锄头、旱地犁、石碾等。这种设计不仅帮助老年人回忆儿时的场景，还能调动他们参加园艺活动的积极性。此外，在锻炼广场设置与体育活动相关的小品，不仅可以明确场地功能，还可以鼓励老年人参加体育活动。标识系统的位置主要在道路和广场的出入口，方便老年人识别方向，标识系统以图像箭头标识为主，颜色图案可以根据不同的场所进行不同的设计，要充分考虑到坐轮椅的老年人的需求，标识展示的高度不宜过高。

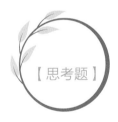

【思考题】

1. 景观营造在养老院设计中有何作用？

2. 简要说明养老院景观设计的五个需求。

项目五　益康花园规划设计

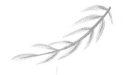

【知识目标】

- 了解益康花园的广义、狭义的概念。
- 了解益康花园的设计原则。

【能力目标】

- 掌握益康花园设计的基本方法。

任务一　益康花园基本认知

一、益康花园的概念

1. 狭义概念

益康花园的研究起源于医院场所，即在医疗服务场所、健康疗养等机构环境中增加景观元素（植物、水、建筑小品等造园要素），不管是医护人员、患病者，还是照顾患者的家属，都能从所处的自然与景观中受益，从而改善或提升其健康状态。

2. 广义概念

益康花园广义的概念是指通过自然环境本身，或在其中进行运动、娱乐、休闲等活动，以达到缓解压力，促进身心健康，特别是精神健康效果的园林设计。不同的学者见解不同，如张金丽（2010）认为："益康花园就是运用景观要素，创建能保持并促进健康的环境，使用者与景观相互作用，促进身心健康，增强体质，提高舒适感和人整体的健康感。"我们需要注意到的一点是，益康花园更多是具有促进心理健康、增强社会适应力的功能，难以达到治疗伤残、肉体病患的直接效果。

3. 益康花园的其他叫法

（1）康复花园。康复在医学上被解释为患者从心理、生理的创伤中恢复的过程，那么康复花园的含义就是以康复为目的使人们感到舒适的花园，也可称为治疗花园、疗愈花园等。狭义的康复花园最初的服务对象通常为医院或疗养院的患者，它的主要功能包括减轻患者压力、为医疗工作人员提供放松的场所、帮助患者提高自身的恢复能力、一定程度上获得常规医疗不能达到的疗效、为患者和医生提供理疗和园艺治疗的环境，以及为患者和探访者提供安静清新的互动环境。

（2）康养景观。康养景观实际上就是广义的康复花园，面向大众，并且名称上使人们的心理不会产生抵触感。康养景观在空间设计结合相关学科的理论成果，使人在其中最大程度地恢复到健康状态。

二、活动内容

益康花园的本质是具有辅助身心康复的人性化景观，能够美化环境、缓解不良情绪、增强感官机能恢复等功效，相应的设计原则包括空间多样化原则，自然、生态、艺术相结合原则，可亲近性原则，安静性与私密性原则、安全性原则、易维护原则。

1. 花园冥想活动

从冥想行为本身的作用机制来说，它能引起一系列包括代谢变化，心脏跳动率，呼吸、血压和大脑化学物质变化等体内生化和物理变化，被统称为"放松反应"。同时，它还能带来"平静效果"。因其减轻压力和疼痛上的成效，冥想已进入西方医疗保健主流视野。冥想在引发洞察力和培养注意力上亦有贡献，使人更容易达到具有良好反应性和创造力的状态。因此，在康养花园设计中预设花园冥想空间必是设计程序中的重要一环。

2. 园艺栽培与周边产品制作

在园艺治疗师的指导下进行园艺植物栽培和园艺产品制作活动，是园艺疗法的重要内容。常见的园艺疗法课程内容涵盖五大面——花卉、果树、蔬菜、景观、园艺果品蔬菜内产品加工，有些甚至将农艺纳入，共计六大面。从园林景观空间设计的角度，可以将这些活动重新精练为两大类。一类是园艺周边产品制作类，如制作藤蔓花环、制作植物书签、花艺等适合在室内或有顶环境开展的活动；一类是园艺栽培类，如蔬菜栽种、植物繁殖培育、盆栽制作等纯粹开放的室外活动。

在实施园艺栽培的疗法时，首先涉及植物的选择。用于园艺疗法的栽培植物，需具有适宜长度的生命周期和广泛性。一般来讲，园艺治疗要8～12周，如此让接受治疗者完整地参与一个植物的生命周期；而广泛性即指植物在当地常见易寻，且对本土气候有极强的耐候特征，如艾草，即是华人在接受园艺治疗中最常用到的植物，因艾草在中国有极广的生存范围，同时与华人社会与中国文化联系紧密；而欧美人在园艺疗法的指导栽种环节，则更偏向于采用芳香植物，如迷迭香、薰衣草等。

3. 庭院打造活动与花园通用设计

益康花园不仅针对身心残疾的人群，更多的时候是为健康人群、亚健康人群服务，因此在设计时要考虑大众的普遍需求。一般来说，大众几乎具备完全的身体行动力，需要中等强度以上的运动，因此将庭院元素模块化、单元化，形成可移动的、可改变的格局，是回应这一诉求的最佳手段。这种设计手法能增加产品的趣味性和互动性，并且使设计成果能在投入使用后继续生长，具有更强的生命力。

4. 利用园艺、花园设施开展康养花园运动

利用花园中的健身设施，也可以开展健身运动。传统公共绿色空间中，都会配备有标准化运动器材。另外，让椅子、凳子、栏杆、台阶、平地、矮墙、高墙等都成为可施展运动的工具，如只需要在长条椅凳中间增加两个扶手，即可以成为做俯卧撑的运动器材（图4-5-1）。经过巧妙设计的园艺、花园设施，可以在实现运动的同时，进一步加深人与自然的交互体验，如常见的亲水娱乐设施。如果将这样的活动有机融入整个园艺治疗活动中，既创造更多的运动形式，同时拓宽园艺疗法活动内容。

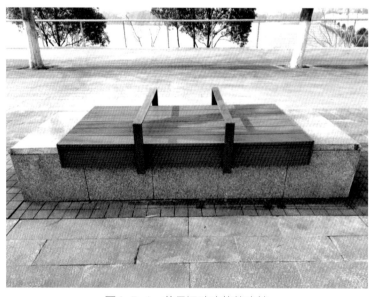

图4-5-1　兼具运动功能的座椅

任务二 园艺疗法设计方法

一、设计理论

1. 循证设计理论

循证设计理论（Evidence-based Design，EBD）是在20世纪后期诞生的一种设计思想，它强调运用科学的研究手法与数理统计方法来证实自然环境对人的恢复效果，以此来指导设计。1984年Ulrich 在美国德州农工大学（Texas A&M University）的研究表明，能够直接或间接接触自然的患者比不接触自然的患者的疼痛阈值要高。这些研究为康复花园提供了理论和实证依据，也开拓了园艺疗法的发展道路。

2. 亲生命性假说

哈佛大学的生物学者Wilson 提出"亲生命性"（Biophilia）理论，即人类天性热爱户外和自然的环境，并有与除人类之外的生命体的连接倾向，这一偏好对人类身心健康产生积极的影响（Kellert & Wilson，1994）。大量实验研究使得亲生命性假说成为康养景观的基础依据之一，并推动康养景观的发展。

3. 景观偏好与感知恢复性

1989年，Kaplan夫妇提出景观偏好理论，每个人或群体由于所处的背景、环境不同，必然会有不同的景观偏好结果，其研究结果也证明景观偏好与环境感知恢复性具有显著的相关性。1989年，Kaplan夫妇又提出一个人们偏好的环境有可能成为恢复性环境，很多研究也证实了这一观点。如博物馆对于经常参观的游客来说是恢复性环境、教堂对于其信徒来说是恢复性环境。人们偏好的环境对于其情感的表达具有推动作用，使人们更容易对这种环境产生依赖，并产生认同感，从而获得恢复性的体验。

4. 绿地八类感知属性法

人在不同的环境会产生不同的感知体验。有学者认为人们对绿地的喜好不只停留在对其形状、色彩等的认知中，更重要的是绿地所具备的属性能否满足其游憩需求。目前，应用最广的属性分类是瑞典农业大学的Grahn等（2010）提出的绿地八类感知属性，分别为平静安逸性、自然性、物种丰富性、空间性、眺望性、庇护性、社会性、文化性。该法主要强调人在绿地中的感受，若将其吸收应用于国内的康养景观设计中，将为康养景观的拓展提供新思路。

5. 自然益康作用理论

关于自然的益康作用，常见理论有超负荷理论与唤醒理论。这两种理论都被认为来自环境中视觉与听觉上的高频干扰，带给人们不安与疲劳等；而由植物、水体等元素组成的自然，能给人安全感并消除疲劳感。

二、设计原则

1. 户外空间的多样化

户外空间设计要具备三个基本的功能，一是提供运动场所，通过运动，人体的压力可以得到释放，花园中设计充足的运动场地与锻炼设施非常必要；二是提供交流空间，增强人际交往有助于患者身心健康，因此在花园设计时要提供一定的交流、互动空间；三是设置观赏空间，根据场地实际情况，可以增加地形设计，如缓坡等，并在高处设置观赏空间，方便患者欣赏园景。

2. 自然、生态与艺术相结合

在进行益康花园设计中，自然要素的参与，能够起到很大的辅助治疗作用。因此在植物景观营造中既要体现艺术美感又具有生态价值。

3. 可亲近性

可亲近性，是指人们面对花园景观有想要亲近的主动性，同时这些景观又要保证使用者的可达性，比如针对残障人士的无障碍通道设计等。

4. 安静性与私密性

安静性与私密性通常具有相关性，安静性与私密性均可通过植物围合实现，让使用者能在此冥想或者聆听大自然的声音。

5. 安全性

益康景观的构建首先要保证人在其中活动时的安全性。铺装材料应具备不同程度的防滑性和消音性；场地娱乐、锻炼设施应注重其防护安全性，儿童区还应具有较好的可视性，便于看护；场地中设计柔和的照明设施；在醒目处设置报警设施等。

6. 易维护性

在进行益康花园设计的过程中，植物可以选择符合设计要求的乡土植物，同时减少模纹的使用也可以降低养护成本。

三、设计要素

Glair Cooper Marcus在其专著*Healing Garden*中将益康花园的设计方法分为传统设计方法、植物学/生态学设计方法和以人为导向的设计方法。

传统的设计方法注重植物与设计的可持续性，强调艺术化的设计且与历史文化融合，这样的设计具有自我维持系统，保证内部生命循环可持续。以人为导向的设计方法强调人的感官体验，如视、听、嗅、尝、温湿度、力量感、触感等。在实际设计中，大多是三种方法的混合使用。

良好的益康花园设计，应具有感官刺激，让人可以内心平静、享受自然的美好环境。益康花园的场地设计可以分为两个部分：一个部分是感受的花园，即让使用者从触觉、味觉、听觉、视觉及嗅觉的感受得到益康作用；另一个部分是通过动手照顾植物而得到疗效。

1. 植物设计

植物在益康花园设计中起到重要作用，在植物选择上可以选择有益身心健康的植物（如棕榈，它所释放的因子可以抗衰老）、芳香植物（玫瑰等）、药用植物等，具有不同触感的树种并避免种植有毒植物。在种植时依据植物生长类型，可丛植、密植等（图4-5-2）。

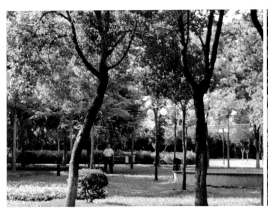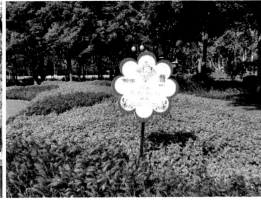

图4-5-2　尧化健康主题公园植物设计

2. 铺装设计

道路设计同样可以与植物相结合，比如步行道，可以与行道树结合，设计成林荫道，或是通过攀缘植物设计成绿色的廊道，这些设计都可以增加道路的使用率。多设置平缓的无障碍通道。如果有缓坡,坡道两侧要安装扶手,做防滑处理。主路的宽度要至少保证两个轮椅通过。铺装选择时要使用防滑材料,尽量少用水泥,而多用石材、木板、木料碎屑、松针等自然材料(图4-5-3)。

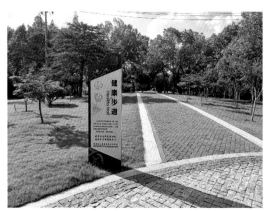
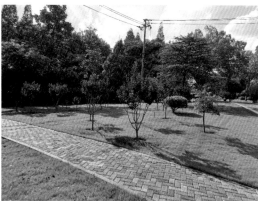

图4-5-3　尧化健康主题公园铺装设计

3. 功能设施设计

一些具有艺术创意和想象力的环境小品,能让参观者感受到愉悦与乐趣,或者是积极向上的生命气息。体积比较小的小品,例如标志物、指引路标或者垃圾桶等,可以用亮丽的色彩、文字和造型来进行装饰,以便识别。座椅的布置应该考虑到场地的空间与功能,有防护作用,且休息时不容易受到干扰,还能观察到周边环境的座椅设置是比较理想的。同时座椅的构造要使人感觉舒适,人们乐于在优美的环境中停留,通常座椅选用木材,木材可以很好地避免石材在冬季让人感到冰冷而不愿意停留的问题(图4-5-4)。

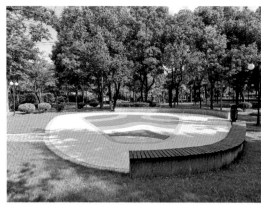
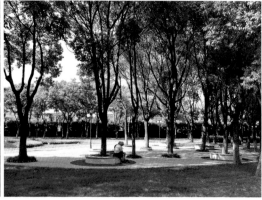

图4-5-4　尧化健康主题公园座椅设计

除了上述三种设计,益康花园在设计时还需考虑到引导性指示牌的设计、室外灯光设计等。

四、设计案例

1. 伊丽莎白及诺娜·埃文斯康复花园

伊丽莎白及诺娜·埃文斯康复花园（Elizabeth and Nona Evans Restorative Garden）位于俄亥俄州克利夫兰市植物园内，在2016年获得了ASLA普通设计类荣誉奖。花园总占地面积约1 115米^2，被称作"每个人的花园"，它的设计重点是"对特殊人群的关怀"（图4-5-5）。

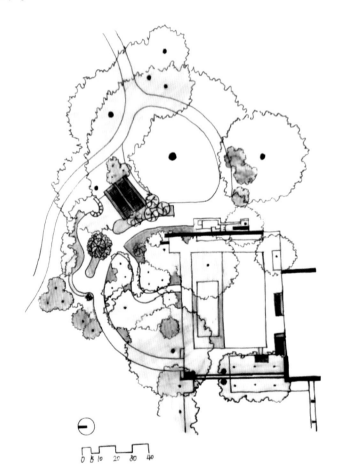

图4-5-5 伊丽莎白及诺娜·埃文斯康复花园

该花园总体分为三个区域，分别是静思区、演示探索区和园艺疗法区，三个特色鲜明的区域有助于人们分别开展不同的活动并互不干扰（图4-5-5）。静思区紧邻植物园的图书馆，是一个简洁雅致的矩形空间，这里有波光粼粼的湖面、汩汩流动的泉水、舒适安全的座椅和平坦的草坪。演示探索区位于静思区的矮墙后面，拥有较好的私密性和独特感，围成该区域的石墙上有植物和水景。在这个区域人们的听觉、触觉和嗅觉能够被锻炼，同时具有其特殊的医疗功能。最巧妙的一处设计在于，石墙上的水流汇入一座浅水池，潺潺的水声恰到好处地掩盖了周边的交通声。园艺疗法区是专门为园艺疗法的项目而设计的，高低错落的种植床上种植了不同高度与花期的植物，很好地刺激了人们的感官（图4-5-6、图4-5-7）。

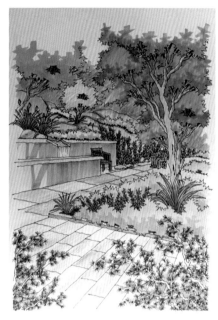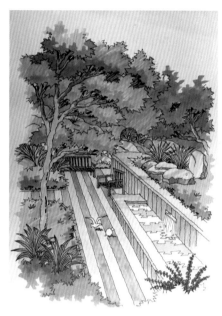

图4-5-6　场景图

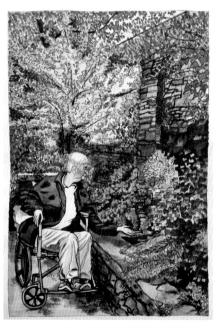

图4-5-7　参与者与植物的交流

2. 芝加哥植物园

位于美国伊利诺伊州格兰科区的芝加哥植物园占地面积约 1.56千米^2，拥有15 000种约 230万株植物，是一座具有科研、科普教育和观赏功能的综合性植物园。

芝加哥植物园拥有23个专类园，其中比勒康复花园（Buehler Enabling Garden）就是专为园艺疗法设计的。它位于植物园的北部，与感知园（Sensory Garden）相邻，面积约有1 022米^2，整体呈规则式布局（图4-5-8a）。花园分为两个区域，北部的五感体验区和南部的园艺操作区。五感体验区主要以感官的刺激为主，运用精心搭配的植物和人性化设施，来达到康复的目的（图4-5-8b、图4-5-8c）。园艺操作区同样应用人性化和多样性的设施以激发人们的操作意愿，从而使人在潜移默化中达到健身康体的目的。

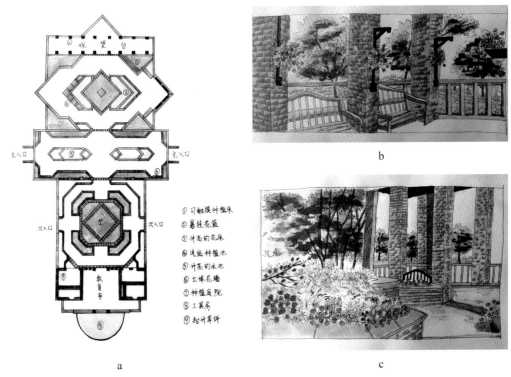

a

b

c

图4-5-8　芝加哥植物园比勒康复花园平面图与设计细节

注：a.芝加哥植物园比勒康复花园平面图　b.芝加哥植物园比勒康复花园设计细节　c.芝加哥植物园比勒康复花园花池设计

比勒康复花园中处处体现着人性化的设计理念，比如可升降的吊篮、可升降的种植床中设置栅格以引导视力障碍者触摸、高度不同的浅盘种植床、抬升的水池和水墙以满足人们的亲水性，并有专门的工具棚设置（图4-5-9）。这个花园不仅向人们展示美景、进行科普教育，它还引导人们利用多种感官去感受植物和自然，贴心独特的设计使所有人包括特殊人群都能参与园艺操作活动，是一座真正为所有人服务的花园。

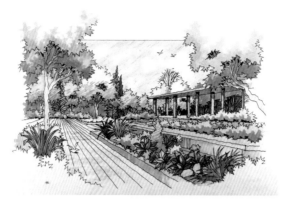

图4-5-9　花园内部设计

3. 约尔·施纳普纪念花园

约尔·施纳普纪念花园（Joel Schnaper Memorial Garden）位于纽约市东哈莱姆区的特伦斯库克健康护理中心（Terence Cardinal Cooke Health Care Center），主要服务对象为老年人、残疾人、慢性病患者和艾滋病病毒感染者。花园本身是为了纪念一位死于艾滋病的景观设计师而建造，并获得了2004 年 ASLA 优秀设计奖、美国园艺治疗协会2004 年全美疗养花园设计奖、纽约市公园协会 2004 年特别荣誉奖等荣誉。

设计主要聚焦于艾滋病患者的特殊需求，例如患者的体质和耐力、不同的感官能力、日光敏感度、意识知觉、方位感，以及对活动、沟通、隐私和独立性的需求等。精心设计的植物在设计中起到决定性作用，通过对色彩、芳香、纹理、声效，以及味觉感官的精心搭配，营造出使人充满活力的氛围。（图4-5-10）

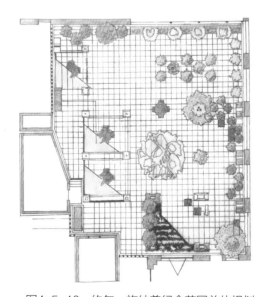

图4-5-10　约尔·施纳普纪念花园总体规划

花园为人们提供了不同大小、不同私密程度的空间，既可以举办大型活动，又可以为私人活动或安静休息提供私密空间（图4-5-11）。花园根据人们的需求设置了不同层次的保护设施，有帐篷式的全覆盖遮蔽，有长有藤蔓植物花架下的阴凉，也有光线充足的开阔地。在花园的入口附近，藤蔓植物覆盖的格架围栏及枝叶繁茂的格柱增强了花园的视觉效果，同时也为人们提供了一个进出方便、布置灵活的休憩场所。藤蔓篱笆不仅恰如其分地遮掩了一些机械设备，还保证了与其他相邻活动区互不干扰。

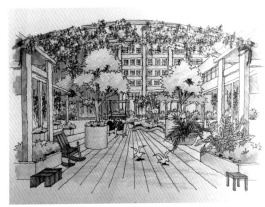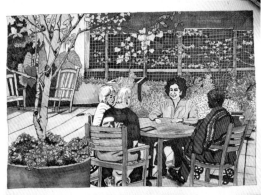

图4-5-11　约尔·施纳普纪念花园场景

4. 日本九州水俣公园

日本九州的纪念公园——水俣公园，这个公园目前采取委外经营，公园占地面积22.8公顷。2008年起公园增加了一个新主题特色——玫瑰园，有300米长的玫瑰花墙、闻香玫瑰区、蔓性玫瑰隧道区、牡丹玫瑰区、品种区等多元玫瑰主题分区。

这里雇用约十五位智障者，年龄20～64岁，以园艺疗法的概念来辅导就业，让他们进行园区管理工作及温室的栽培培养作业，从而找回了被需要的感觉。

他们在温室开辟出一块地种草莓，果实的甜美不仅产生了经济效益还将采收的草莓分送给附近的老人院、育幼院，得到老人与孩子们真情的语言回馈，一句句"好甜噢""谢谢你们""好厉害喔""期待你们明年草莓季的到来喔"，都触动到智障者的心坎，也让他们深刻体会到被需要的感动，在社区互动中他们找到种植的意义，也因此更有动力投入到园艺活动中。

同时，还让智障工作者具有了赚钱的能力。1个月有约3万日元的薪水，虽然金额不高，但这是一种鼓励，意义非凡。公园采用政府委外的合作模式，全区为开放的公共环境，每年50%的管理经费来自政府，50%的经费由管理者自行筹措。创造营收来自卖店的收入、贩卖盆栽或外接造景工程，再加上来自企业赞助、社区筹款等。园区会办理赏花季、农物产市集、音乐会、小型活动、政府合办的演讲等，增加商品的贩售种类创造来源的消费收入。

智障工作者的独立工作能力也得到锻炼。为了平衡四季的赏花活动与年度分配计划而加入香草植物，以各式开花品系的薰衣草为主，但因为"给水"是草本属性的香草植物栽培重点，观察该不该给水，给多少水量，是需要环境知觉训练，并投入一定时间的。

本田先生说："让智障者可以正确判断植物的状况，何时给予何种照顾，这是一件大工程，但观察知觉的练习必须要做。陪伴练习后，要让他们学习自己觉察，并下决策而执行动作，而非永远都是一个口令一个动作。"

如果训练成功，会有两个很大的意义，一方面是觉知自己的肢体功能，提升全身肢体活动能力，强化因智障而产生的肢体障碍状态的能力；另一方面，障碍者可以真的到专业职场工作，开始真正的独立。

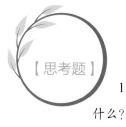

【思考题】

1. 医院规划设计、疗养院规划设计、益康花园规划设计的区别是什么？

2. 医院疗养景观、疗养院景观与益康花园景观的内在联系是什么？

项目六　大学校园园艺疗法实证策划

【知识目标】

- 了解大学生的心理特点。
- 了解园艺疗法对大学生心理健康的作用。
- 掌握大学校园景观营建的基本途径。

【能力目标】

- 能够运用园艺疗法开展校园景观设计。

任务一　园艺疗法与大学生、高校教师心理健康的关系

一、大学生、高校教师心理健康状况认知

（一）大学生心理健康状况认知

大学新生在入校后，心理上基本都要经历从最初的兴奋到对环境的不适，最终达到平衡稳定的心态这一变化过程。在这个过程中，一些学生会因无法做到适当调节而产生心理问题，比如高中时候，由班主任抓学习，生活上由父母打理，进入大学后，学习没有人监督，所有衣食住行需要自己安排，出现了不适应的情况，甚至是彻底放飞自我。当然也有一些学生会存在来自学习、情感上的问题，以及就业的压力，他们的心理健康同样需要重视。

1. 焦虑

大学生心理发展过程中性格比较脆弱、容易以自我为中心，因此可能会表现在与室友难以相处，寝室矛盾激化；有些学生因为性格内向、不善言辞而产生交际困扰，时间

长了也不利于身心健康；或是因为在学习、情感中受到挫败，引发心理疾病，这些焦虑情绪如果处理不当，可能会导致抑郁。

2. 迷茫

大学生所处的环境较高中发生了很大的变化，如生活方式、学习内容、交友圈层等。有些学生由于高中期间是学校的佼佼者，但是高考失利，到了一所不如意的大学，心理落差大或是选择的专业与自己期望值不符等，都会让学生产生厌学情绪，甚至沉迷网络。这种对学业、专业、未来的不确定让他们感到迷茫。

（二）高校教师心理健康状况认知

1. 压力

研究表明，高校教师压力水平普遍偏高，研究表明，每天22:00—00:00休息的高校教师占365名调研者中的42.9%，00:00后睡觉的教师占21.6%，可见睡眠不足在高校教师中是一个普遍存在的现象。这些压力一方面来自教学科研，另一方面来自生活。比如高校年轻教师来自教学科研方面的压力表现在一方面承担课程较多，备课与上课占据了大部分时间，同时还需要搞科研，这样时间与精力就会产生矛盾；另一方面，则是来自家庭方面的压力，如买房、买车、照顾家庭等。

2. 焦虑

焦虑是由于过度担心，从而引起了不安、紧张、难以控制的忧虑情绪。这种焦虑有些来自家庭，有些来自工作，有些来自人际交往等。例如高校教师评职称是职业生涯不断进步的体现，但是很多高校因为教师数量多但职称名额有限的现状，造成教师焦虑。

工作压力大、焦虑直接导致教师对工作的满意度与职业幸福感逐渐降低，时间久了会感到身心疲惫，情绪不稳定，逐渐对自己的工作失去热情和兴趣，对未来的职业发展也会失去动力。

二、园艺疗法对改善大学生、高校教师心理健康问题的作用

校园绿地是大学生与教师接触最多的第二自然，很多学者均认为校园健康环境是大学生积极心理干预的重要中介途径。校园绿地对提升积极情绪、改善焦虑状态、提高注意力有较好的促进作用。研究表明，具有绿色植物景观的窗景对缓解精神疲劳和压力的效果较好。

1. 改善人际交往能力

园艺疗法一定程度上削弱了大家对心理咨询、心理治疗的抵触心理。可以通过栽培植物达到改善人际交往的目的。此外，进行集体的园艺活动时往往需要多人协作，在此

过程中，可以促进互相交流，共同承担责任，一起分享喜悦，这同样有利于改善人际交往能力。

2. 增强自信

园艺活动是包含种植、栽培管理、收获的过程，看到自己栽培的植物茁壮成长可以让参与者重获自信心、价值感与成就感。

3. 修身养性

不管是园艺栽培活动还是插花艺术等，参与者都可以从快节奏的生活中体会慢节奏的状态，享受参与其中的乐趣，从而达到修身养性的目的，作品完成后得到大家的认可还可以增强自信心。研究结果表明，从事园艺活动有助于减轻精神压力、降血压、促进血液循环及保护关节等。

4. 使身心放松、减缓压力

研究结果显示，不同校园绿地类型对使用者的心理指标影响也不同，在植物丰富、结构复杂的景观环境，如林地、水景景观中，使用者的血压下降比较显著。校园绿地能够较好地缓解使用者的消极情绪，认知能力也会更好地得到恢复。而植物种类较为单一、低矮的花田，以及以硬质铺装较多、植物较少的广场空间对使用者心理干预效果相对较低。

任务二　园艺疗法在高校中的实施策略

一、园艺疗法在高校中的实施策略

不管是对大学生还是教师群体的心理健康教育不能仅仅依靠课程学习、讲座宣传和心理咨询等方式，还可利用园艺疗法的不同形式发挥其疗效，使他们在实践活动中排除压力和负面情绪。

1. 利用校园空间营造五感花园

校园景观通常由教学区、运动区、宿舍区、餐饮区、休闲娱乐区、家属区等部分组成。在校园景观规划中除了可以设置园艺疗法专类园外，还可以在其他区域综合利用景观要素营建能够刺激人体五感的景观。毕竟，整体规划设计美感较高的校园景观，不论走到哪里都能潜移默化地令人产生积极的情感，消除负面情绪。

在校园景观建设中，我们在做植物配置时可以增加一些不同生活型的芳香植物，比如薰衣草、桂花、腊梅等，研究表明，薰衣草的香气可以降低人的抑郁感，腊梅、桂花的香气可以使人放松。此外，还可以使用芳香植物营建室外阅读空间，使人们在阅读的时候还能与自然亲密接触，感受香气。这样温和的治愈方法会潜移默化地影响学生读书时的心情。

2. 开设园艺疗法的课程和讲座

目前，我国对于校园园艺疗法的研究与实践应用尚处于起步阶段。因此，当下高校可以通过开设相关课程和讲座普及园艺疗法的理念、原理与实践等基础知识，从而引导大学生、教师积极参与校园园艺疗法建设，改善现存心理问题。同时，还可以开展诸如园艺植物栽培、插花艺术、压花艺术等相关课程，不仅能促进心理健康，同时也能让参与者掌握一门技艺。通过对大学生进行园艺疗法活动形式的调查显示，超过一半的调查者对插花、压花最为喜爱，原因是这两种形式自带高雅情趣，大学生更渴望尝试。而园艺疗法活动则可以针对这一偏好，根据具体植物与疗愈预期进行活动设计。

3. 创建园艺疗法协会

社团生活是大学生活的一部分，在社团协会中，大学生不仅可以找到兴趣相投的朋友，还能丰富课余时间，创建与园艺疗法相关的社团协会是园艺疗法在校园中的重要应用形式。可以邀请园艺专业的教师做技术指导，吸纳园艺、园林等相关专业的学生参与栽培指导与管理，为协会提供实践支撑。参与园艺操作的同学或教工，不仅肢体得到锻炼，在栽培的过程中也会对生命有新的感悟。栽培得好的植物还可以售卖，增加协会收益。

4. 室内空间进行绿色装饰

这里所讲的室内空间绿色装饰包括教室、宿舍、办公室等。宿舍是学生主要的生活场所之一，植物不仅可以很好地点缀环境还能舒缓疲劳，同时在养植物的过程中，不管是浇水还是施肥都需要付出心血，这一过程可以很好地调节情绪。"绿化"宿舍也可以作为大学生寝室文化建设，在美化寝室的相关比赛中，鼓励学生开拓思维，使植物以更加纷呈的姿态呈现在寝室中。

5. 组织与园艺活动相关的比赛

不论是教师群体还是学生群体，均可以开展迷你园林建造、盆栽制作、插花制作等多种类型的比赛，这类活动既需要动脑又需要动手，趣味性强，容易吸引大家参与。

二、案例分析——西北工业大学校园景观规划

1. 设计原则

（1）以人为本原则。创造适合人性化的景观空间尺度，使自然景观和人文景观达到和谐统一，以满足不同分区的功能要求。

（2）经济适用性原则。一个景观的经济投入前期固然可观，后期的维护管理费用也不容忽视，所以绿化设计首先要考虑投入少、见效快、便于管理、可就地取材且适合利用的材料，把建设和后期的管理结合起来。

（3）因地制宜原则。尊重并充分利用规划用地已有的基本形态，强化景观主体效果，补充和完善小区的功能结构，使各种文化景观、植物群落、道路，以及各种住房建筑等关系布局协调，科学合理。

（4）和谐共生的生态原则。以"绿色生态"为基础主线统领整个设计，合理处理好植物、人等诸多因素之间的关系，构建和谐生态景观。

（5）特色主体原则。根据特定的地域环境和居住人群审美特点营造特色景观，展现高校人文精神和时代魅力，创造高雅、端庄、富有书香气的校园景观。同时设计具有园艺疗法的专类园，植物选择上采用常绿＋彩色叶、不同生活性植物相搭配、高低不同种植床相结合等种植芳香植物，充分考虑到造园要素对人们五感的刺激。

2. 特色空间营造

（1）交往空间营造。在设计开放性的公共空间时，设计供人停留、交往的设施，如座凳、亭子休闲平台，以及水景等，为校园使用者提供交流的场所（图4-6-1）。设计时要考虑到使用乔木等林荫效果好的植物，这样即便在夏季场地也会有较高的使用率。座凳尽量采用木质材质，防止冬天因为温度低而造成座凳太凉而无法让人停留。

（2）芳香植物园（图4-6-2）。芳香植物专类园的设计希望能从嗅觉上刺激景观使用者，让工作了一天的教工、学习了一天的学生在这样香气萦绕的环境中缓解压力和疲劳。并且芳香植物通常色相不同，这样也能缓解使用者的视疲劳。

（3）水景设计（图4-6-3）。水景的营造依据水域面积不同而不同，小尺度可以设计涌泉、水幕等，通过声音刺激使用者听感。如果场地允许，面积稍大点的水景是校园景观的点睛之笔，设置亲水平台，使用自然式驳岸与缓坡，岸边散植一些耐水湿的乔木，使用者不仅可以驻足欣赏水景，同时鸟语花香、潺潺水声均会对感官产生有益刺激。

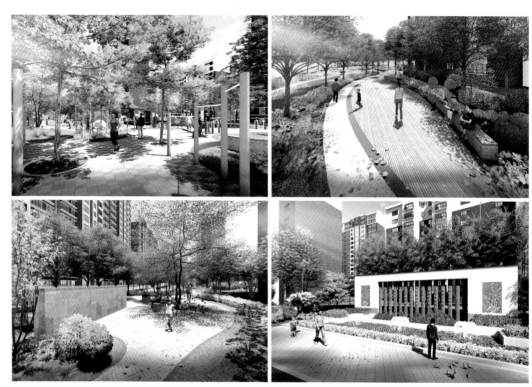

图4-6-1　校园交往空间设计

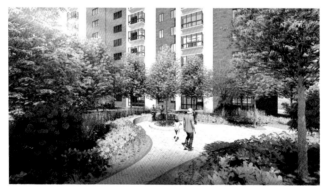

图4-6-2　芳香植物园

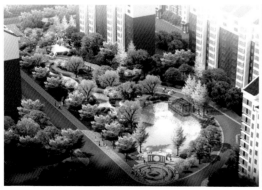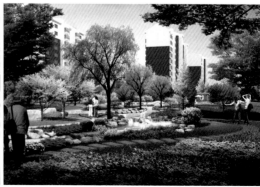

图4-6-3　水景设计

三、校园中灵活开展园艺疗法的方案

园艺疗法活动开展受"植物的生长与参与者的身心状态"的影响与制约。就植物的生长状况而言，气候、病虫害、季节、种植的技术，以及一些不可控因素均会影响植物的成长；而参与者受日常生活学习的影响，每一个阶段的身心状态均有差异，而且每一位成员在心理发展水平上也具有差异性。因此在园艺疗法活动开展中需要对方案与活动开展时间、地点、内容等做出不断的动态调整。下面以间苗与除草活动为例说明。可以通过以下三种园艺疗法活动对学生的调查与访谈了解学生存在的问题。

首先，在以往的活动中发现参与活动的学生学习动机非常强烈，对自己要求严格，给自己的人生、高中生涯制定的目标过多、过大。在一学期的学习中，很多同学会给自己同时设定十几个目标，目标太多了，不懂取舍，精力容易分散，最终导致目标不能完成。因此特别设计农场耕作"间苗"项目，通过间苗，让学生在时间管理、生涯规划中学会取舍，明确主要目标，放下不可能完成的次要目标。

其次，在目标达成、执行计划的过程中学生受到的干扰因素较多，学生不能辨别干扰、排除干扰。设计农场耕作"除草"项目，引导学生在拔出田间杂草的同时将妨碍自己目标实现的干扰因素排除掉。所以将原来"开心农场园艺疗法活动方案"中的第四次活动"精耕又细作"进行了修改：除了活动准备、轮值报告、活动总结保持不变外，主题活动也做了修改。以下将以案例的形式呈现修改的情况与具体实施的过程。

活动主题：开心农场——间苗、除草。

活动时间：＿＿年＿月＿日，天气＿＿＿

活动地点：开心农场菜园。

活动对象：开心农场选修课学生。

活动内容：常规耕作——锄草、间苗。

活动目标：①提高路径思维：清楚地分清长期、短期目标，专注于目前的主要目标。②提高动力思维：在追求目标的过程中提高战胜障碍排除干扰的能力、抗挫折能力，增加心理弹性。

活动形式：耕作、冥想。

活动过程：

（1）分组。

冥想与自我对话：自己在接下来一学期的学习目标。

学生分享：自己目标的个数。

分层次活动：目标多于5个的为第一组——间苗组；目标少于5个的为第二组——锄草组。

（2）第一小组——间苗组活动。

①第一小组引入课题。

带领学生参观长势喜人的胡萝卜地块A。

教师提问：学生看到了什么？

学生惊奇地发现有：筷子粗的橘红色的小胡萝卜，很惹人喜爱。

带领学生参观密密麻麻的胡萝卜苗地块B。

教师提问：学生看到了什么？

学生通过观察回答：B地块的胡萝卜长得像香菜，苗太细了。像茂密的头发一样。

②学生讨论：A、B两块地的胡萝卜是同时播种的，为什么一块地已经长出了可爱的胡萝卜，另一块地长出的却像是细细的香菜？B地块能长出胡萝卜吗？如果要让B地块也长出胡萝卜该怎样做？

学生讨论结果：需要将地块中的苗拔除一些。

③教师讲解间苗：间苗"农作物出苗后，按一定距离拔除多余幼苗的管理技术，也称疏苗、开苗、稀苗或勾苗；间苗时，要坚持间杂苗留纯苗，间小苗留大苗，间弱苗留壮苗，间病苗留健苗，间劣苗留好苗，间密处留稀处；间苗时间宜在适期中求早，间苗过迟，由于密度过大，幼苗得不到充足的光照、水分、养料、空气，横向生长没有余地，只有向空中发展，形成瘦弱徒长苗（又称线苗），严重的还会造成大量死苗，并导致病虫害的蔓延；应从幼苗出土时就开始间苗，一般作物大都在3～5片真叶时定苗，即最后一次间苗；发现断垄、缺株等现象时，要及时移苗补栽。注意不损伤邻近的幼苗"。

④学生活动：首先深呼吸训练，冥想，指导学生感受周围环境，与大地、与绿色的植物、与潜意识对话、连接。然后开始间苗，间苗的时候想着自己的目标，将自己的目标按重要性排位，每当间除杂苗、小苗、弱苗、病苗、劣苗的时候，就将自己的次要目标在心里一一地放下，最终留下5个以下的重要目标。

能够将目标减少到三个的同学，结束间苗，转为锄草活动。

舍不得间苗的学生做以下练习：深呼吸训练，冥想，指导学生感受周围环境，与大地、与绿色的植物、与潜意识对话。感受、肯定每一棵胡萝卜苗的价值。说明光照、水分、养料、空气资源有限，为了丰收的目标，必须舍弃一些小苗，对即将拔除的小苗表示歉意、对它们的牺牲表示崇敬、对它们的理解表示感谢。

能够将目标减少到五个的同学，结束间苗，转为锄草活动。

对依然舍不得放下的同学做单独辅导：深呼吸训练，冥想，指导学生感受周围环境，与大地、绿色植物及潜意识对话。感受、肯定每一颗胡萝卜苗存在的价值。再次说明光照、水分、养料、空气资源有限，为了整体的丰收的目标，必须舍弃一些小苗，对即将拔除的小苗表示歉意、对它们的牺牲表示崇敬、对它们的付出和理解表示感谢。引导学生看到被拔除的小苗的价值：至少是化作春泥更护花。给自己即将放下的目标一个承诺：当自己以后的人生中时间、空间允许的时候，再花时间和精力去完成它们。

（3）第二组——锄草小组活动。

锄草小组的同学目标少于五个，算得上目标比较清晰。

①教师教学生辨别杂草。

②学生活动：首先深呼吸训练，冥想，指导学生感受周围环境，与大地、绿色植物及潜意识对话。反思生活中有一些不好的习惯和行为，于本次目标来讲是杂草。除草的过程中，在拔除杂草的时候，将阻碍自己完成目标的困扰一一放下，排除干扰。不能放下干扰的同学采用上文"间苗"小组的方法分层辅导。

（4）活动反思。

①间苗活动中，很多学生舍不得将亲手种的胡萝卜苗拔掉，明知道长得太密不宜长出胡萝卜也不愿意。这个时候不能强行让他们拔除。因为每一个生命的存在都值得珍惜，同样每一个目标的制订都有它背后的意义，后来就改为将多余的目标暂时放下，这样学生比较容易接受，效果较好。

②锄草活动中，有学生分不清杂草，认为杂草比菜苗更好看，另类地愿意"拔苗不除草"，这样也需要关注，与学生沟通他们的主要目标是什么？如果喜欢草的话，以后可以种草，但是这次的目标是菜，当然同样肯定草存在的价值。

③需要单独辅导同学，记住自己的间苗、锄草的感受，与老师一起分享。

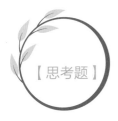

【思考题】

1. 大学生的心理特征有哪些？

2. 结合本课内容，谈谈园艺疗法在高校中的实施策略有哪些？

附录　国内园艺疗法对特定疾病（人群）治疗作用研究汇编

一、自闭症

（一）园艺疗法对孤独症谱系障碍儿童社交障碍干预效果的个案研究

作者：郭常见

单位：沈阳师范大学

期刊：硕士学位论文

目的：孤独症谱系障碍是一种广泛性发育障碍，以社会交往、言语与语言障碍、兴趣狭窄和重复刻板行为为核心特征，对于儿童的成长有着严重的不良影响。社会交往障碍是孤独症谱系障碍的核心症状。社会交往障碍主要表现在无法通过目光注视、面部表情、身体姿势等技能与人沟通互动，与家人难以建立健康的依恋关系，同伴交往中缺乏分享与合作，难以发展出良好的友谊等。改善孤独症谱系障碍儿童的社会交往能力是孤独症康复训练中的重点、难点。对孤独症谱系障碍儿童的社交障碍做出干预，提升其社会交往能力有助于孤独症谱系障碍儿童提升沟通技能，更好地融入社会，减轻家庭和社会的压力。本研究旨在通过园艺疗法对孤独症谱系障碍儿童的社交障碍做出干预，以期能提升研究对象的社会交往能力。

方法：研究采用单一被试研究设计与个案研究法相结合的方法，以两名孤独症谱系障碍儿童作为研究对象，运用园艺疗法的方法对个案的社交障碍进行干预。干预过程包括四个专题：玩土；植物认养及植物种植；植物接触和植物比较；自然植物种植和植物接触活动。干预活动中，对个案进行为期6个月的干预，每周1次，共计24次干预，每次45分钟。

结果：研究中使用园艺疗法对孤独症谱系障碍儿童社交障碍的干预是有效的，能有效提高孤独症谱系障碍患儿的社会交往能力，但不同目标行为的干预效果具有差异性。园艺疗法对孤独症谱系障碍儿童的干预效果在撤出干预后能够维持，但不同目标行为的维持效果具有差异性。影响园艺疗法干预效果的因素有积极因素和消极因素。积极因素包括研究对象对干预活动的切合、多种教学方法的配合和家长的积极配合。消极因素包括研究对象的自身限制、家长的阻抗作用和干预环境的限制。

（二）园艺疗法应用于自闭症儿童的个案研究

作者：王碧涵、周桂龙、江晓珍

单位：九江市特殊教育学校

期刊：黑龙江教育（教育与教学），2021，（02）：2

园艺疗法是对于有必要在其身体，以及精神方面进行改善的人们，利用植物栽培和园艺操作活动，从社会、教育、心理，以及身体诸方面进行调整、更新的一种有效的方法。治疗形式多样化，具有趣味性，主要包括室内及户外栽种（室内盆栽、水栽植物的培育等），植物生态环境下的远足郊游（园林景观维护、植物园及植物展参观）及植物手工艺的制作（干燥花、人造花及植物美术拼贴制作）等。本文详细阐述了运用园艺疗法对一名自闭症儿童干预的过程，以期能为教师、家长及临床人员在自闭症儿童园艺治疗方面提供借鉴。

二、慢性精神分裂症

（一）园艺治疗对慢性精神分裂症住院患者代谢的影响

第一作者：诸顺红

第一单位：上海市闵行区精神卫生中心

期刊：中国心理卫生杂志，2017，31（6）：447–453

目的：探讨园艺疗法对慢性精神分裂症住院患者腰围、体质量、甘油三酯和空腹血糖的疗效。

方法：选取某精神卫生中心康复病房住院精神分裂症患者共110名，用随机数字法分为药物合并园艺治疗组（合并园艺组）和单纯药物治疗组（对照组），每组各55名。两组均进行常规的药物治疗，合并园艺组则合并为期12周的园艺治疗。两组在基线、治疗6周末、治疗12周末予以腰围和体质量的测量，在基线、治疗4周末、治疗8周末、治疗12周末记录甘油三酯和空腹血糖值。研究结束时，两组各有52名完成评估。以药物当量为协变量做体质量、腰围、空腹血糖和甘油三酯的协方差分析。

结果：两组患者的腰围基线差异无统计学意义，治疗12周末园艺治疗合并组的腰围小于对照组（$F=13.98$，$P<0.001$）。根据不同药物分组之后，进行重复测量方差分析，结果发现不论服用何种药物，园艺治疗合并组在治疗后腰围均下降（奥氮平$F=3.62$，$P<0.05$；利培酮$F=4.46$，$P<0.05$；阿立哌唑$F=4.14$，$P<0.05$）。

结论：园艺治疗可以有效地改善慢性精神分裂症住院患者的一些代谢指标，对改善患者的代谢情况有潜在作用。

（二）园艺疗法对慢性精神分裂症的康复效果分析

作者：高云、黄素、陆钰勤

单位：广州市民政局精神病院

期刊：中国医药科学，2016，6（7）：202-204

目的：探讨园艺疗法对慢性精神分裂症的康复效果分析。

方法：选择2014年11月至2015年7月广州市民政局精神病院住院精神病患者32例，按照不同的干预方法分为实验组和对照组，每组收纳16例。对照组不添加任何活动，维持药物治疗及院中活动。实验组维持药物治疗和院中活动，在此基础上给予园艺疗法，观察两组康复效果。

结果：两组患者简明精神病评定量表（BPRS）、精神病患者护理观察量表（NORS）评分均较干预前明显下降，但实验组下降幅度更明显，与对照组比较，差异有高度统计学意义（$P<0.01$），两组受压指数-21（DASS-21）及自我效能感量表（GSES）均无统计学意义，但临床观察部分实验组患者的抑郁症状有所缓解。干预后实验组住院精神病患者康复疗效评定量表（IPROS）总分和部分因子分较对照组低，差异有统计学意义（$P<0.05$或$P<0.01$）。园艺疗法可以改善患者症状，提高患者的自理能力和社会功能。

（三）园艺治疗对长期住院老年性精神分裂症患者的影响

作者：黄燕颖

单位：茂名市第三人民医院

期刊：护理实践与研究，2017，14（14）：150-151

目的：探讨园艺治疗对长期住院老年性精神分裂症患者的作用和影响。

方法：将我院 2015年1月至2016年12月收治的长期住院老年性精神分裂症患者120例作为研究对象并随机等分为对照组和研究组，对照组予以常规护理，研究组则在对照组的基础上予以园艺疗法。将临床效果进行对比。

结果：接受相关治疗干预后，两组患者的BPRS（简明精神病评定量表）、IPROS（住院精神病患者康复疗效评定量表）、NORS（精神病患者护理观察量表）量表指标数据均显著性降低（$P<0.05$），研究组显著性低于对照组（$P<0.05$）。

结论：针对长期住院老年性精神分裂症患者积极实施园艺治疗，可以产生明显的效果，有助于改善患者症状，具有极大的推广应用价值。

（四）园艺疗法辅助治疗慢性精神分裂症病人效果观察

作者：班瑞益

单位：广西百色地区第二人民医院

期刊：护理学杂志，2001，16（9）：518-520

目的：为了探讨园艺疗法对慢性精神分裂症病人的康复效果。

方法：于2000年1月至2001年1月将38例慢性精神分裂症病人随机分为观察组和对照组各19例，两组维持药物治疗，观察组行园艺疗法，对照组行常规工娱疗法。治疗前及治疗后3个月应用简明精神病评定量表（BPRS）、精神病病人护理观察量表（NORS）、住院精神病病人康复疗效评定量表（IPROS）综合评价病人的康复情况。

结果：两组治疗后BPRS、NORS、IPROS评分降低，与治疗前比较，差异有极显著性意义（均 $P < 0.001$ ）；观察组与对照组比较，差异亦有极显著性意义（均 $P < 0.001$ ）。提示药物治疗有较好的效果；园艺疗法更能改善病人症状，提高生活自理能力和社会适应能力。

（五）园艺疗法对康复期精神分裂症患者的效果观察

作者：陈晓华

单位：广州市康宁农场

期刊：中西医结合心血管病电子杂志，2020，8（16）：52-53

目的：探讨对康复期精神分裂症患者实施园艺疗法的效果。

方法：对63例精神分裂症康复者，实施康复农场的特色项目园艺疗法，注重提高康复者的兴趣、能力及改善社会功能。同时维持服药治疗，加强病情观察，全面客观评估康复者。在园艺疗法前及园艺疗法6个月后分别采用住院精神病人康复疗效评定量表（IPROS）进行临床疗效评定，观察治疗效果。

结果：经园艺疗法6个月后，IPROS各指标分值与治疗前的差异有统计学意义（ $P < 0.01$ ），分值评定采用五级评分法，分值越低疗效越好，其中工疗情况分值降低41.8%，生活能力分值降低44.4%，社交能力分值降低15.3%，讲究卫生能力分值降低60.3%，关心和兴趣情况分值降低32.2%。

结论：对精神分裂症康复者实施园艺疗法，提高了康复者的生活、工作和社会适应的能力，为回归社会打下良好基础。

三、抑郁症

（一）园艺疗法对抑郁症患者生活质量及社会功能的影响

第一作者：吴进纯

第一单位：重庆医科大学附属第一医院

期刊：中国护理管理，2018，18（1）：49-51

目的：分析园艺疗法对抑郁症患者症状、生活质量及社会功能的影响。

方法：随机将134例住院抑郁症患者分为对照组及实验组各67例。对照组给予常规治疗及护理，实验组在对照组基础上增加园艺疗法。使用汉密尔顿抑郁量表（HAMD）、生活质量综合评定问卷（GQOLI-74）、社会功能缺陷筛选量表（SDSS）比较两组患者实验前后症状、生活质量及社会功能改善情况。

结果：实验组患者治疗后8周的HAMD、GQOLI-74总体生活质量、SDSS得分分别为（6.60±2.42）分、（13.57±3.63）分、（7.94±1.32）分，均较对照组有明显改善，差异有统计学意义（$P<0.05$）。

结论：园艺疗法能改善抑郁症患者的症状及生活质量，提高其社会功能，值得临床推广。

（二）园艺疗法在抑郁症患者康复中的应用研究

作者：吴进纯

单位：重庆医科大学

期刊：硕士学位论文

目的：本研究旨在探讨园艺疗法对抑郁症患者病情、睡眠质量、生活质量及社会功能的影响，以观察园艺疗法对抑郁症患者的干预效果，为抑郁症患者的康复提供临床指导。

方法：以2016年3—10月在重庆市精神卫生中心住院治疗的134名抑郁症患者为研究对象，使用随机数字表法分为对照组和试验组，每组患者各67例。对照组患者给以抗抑郁药物治疗合用常规护理，试验组患者在对照组基础上增加8周的园艺疗法。采用汉密尔顿抑郁量表（HAMD）、匹兹堡睡眠质量指数（PSQI）、生活质量综合评定问卷（GQOLI-74）和社会功能缺陷筛选量表（SDSS）评估所有抑郁症患者各时间点（治疗前、治疗4周及治疗8周）抑郁症病情严重程度、睡眠质量、生活质量及社会功能的改善情况。采用Student t检验，卡方检验及重复测量方差分析比较两组患者病情改善情况，

$P<0.05$提示差异具有统计学意义。

结果：①两组患者在试验前及接受治疗4周后HAMD评分差异无统计学意义（$P>0.05$）；试验第8周末，两组患者得分均明显下降，试验组得分显著低于对照组同期（$P<0.05$）；重复测量方差分析提示园艺疗法对抑郁症HAMD评分具有明显改善（$P<0.05$）。②试验前试验组患者与对照组PSQI评分差异无统计学意义（$P>0.05$），接受治疗4周和8周末试验组PSQI评分低于对照组，第8周评分明显降低，有显著统计学差异（$P<0.01$）；重复测量方差分析提示园艺疗法对抑郁症PSQI评分具有明显改善（$P<0.05$）。③两组患者在试验前GQOLI-74各维度评分及总体质量评分差异无统计学意义（$P>0.05$）；试验第4、第8周末，两组患者各维度评分及总分均高于试验前，第8周末试验组明显高于对照组，差异有显著统计学意义（$P<0.01$）；重复测量方差分析提示园艺疗法对抑郁症GQOLI-74评分有明显改善（$P<0.05$）。④两组患者在试验前SDSS评分差异无统计学意义（$P>0.05$）；试验第4、第8周末，两组患者评分均低于试验前，试验组评分明显低于对照组，差异均有统计学意义（$P<0.05$）；重复测量方差分析提示园艺疗法对抑郁症SDSS评分有明显改善（$P<0.05$）。

结论：在对抑郁症患者进行常规药物治疗的同时，园艺疗法较精神科常规护理更能改善患者病情严重程度和睡眠质量，更能明显改善抑郁症患者生活质量，提高患者社会功能，从而使患者更好地回归社会。园艺疗法作为一种新型辅助治疗方法，对于抑郁症患者的护理有良好的应用价值，值得在临床上进行广泛推广。

四、癌症患者

（一）心理护理联合园艺疗法对晚期皮肤癌患者心理状态的研究

作者：梁昭

单位：郑州大学人民医院

期刊：皮肤病与性病，2020，42（2）：260-261

目的：研究园艺疗法对晚期皮肤癌患者心理护理的影响。

方法：选取我院晚期皮肤癌患者96例，按照入院顺序分组，各48例。对照组采取心理护理，观察组在对照组的基础上给予园艺疗法。比较两组干预前后抑郁（HAMD）评分、社会功能缺陷（SDSS）评分及生活质量（SF-36）评分。

结果：两组干预8周后 HAMD、SDSS评分均较治疗前显著降低，且与对照组相比，观察组较低（$P<0.05$）；干预8周后两组患者精神健康、活力、情感职能评分较治

疗前显著升高，且与对照组相比，观察组较高（$P<0.05$）。园艺疗法应用于晚期皮肤癌患者心理护理，可显著减缓致病性心理因素所致的身心症状，改善临终阶段的生活质量，使患者平静坦然地度过生命最后的时光。

（二）从中医角度浅谈园艺疗法对恶性肿瘤患者伴抑郁心理状态的影响

作者：张冬妮、王平、马丽君、徐雪萌

单位：中国医科大学附属盛京医院

期刊：中国中医药现代远程教育，2020，18（1）：129–131

目的：从中医角度探讨园艺疗法对恶性肿瘤患者伴有抑郁心理状态的作用和影响。

方法：选择2017年1月至2018年2月收治的恶性肿瘤伴有抑郁的患者60例作为研究对象，随机分为实验组和对照组，每组各30例。实验组在原有的治疗和护理基础上给予园艺疗法；对照组维持原有的治疗和护理。观察两组效果。

结论：经过相关治疗干预后，两组患者的SAS量表指标数据均较之前明显下降，但实验组下降幅度更明显（$P<0.05$）。园艺疗法可以改善恶性肿瘤患者伴有抑郁的心理状态，增强治疗疾病的自信心，在整个治疗过程中起到重要的作用，值得推广。

（三）园艺活动对维持性血液透析患者生活质量的影响

第一作者：吴佳

第一单位：浙江中医药大学护理学院

期刊：护理学杂志，2021，36（3）：4

目的：探讨园艺疗法在优化维持性血液透析患者生活质量中的作用。

方法：选取62例维持性血液透析患者作为研究对象，随机分为干预组32例和对照组30例。对照组给予血液透析常规护理，干预组在常规护理的基础上加入园艺活动干预，每4周为一轮，共持续12周。分别在干预前、干预4周和12周后对患者进行生活质量评价。

结果：干预4周后，干预组心理状态得分显著优于对照组；干预12周后，干预组患者躯体活动、心理状态、肾病负担、肾病症状、肾病对日常生活影响5个维度得分及生活质量总分显著优于对照组（$P<0.05$，$P<0.01$）。实施园艺活动干预，可促进维持性血液透析患者生活质量的提高。

五、老年疾病

（一）园艺疗法对养老机构高龄老年人血压及幸福感的影响

第一作者：王崑、张莹莹、张晓飞、张璐

第一单位：东北农业大学园艺园林学院

期刊：护理研究，2020，34（6）：1109–1111

目的：为了探究园艺疗法对养老机构高龄老年人血压及幸福感的影响。

方法：随机将60名养老机构高龄老年人分为对照组30人和试验组30人（因身体原因，试验组持续参与者28人），试验组参与8周的园艺疗法活动，对照组不参与园艺疗法活动，试验实施前后每周采用血压仪测定收缩压、舒张压及脉搏等生理指标，并在实施前1周、第4周及第8周进行总体幸福感量表（General Well Being Schedule，GWB）评估。重复测量方差分析结果显示：两组收缩压组间比较，差异有统计学意义（$P<0.05$），且随着干预时间延长，试验组收缩压降至正常水平，而对照组无显著变化（$P>0.05$）；两组总体幸福感评分组间比较，差异有统计学意义（$P<0.05$）；与对照组比较，试验组总体幸福感评分随干预时间延长而提高（$P<0.05$）。

结果：园艺疗法能够有效改善养老机构高龄老年人的血压水平，提升老年人的幸福感，是一种适合高龄老年人的活动方式。

（二）基于园艺疗法的失智老人干预研究

作者：刘明冉

单位：南京理工大学公共事务学院

期刊：智库时代，2019（006）226–227

目的：我国已正式步入老龄化社会，老年人比例持续增长，其中失智老人问题尤为突出，目前，失智症已成为当代社会老年人的主要致死疾病之一。在目前的医疗背景下，对于失智症并无权威的治疗方法，因此，本研究基于园艺疗法对失智老人有没有效果？有何介入效果？运用实验法、深入访谈和参与观察的方法，探究园艺疗法的工作小组介入，对提升失智老人的认知、社交、记忆方面的机能变化。

方法：半实验法，实验操作为园艺疗法，针对单一样本前后测量。本实验的自变量是测量的时间，分为两个水平：团体训练开始前的测量和团体训练结束后的测量，本实验的因变量：失智程度。

研究工具：过程评估工具有《团体活动满意度问卷》、观察记录。成效评估工具有《长谷川痴呆量表》、访谈、参与观察。

结果：由统计数据表明组员的失智程度与小组的进程有显著的正相关关系（$P<0.05$），也就是说在园艺疗法干预结束之后，小组组员的失智程度有明显的减轻，组员的HDS得分有明显的提高；组员的短期记忆力有了显著的提升（$P<0.05$）；本次干预活动帮助小组成员提高了人际交往能力，锻炼了认知能力和动手能力，增加了

积极情绪体验。八成以上的成员对活动的内容、设计比较喜欢和满意。并且，参与观察和测试的结果也表明组员的短期记忆能力和认知能力有所提高，小组成员间的互相交流也有所增加。

（三）园艺疗法对住院心理疾病及痴呆患者焦虑情绪的影响

作者：吴玲

单位：昆明市社会福利院福利医院

期刊：心理月刊，2018，10：35

目的：探究园艺疗法对住院心理疾病及痴呆患者焦虑情绪的影响。

方法：随机选取本院临床心理科2017年10月至2018年9月收治的135例心理疾病及痴呆患者作为护理对象，并结合不同的护理方式，将所有患者分为观察组（$n=68$）和对照组（$n=68$），对照组采用常规护理干预措施，观察组进行园艺疗法，对比两组患者的SAS量表评分。

结论：对两组患者采用不同的治疗方法之后，观察组患者的SAS量表评分明显降低，患者的焦虑情绪有所改善，观察组明显优于对照组，差异有统计学意义（$P<0.05$）。在对住院心理疾病患者采取不同的治疗方法之后，发现观察组SAS量表评分比对照组下降更加明显，园艺疗法对改善住院心理疾病患者焦虑情绪有显著的效果，值得临床推广。

（四）园艺疗法联合运动护理干预在老年抑郁症患者中的护理效果及对激越行为的影响

作者：王珍兰、江定武

单位：武汉市武东医院

期刊：中外医学研究，2020，14（18）：101-103

目的：探讨园艺疗法联合运动护理干预在老年抑郁症患者中的护理效果及对激越行为的影响。

方法：选择 2018年5月至2019年5月收治的老年抑郁症患者126例，通过随机数字法分为对照组和观察组，各63例。对照组采用运动护理干预，观察组采用园艺疗法结合运动护理干预，比较两组护理前后激越行为评分、抑郁和社交能力评分及护理后生活质量评分。

结果：护理前两组 GDS、SAFE、SSC、CMAI评分比较，差异均无统计学意义（$P>0.05$）；护理后观察组 GDS、SAFE、SSC、CMAI评分均显著低于对照组，差异均有统计学意义（$P<0.05$）；观察组护理后生活质量评分高于对照组，差异有统计学

意义（$P<0.05$）。园艺疗法联合运动护理干预能降低老年抑郁症患者的抑郁情绪和激越行为，提高社交技能、社会适应能力和多方面生活质量。

（五）吞咽治疗联合园艺疗法对高龄脑卒中患者的疗效观察

作者：刁辉平

单位：广州市老人院

期刊：按摩与康复医学，2019，10（3）：1-3

目的：探讨吞咽治疗联合园艺疗法对脑卒中后吞咽障碍高龄患者的疗效。

方法：将110例高龄脑卒中后吞咽障碍患者随机分为对照组和治疗组各55例，均给予常规吞咽治疗，治疗组则联合园艺疗法，治疗3个月后采用洼田饮水试验、经口摄食功能量表（FOIS）评定吞咽功能改善情况。

结果：园艺治疗作为一种媒介，辅助吞咽治疗有益于患者吞咽功能的恢复，舒缓老人的不良情绪，特别是对机构养老合并脑卒中的长者，子女不在身边，孤独空虚感更加强烈，甚至抑郁，时常不太配合相关治疗，影响疗效。有了园艺治疗的介入，患者每天接触绿色植物，机体从五感上得到不同的刺激，在小组活动时还可以增强与人交流的能力，从种植植物、照看植物、观察植物，到植物长大、开花、结果，除收获了劳动成果外，还感受到了生命的存在，体验了生存的价值，重拾了康复的信心，增强了康复的依从性和主动性，最终提高了高龄脑卒中患者的生活品质。

（六）园艺疗法联合镇肝息风汤加减对脑卒中后遗症期患者躯体功能障碍及精神康复的影响

第一作者：林桂永

第一单位：广州市老年医院

期刊：湖南中医杂志，36（7）：3

目的：观察园艺疗法联合镇肝息风汤加减对脑卒中后遗症期患者躯体功能及精神障碍的影响。

方法：将脑卒中后遗症期患者60例随机分成治疗组与对照组，每组各30例。对照组单用镇肝息风汤加减治疗，治疗组在对照组的基础上加用园艺疗法治疗。观察2组躯体功能障碍情况（FMA评分）及神经功能评分（NIHSS评分）、精神障碍评分（HAMD评分）情况。

结果：上下肢FMA评分、FMA总分及NIHSS、HAMD评分治疗前后组内比较及治疗后组间比较，差异均有统计学意义（$P<0.05$）。针对脑卒中后遗症期患者，临床治疗中采用镇肝息风汤加减联合园艺疗法治疗可显著增强患者肢体运动功能，改善其神经

功能与精神障碍情况，提高其生活质量，值得临床推广。

（七）基于园艺疗法的头针疗法在老年脑卒中患者手部等速肌力分析

作者：严文

单位：佛山市第五人民医院

期刊：按摩与康复医学，2019，10（22）：25-27

目的：观察基于园艺疗法的头针疗法对老年脑卒中患者手部等速肌力的影响。

方法：将60例老年脑卒中手功能障碍患者按随机数字表法分为对照1组、对照2组和试验组各20例，对照1组进行园艺疗法，对照2组进行头针疗法，试验组则在实施头针疗法的同时进行园艺疗法，采用峰力矩（PT）、平均功率（AP）、关节活动度（TAM）和日常生活能力评分（ADL）评价治疗效果和手部屈伸等速肌力变化。

结果：治疗前三组PT、AP、TAM、ADL评分差异无统计学意义（$P>0.05$），治疗后三组PT、AP、TAM、ADL评分均显著改善（$P<0.05$），且试验组PT、AP、TAM、ADL评分改善效果优于对照1组、对照2组（$P<0.05$）。基于园艺疗法的头针疗法能增强老年脑卒中患者的手部屈伸肌群肌力，并改善手部运动能力，具有较好的治疗效果。

（八）接触自然园艺更健康长寿

作者：连梅

单位：中国花卉园艺期刊

期刊：中国花卉园艺，2018，7：32-33

目的：较早发展园艺疗法的美国、英国、日本等国家，已有不少医院、老年护理院及精神病院等卫生医疗机构青睐使用"园艺疗法"，用园艺活动作为病人的一种辅助治疗手段。西野医院院长西野宪史坚持了一项长达6年的实验，以26位 84～106 岁年龄的住院老人为对象，监测记录他们的身体状况指标。

结果：13 位喜好从事园艺操作活动和环境的老人没有1位出现阿尔茨海默病症状，而另外 13 位倾向于以室内活动为主的老人，则多少有些阿尔茨海默病症状。这个结果也验证了美国学者的研究结论：植物的挥发性气味与某些植物的花香具有激发人们大脑中与运动、语言和记忆相关的脑区活动的效果。这也表明，长期接触自然、居住在绿色空间、乐于从事园艺劳作的老年人更健康、更长寿。

（九）园艺疗法对轻—中度阿尔茨海默病患者认知功能和生活质量的影响

作者：武海燕、马丽、张力、曹萌、张守字

单位：北京老年医院

期刊：中华老年多器官疾病杂志，2018，17（3）：197-201

目的：评价园艺疗法（HT）对轻—中度阿尔茨海默病（AD）患者认知功能和生活质量的影响。

方法：选取2014年12月至2016年12月北京老年医院住院部及门诊部轻—中度阿尔茨海默病患者130例，随机分为对照组65例和HT组65例。对照组给予常规多奈哌齐联合尼麦角林口服治疗，HT组患者在常规治疗基础上，进行HT。分别于治疗前、治疗3个月和6个月时，使用简易精神状态评价量表（MMSE）和生活质量综合评定问卷（GQOL-74）对患者进行评估。采用SPSS 19.0软件对数据进行统计分析。根据数据类型，组间比较采用独立样本t检验或$\chi 2$检验，组内比较采用重复测量方差分析。

结果：对照组治疗6个月MMSE总评分较治疗前显著升高，差异有统计学意义（$P<0.05$）；HT组患者治疗3个月、6个月语言功能、记忆力、回忆力及MMSE总评分较治疗前均显著升高，差异有统计学意义（$P<0.05$）。与对照组比较，HT组患者3个月、6个月语言功能［（6.89±1.46）vs（5.21±2.36）分，（8.82±1.22）vs（6.80±1.49）分］、记忆力［（3.47±0.48）vs（2.04±0.65）分，（4.02±1.06）vs（2.92±0.86）分］、回忆力［（2.73±0.59）vs（1.03±0.78）分，（3.24±0.72）vs（2.24±0.92）分］及MMSE总评分［（20.82±1.35）vs（16.78±1.46）分，（24.02±2.20）vs（18.92±2.15）分］显著提高，差异有统计学意义（$P<0.05$）。HT患者治疗3个月、6个月社会功能、心理功能、躯体功能及GQOL-74总评分较治疗前均显著升高，差异有统计学意义（$P<0.05$）；与对照组比较，HT组患者治疗3个月社会功能评分显著提高，差异有统计学意义［（67.02±7.51）vs（63.28±9.52）分，$P<0.05$］，治疗6个月社会功能［（69.33±6.94）vs（64.19±11.25）分］、心理功能［（57.12±13.07）vs（52.12±9.08）分］、躯体功能［（72.38±8.32）vs（66.85±10.08）分］及GQOL-74总评分［（68.46±9.34）vs（63.95±10.11）分］均明显升高，差异有统计学意义（$P<0.05$）。

结论：HT联合常规药物治疗可能改善轻—中度阿尔茨海默病患者认知功能，提高生活质量，具有重要的临床推广意义。

（十）园艺疗法结合康复治疗对脑卒中单侧空间忽略的疗效观察

作者：严文、崔淑仪、麦光怀、王志军、黄文柱

单位：佛山市第五人民医院

期刊：蚌埠医学院学报，2018，43（3）：296-298

目的：探讨园艺疗法结合康复治疗对脑卒中单侧空间忽略（USN）的临床疗效。

方法：将46例脑卒中USN病人随机分为观察组和对照组，每组各23例。对照组采用常规康复治疗，观察组在对照组的基础上进行园艺疗法结合针对性康复训练治疗。治疗前后，所有研究对象均采用汉密尔顿抑郁量表（HAMD）评定心理状态，Fugl-Meyer运动功能评定法（FMA）评估运动功能，采用改良Barthel指数（MBI）和功能独立性评定法（FIM）评定日常生活活动能力，并进行比较。

结果：两组病人治疗前的FMA、MBI、HAMD评分及FIM各项评分差异均无统计学意义（$P>0.05$），治疗后各项评分均较治疗前明显改善（$P<0.01$），而观察组病人治疗后各项评分改善程度均显著优于对照组（$P<0.01$）。

结论：在脑卒中USN康复过程中，利用园艺疗法结合针对性的康复训练治疗，不仅可以改善USN状况，提高病人生存质量，且对于脑卒中病人的康复及预后都有重要的意义。

（十一）园艺疗法在改善老年抑郁症状效果方面的探索

作者：顾文芸

单位：钟山职业技术学院

期刊：安徽农业科学，2016，44（17）：272-274

目的：以园艺操作活动为主要疗法，分别测定老人试验前、中、后3个阶段的GDS量表（GDS量表指1982年Brink等人创制的老年抑郁量表）得分，研究园艺操作活动在改善老年抑郁症状方面的效果。

方法：测量工具——试验采用1982年Brink等人创制的老年抑郁量表（GDS）作为测量工具；样本选取——调查对象在南京市Y社区的200位老人中选取。在根据老年抑郁量表（GDS）测评后，筛选出了30例得分高于15分的有抑郁症状的患者，年龄在72～83岁，平均年龄78.5岁，其中男性10位，女性20位。他们在试验前期的抑郁评分情况：15～20分的有9例患者；21～30分的有21例患者；试验时间——试验于2015年4—6月进行，频次为2次/周，共计24次。根据老年人身体状况，将活动时间控制在每次1小时，于每周二、四14:30—15:30进行；试验内容和方法——以园艺操作疗法为主，都是在参加者不被告知试验目的的情况下进行的。整个试验分为前、中、后3个阶段，每个阶段8次。具体内容为：①第1个阶段进行盆栽及水培植物的制作及管理，主要目的是熟悉园艺素材及相关知识，并通过简单的园艺活动增强老人的自信心；②第2个阶段进行月季花的修剪与扦插，主要目的是通过合作增进老人之间的沟通；③第3个阶段进行插花花艺和微景观的制作，此阶段将邀请家庭成员共同参与，主要目的是增加代际沟通，提升老人的幸福指数。3个阶段都采用老年抑郁量表GDS进行抑郁程度的评定，并对各阶段的结果进行比较。

结果：经过园艺疗法的整个试验过程后，24例患者中的20例GDS量表得分情况在前、中、后3个阶段呈逐渐下降趋势，且前后结果具有较明显的差异，这说明园艺疗法在改善老年抑郁症状方面效果比较明显，但未发现性别和年龄上存在显著差异。园艺疗法对于改善老年人抑郁症状是一种安全有效并可推广的疗法，但要取得很满意且稳定的效果，就需要专业人员指导园艺操作活动且必须长期坚持，能邀约家人一起参与会锦上添花。

（十二）园艺小组介入轻度认知症老人抗逆力提升研究

作者：崔凤娟

单位：上海师范大学

期刊：硕士学位论文

目的：园艺小组能否提升轻度认知症老人的抗逆力水平？园艺小组对轻度认知症老人抗逆力维度中的内部保护和外部支持因素的介入效果分别如何？

方法：本次研究针对轻度认知症老人开展园艺小组工作，对影响其抗逆力的内部保护和外部支持性因素进行介入。通过CD-RISC抗逆力量表等测量，较小组开展前后，实验组和对照组前后测抗逆力水平的差异。评估小组工作对轻度认知症老人抗逆力水平的干预效果。

结果：①老年园艺小组能够有效提升轻度认知症老人的抗逆力。②正向情绪、改变认知和增强自信可加强内部保护。③建立社会支持网络可加强外部支持。

（十三）观花植物与观叶植物在园艺治疗中对轻中度认知症老人情绪影响的对比研究

作者：王舰

单位：上海师范大学

期刊：硕士学位论文

目的：探讨园艺治疗中植物的选取不同是否存在不同的影响，通过园艺团体治疗，探讨分析园艺治疗后的反馈结果是否存在较为明显的差异。由于观叶植物与观花植物原本就存在开花所产生的香味、色彩，以及生长等差异化因素，每一个差异因素均存在对于园艺治疗中产生不同的影响可能性，为了明确对比的内容，本研究致力于对比情绪上的差异变化。如果两种植物在园艺治疗中对于轻中度认知症老人的情绪的影响存在较为明显的差异，将会为以后的园艺治疗提供一定的参考，便于老年社会工作者选用合适的植物开展园艺治疗活动，对于园艺治疗的发展提供更加细化的帮助。如果不存在差异化，也可降低园艺治疗中植物选取的难度，便于更加简易地开展园艺治疗。

方法：以上海H街道轻中度认知症老人为研究对象，分为观花植物实验组、观叶植物实验组及对照组，并进行前后测研究，同时辅以小组观察记录单、个案访谈等性质材料，研究参与对象在园艺治疗小组活动中的收获与变化。本研究采用《简易精神状态量表》《正性负性情绪量表》《小组记录观察单》《个案访谈记录表》等工具，结合问卷前后测数据统计，使用SPSS 25.0进行数据分析。综合前后测结果分析，观花植物与观叶植物对园艺治疗活动中轻中度认知症老人的不同情绪具有不同程度的影响。

结果：①量化研究结论。第一，无论是观花植物还是观叶植物，在园艺治疗中均对认知症老人的正向情绪有提升作用，负向情绪具有降低作用。第二，在园艺治疗中，观花植物相较于观叶植物，对于积极的情绪的作用高于观叶植物。第三，在园艺治疗中，观叶植物相较于观花植物，对于稳定的情绪的作用高于观花植物。第四，在园艺治疗中，观花植物和观叶植物均能提升认知症老人的福祉效益。通过数据分析，配对样本T检验显示，$P=0.000$（$P<0.001$），结果显著。第五，在园艺治疗中，观花植物对认知症老人福祉效益的提升侧重于肢体运动，观叶植物对认知症老人福祉效益的提升侧重于逻辑意识。②质性研究结论。第一，园艺治疗小组活动在H街道展开，同实验组的参与老人都是住在同一小区的老人。第二，园艺活动有助于激发老人的正面情绪，达到身心的放松和愉悦，预防情绪问题的产生。第三，活动地点设立在社区的活动室，有助于老人在活动周期外前来活动交友。第四，观花植物组和观叶植物组在活动开始前便存在差异，观花植物组一开始便知道自己所栽培的植物在活动周期内会开花，故而观花植物组的老人每日均会期待开花，他们时常关注水仙花的生长情况，多次询问社工开花的时间和时长，每日观察次数和上心程度高于观叶植物组的老人。

（十四）插花活动对孤寡老人身心健康的影响效应

第一作者：陈春玲

第一单位：北京市植物园

期刊：西北大学学报（自然科学版），2020，50（6）：914–922

目的：有关老人的研究中对孤寡老人的研究很少，主要集中在孤寡老人的需求，且没有针对孤寡老人开展园艺疗法活动的定量分析。因此，本研究就插花活动对孤寡老人生理和心理的影响进行了定量研究。

方法：选择北京建外街道温馨家园室内公共活动空间作为实验地点，随机抽取建外温馨家园的32名孤寡老人作为被研究对象，比较插花活动前后孤寡老人群体所达到的效益和差异，进而为孤寡老人群体适用的园艺疗法方案提出建议。

　　选用6种不同类型的花材植物，运用园艺疗法，让北京建外温馨家园的32名孤寡老人进行感官体验与插花实作，并测试活动对老年人的影响，实验采用心电图、血压、心率、唾液皮质醇作为老人生理响应的评价指标，以正负情绪量表和笑脸量表变化作为心理影响的评价指标，监测活动前后老人身心状况变化程度。

　　结果：插花活动对孤寡老人的心率降低有显著影响；接触插花植物材料对降低孤寡老人紧张情绪、缓解压力具有显著效果，不同插花材料之间差异不显著；插花活动能够显著提升孤寡老人的正面情绪，增加表情愉悦度。该研究成果可为孤寡老人参加园艺疗法活动促进身心健康提供参考和借鉴。

六、心理疾病

（一）园艺疗法对大学生心理问题的干预研究

作者：齐洺妤、张培、张丽芳、王倩

单位：河北农业大学园林与旅游学院

期刊：现代园艺，2019，2：164-165

　　目的：抽样调查发现，有20.23%的在校大学生有心理障碍。当前我国高校大学生心理问题预防、干预机制尚不健全，通过开设心理健康教育课程、举办专题讲座、进行心理咨询等传统手段处理各种各样的心理问题收效甚微。许多大学生出现了心理问题却羞于启齿，不愿意向人倾诉，认为主动寻求帮助就是承认自己"有病"，从而使问题日益严重。因此，探索一种变被动治疗为主动康复，实现自我疗愈的心理治疗方式具有十分重要的意义。

　　方法：我校自主设计建造的园林实践教学智能温室及温室外开阔的实验园，开展花卉种植体验、水仙雕刻体验、组合盆栽制作实践、东西方花艺设计、迷你园林建造、植物艺术品创意活动。

　　结果：受试者在精神状态、处事能力、团队意识、人际交往等方面都有不同程度的改变。81.7%的大学生解除了自卑、焦虑、抑郁等负面情绪；79.5%的大学生情感障碍得到有效治疗，性格变得乐观、开朗；89.3%的大学生提高了自信心，自我管理能力显著增强；80%以上参与者的人际关系得到改善。

（二）园艺课程对大学生心理健康水平的实验研究

作者：刘鸿娇

单位：电子科技大学

期刊：硕士学位论文

目的：研究以大学生心理健康为干预目标，以园艺课程为干预手段，采用量化分析、质性分析等分析法展开研究，聚焦于了解园艺课程活动对提高大学生心理健康水平的有效性和可行性探讨。研究一主要考查了园艺课程对大学生心理健康水平的作用研究。采用实验组和控制组的前后测实验设计，将研究对象划分为实验组与控制组，实验前后采用问卷：青少年情绪调节策略量表，青少年情绪调节能力量表，人生意义量表及SCL-90，考查园艺课程对大学生的心理健康水平的作用。

结果：经过为期8周的园艺课程实验处理，结论表明：

（1）园艺课程对大学生心理健康有积极效果，园艺课程在攻击他人、躯体化、强迫症状、人际关系敏感、抑郁、焦虑、敌对、偏执、精神病性症状等方面，控制组后测与实验组后测具有明显差异，而在恐怖因子方面无明显差异。

（2）园艺课程对人生意义体验因子有显著影响，而人生意义追寻因子没有显著影响。

（3）园艺课程实验对心理健康水平的影响存在性别差异，在沉思默想与自我压抑两个因子上，女生相较于男生而言，显著降低。

研究二通过园艺课程的开展，收集大量质性资料研究，探讨了园艺课程对大学生心理健康的心理机制研究。得出以下结论：

（1）园艺课程提升了大学生心理健康水平，其心理机制主要是通过提升大学生与世界的联结、积极情绪的增加、生命的升华来提高大学生心理健康水平。

（2）园艺课程中自制的园艺作品能够带给大学生情绪舒缓和恢复能力。

（三）园艺疗法在园林与旅游学院在校大学生心理健康状况改善中的应用探索——以河北农业大学为例

作者：黄晓旭、马博涵、张丽芳、张培

单位：河北农业大学园林与旅游学院

期刊：河北林业科技，2018，4：14-17

目的：验证园艺疗法对大学生积极心理品质培养的可行性和必要性。

方法：研究对象——以河北农业大学园林旅游学院2017级学生为实验对象，通过心理测试，筛选出心理存在焦虑现象或需要疏导的学生，其中，男生10人，女生16人，合计26人。测量工具——采用症状自评量表（简称SCL-90），量表共有90个项目，10个因子，采用5点计分法。量表包含感觉、情感、思维、意识、行为、生活习惯、人际关系、饮食睡眠等较广泛的精神病症状学内容。实验设计——实验以园艺疗法中"五感花园"的营造对于人感官的刺激及情感美学理论、沉浸理论、注意力恢复理论为支撑，共开展15次园艺疗法活动，每周1次，每次2小时。采用测量工具对研究对象进行前后测，并对数据进行对比分析。活动方案包括植物播种、植物栽培、植物的整形修剪、成果收获、插花。

结果：园艺疗法改善了被测试在校大学生在心理健康方面存在的问题，究其原因可能有以下几个方面：①整个园艺活动是在植物环绕的温室里进行，充分调动个体的五感，从而消除内心的焦虑和紧张感，达到舒缓情绪，改善抑郁的效果。②在活动过程中，有很多操作需要团体人员的相互协作，相互沟通和交流，对于改善个体的人际关系，提高人际交往能力有显著作用。③活动中植物的培育和收获环节，使个体的身体得到一定程度的锻炼，对于改善躯体化症状，培养个体的耐性和增强自信心都有很好的促进作用。

（四）草莓园艺对室内久处人群自主神经反应与情绪的影响

第一作者：张文竹

第一单位：北京航空航天大学生物医学工程高精尖创新中心

期刊：航天医学与医学工程，2020，33（5）：409–415

目的：研究室内可食植物园艺对室内久处人群的情绪和生理的改善效果，为可食植物园艺在室内环境和空间站等特殊环境中的应用提供新的证据。

方法：24名久处室内的在校大学生作为受试者，分为草莓园艺组和对照组，每组12人。草莓园艺组要求受试者进行15分钟的草莓园艺，对照组不提供草莓植株，只做修剪动作。检测两组受试者实验前后心率、血压、皮肤温度的变化，利用POMS主观情绪量表进行评分，并检测受试者唾液皮质醇含量，分析草莓园艺对室内久处人群自主神经反应与情绪调节的影响及其相关性。

结果：草莓园艺可以显著降低受试者心率和舒张压（$P<0.05$）。同时，草莓园艺后，受试者唾液皮质醇含量下降，疲劳、抑郁和慌乱等负向情绪得分显著降低（$P<0.05$），相反，正向情绪精力和自尊心得到显著提升（$P<0.05$）。相关性分析发现，心率与疲劳和慌乱情绪呈显著正相关。草莓园艺可以改善室内久处人群的情绪，影响人体自主神经反应，且此调节过程中人员情绪变化与自主神经反应存在一定的相关性。

七、孕妇

园艺疗法改善畸胎引产孕产妇医学应对方式和创伤后成长的随机对照试验

作者：方惠、樊少磊、崔红霞

单位：郑州大学第三附属医院

期刊：中国心理卫生杂志，2019，33（9）：657–660

目的：探讨园艺疗法对畸胎引产孕产妇医学应对方式和创伤后成长的改善效果。

方法：选择某医院产科住院的畸胎引产孕产妇90例，随机分为园艺疗法组（$n=$ 45）和常规对照组（$n=45$）。常规对照组实施常规护理，园艺疗法组在此基础上实施园艺疗法（每周1次，每次60分钟，共6周）。于基线和干预后6周分别采用创伤后成长量表（PTGI）和医学应对方式问卷（MCMQ）评估干预效果。

结果：干预后6周，园艺疗法组的PTGI、MCMQ各维度得分均高于常规对照组（均 $P<0.05$）。

结论：研究提示园艺疗法能提高畸胎引产孕产妇的医学应对方式，促进其创伤后成长。

参 考 文 献

崔瑞芳，2012. 基于园艺疗法的休闲农业园调查及设计研究［D］. 杭州：浙江农林大学.

丁以寿，关剑平，章传政，2011. 中国茶道［M］. 合肥：安徽教育出版社.

范书艳，周志勇，黎丽华，等，2019. 农疗对慢性精神分裂症住院患者康复的影响［J］. 中国当代医药，26（13）：74-76.

范婷，黄春华，2017. 园艺疗法在景观设计中的应用探析［J］. 美与时代（城市版）（6）：33-34.

冯秋燕，赵小云，2019. 园艺疗法在特殊儿童干预中的应用研究［J］. 绥化学院学报，39（4）：156-159.

高欣欣，2015. 自闭症儿童康复花园的设计研究［D］. 秦皇岛：燕山大学.

高云，黄素，陆钰勤，2016. 园艺疗法对慢性精神分裂症的康复效果分析［J］. 中国医药科学，6（7）：202-205.

顾文芸，2016. 园艺疗法在改善老年抑郁症状效果方面的探索［J］. 安徽农业科学（17）：272-274.

郭超宇，杜欣玥，黄海梅，等，2019. 基于五感疗法理论的阿尔茨海默病康复花园设计研究［J］. 艺术科技，32（11）：29，51.

郭成，金灿灿，雷秀雅，2012. 园艺疗法在自闭症儿童社交障碍干预中的应用［J］. 北京林业大学学报：社会科学版（4）：23-26.

贺慧，2019. 可食地景［M］. 武汉：华中科技大学出版社.

侯伟，2010. 益康花园设计理论与实践研究［D］. 北京：北京林业大学.

华新，2018. 插花艺术在园艺疗法中的应用［J］. 中国花卉园艺（7）：28.

黄静瑜，2019. 园艺治疗介入轻度精神残疾人社交能力提升的研究［D］. 广州：广州大学.

黄瑜勤，颜庆璋，2017. 园艺疗法在国内的发展现状与应用前景［J］. 现代园艺（23）：51-53.

康丹姚，2018. 基于园艺疗法的养老院景观设计研究［D］. 保定：河北农业大学.

孔素丽，赵姣文，张燕华，等，2019. 园艺疗法对社区慢性精神分裂症患者认知功能的影响研究［J］. 中国预防医学杂志，20（4）：342-346.

孔怡，2014. 药用观赏植物在园林绿化配置中的应用研究［D］. 天津：天津大学.

李丹丹，张秦英，2017. 中国传统花卉与园艺疗法初探［J］. 北京林业大学学报，39（S1）：5-9.

李法红，李树华，刘国杰，等，2008. 苹果树花叶的观赏活动对人体脑波的影响［J］. 西北林学院学报，23（4）：62-68.

李凯悦，2019. 西北农林科技大学康养景观设计研究［D］. 杨凌：西北农林科技大学.

李树和，2018. 蔬菜栽培在园艺疗法中的应用［J］. 中国花卉园艺（7）：26-27.

李树和，董丽君，吴月辉，等，2018. 园艺疗法的疗愈作用及实施［J］. 园林（12）：11-15.

李树和，刘峰，王灿，等，2013. 针对不同人群解析园艺疗法的实践效果［J］. 园林（11）：18-22.

李树华，2011. 园艺疗法概论［M］. 北京：中国林业出版社.

李树华，2013. 园艺疗法的起源与发展［J］. 现代园林（10）：1-2.

梁馨予，2018．医院康复性园林的景观设计问题研究［D］．杨凌：西北农林科技大学．

刘博琪，2018．基于园艺疗法理论下的康复景观场所设计及实操分析［D］．武汉：华中农业大学．

刘博新，严磊，郑景洪，2012．园艺疗法的场所与实践［J］．农业科技与信息：现代园林（2）：5-13．

刘佳悦，孟子言，赵聪瑜，2019．植物在园艺疗法中的应用——探索具有中国特色的应用形式［J］．绿色科技（23）：142-143．

刘晓嫣，2016．养老社区植物景观适老性规划设计研究——以崇明东滩瑞慈长者社区为例［J］．中外建筑，181（5）：97-99．

刘峰，2018．压花艺术在园艺疗法中的应用［J］．中国花卉园艺（7）：24-25．

卢春丽，2013．园艺疗法及其园林中的应用［D］．北京：中国林业科学研究院．

吕蒙蒙，马西文，2018．园艺疗法在精神分裂症患者中的应用现状［J］．现代临床护理，17（7）：68-74．

马晴，张培，张丽芳，等，2019．园艺疗法在大学生心理健康教育中的创新应用［J］．现代园艺（1）：191-192，145．

马瑞君，陈丹生，朱慧，等，2014．催眠功效的芳香中草药植物在园艺疗法中的应用研究［J］．西北师范大学学报：自然科学版，50（2）：77-81．

宋禹辉，鞠园华，杨超，等，2017．校园园艺疗法——维护大学生心理健康的新方向［J］．中国园艺文摘，33（12）：213-216．

孙夏阳，2017．自闭症谱系儿童的康复花园设计研究［D］．长沙：湖南师范大学．

王蜜，2013．城市居住区户外环境中康复花园的设计研究［D］．福州：福建农林大学．

王茜，2019．不同校园绿地景观类型对大学生健康的影响研究［D］．杨凌：西北农林科技大学．

王涛，李伟伟，刘璇，等，2015．园艺疗法与中医药理论结合应用研究［J］．现代园艺（17）：44-46．

王湘，邓瑞姣，2006．老年痴呆患者护理模式的国内外比较及其启示［J］．解放军护理杂志，23（1）：44-46．

王小珍，2017．园艺疗法对自闭症儿童刻板行为干预的研究实践［J］．中小学心理健康教育（4）：47-50．

魏兰君，周建涛，颜志梅，等，2018．果树在休闲农业中的功能［J］．江苏农业学报，34（3）：657-661．

吴凡，2017．基于情绪干预的老年痴呆症康复花园设计探究［J］．建筑与文化（8）：152-154．

吴进纯，2017．园艺疗法在抑郁症患者康复中的应用研究［D］．重庆：重庆医科大学．

夏朱颖，2019．康复花园在康复机构中的使用状况研究［D］．杭州：浙江大学．

向效麒，2018．园艺疗法在中风患者心理康复中的作用探讨［J］．养生保健指南（22）：370．

严文，崔淑仪，麦光怀，等，2018．园艺疗法结合康复治疗对脑卒中单侧空间忽略的疗效观察［J］．蚌埠医学院学报（3）：296-298，303．

严文，黄文柱，王志军，等，2017．园艺疗法对脑卒中患者躯体功能障碍及精神康复的影响［J］．中华物理医学与康复杂志（5）：369-371．

杨洁，2019．基于心灵唤醒的儿童康复花园设计研究［D］．杨凌：西北农林科技大学．

张高超，孙睦泓，吴亚妮，2016．具有改善人体亚健康状态功效的微型芳香康复花园设计建造及功效研究［J］．风景园林植物应用：94-99．

张鸿，2014．园艺疗法应用于休闲农业园的规划设计初探［D］．雅安：四川农业大学．

张加轶，郭庭鸿，2014．自闭症儿童康复花园园艺疗法初探［J］．四川建筑（6）：57-60．

张金丽，2010．道教生态伦理和养生理论在康复景观设计中的应用研究［D］．哈尔滨：东北农业大学．

张兰，2019. 儿童孤独症亲子互动理疗景观空间设计研究［D］. 秦皇岛：燕山大学.

张立均，2019. 国内自闭症儿童园艺疗法及康复花园设计研究综述［J］. 现代园艺（9）：116-118.

张文秀，张媛，2012. 植物在园艺疗法中的作用探讨［J］. 农业科技与信息（现代园林）（2）：24-27.

周天华，李婉婷，2017. 汉中地区芳香药用植物资源调查分析［J］. 陕西理工学院学报：自然科学版，33（6）.

BENGTSSON A，GRAHN P，2014. Outdoor environments in healthcare settings：a quality evaluation tool for use in designing healthcare gardens［J］. Urban Forestry & Urban Greening，13（4）：878-891.

FUSETTI M，FIORETTI A B，SILVAGNI F，et al，2010. Smell and preclinical Alzheimer disease：study of 29 patients with amnesic mild cognitive impairment［J］. Journal of Otolaryngology-Head and Neck Surgery，2010，39（2）：175-181.

GAZALLI H，MALIK A H，SOFI A H，et al，2014. Nutritional value and physiological effect of apple pomace［J］. International Journal of Food Nutrition and Safety，5（1）：11-15.

GRAHN P，STIGSDOTTER U K，2010. The relation between perceived sensory dimensions of urban green space and stress restoration［J］. Landscape and Urban Planning，94（3-4）：264-275.

GRAHN，PATRIK，1991. Landscapes in our minds：people's choice of recreative places in towns［J］. Landscape Research，16（1）：11-19.

JING X，CAROL B，FIONA E M，et al，2008. Survivaltimes in people with dementia：analysis from population based cohort study with 14 year follow-up［J］. British Medical Journal，336（7638）：258-262.

KIM B Y，PARK S A，SONG J E，et al，2012. Horticultural therapy program for the improvement of attention and sociality in children with intellectual disabilities［J］. Japanese Journal of Clinical Oncology，22（3）：320-324.

LEHRNER J，PUSSWALD G，GLEISS A，et al，2009. Odor identification and self-reported olfactory functioning in patients with subtypes of mild cognitive impairment［J］. The Clinical Neuropsychologist，23（5）：818-830.

MARK B，DETWEILER，LAURA C，et al，2008. Does a wander garden influence inappropriate behaviors in dementia residents［J］. American Journal of Alzheimer's Disease and Other Dementias，23（1）：31-45.

QIU L，NIELSEN A B，2015. Are perceived sensory dimensions a reliable tool for urban green space assessment and planning［J］. Landscape research，40（7）：834-854.

ULRICH R S，ZIMRING C，ZHU X，et al，2008. A review of the research literature on evidence-based healthcare design［J］. HERD：Health Environments Research and Design Journal，1（3）：61-125.

ZHANG B B，GUO J Y，MA R J，et al，2015. Relationship between the bagging microenvironment and fruit quality in 'Guibao' peach［Prunus persica（L.）Batsch］［J］. The Journal of Horticultural Science & Biotechnology，90（3）：303-310.